"十四五"职业教育国家规划教材

供中等职业教育护理、药剂、中医、医学检验技术、康复技术、口腔修复工艺、医学影像技术等专业使用

# 病原生物与免疫学基础

（第5版）

主　　编　刘建红　侯桂荣
副 主 编　裴　明　王红梅　秦　艳
编　　者　（按姓氏汉语拼音排序）
侯桂荣（晋中市卫生学校）
李永明（广东省连州卫生学校）
刘建红（山西省长治卫生学校）
潘保芬（广西医科大学附设玉林卫生学校）
裴　明（太原市卫生学校）
秦　艳（山西省长治卫生学校）
王红梅（桂林市卫生学校）
王嘉琛（山东省青岛第二卫生学校）
吴　妮（梧州市卫生学校）
袁云霞（桂林市卫生学校）
周　雪（安徽省淮南卫生学校）

科学出版社
北　京

## 内 容 简 介

本教材分为基础理论和实验指导两部分内容。基础理论包括病原生物和免疫学基础，共 11 章，病原生物主要介绍病原生物的生物学特性、致病性与免疫性、特异性诊断和防治原则；免疫学主要介绍抗原、免疫系统、免疫球蛋白、免疫应答、抗感染免疫、超敏反应、免疫学检测和免疫学防治。实验指导共设 4 项实验，突出实践性、项目标准化、操作步骤流程化。本教材设有医者仁心模块，正文中穿插案例、链接、考点并在章末配有自测题。

本教材可供中等职业教育护理、药剂、中医、医学检验技术、康复技术、口腔修复工艺、医学影像技术等专业使用。

**图书在版编目（CIP）数据**

病原生物与免疫学基础 / 刘建红，侯桂荣主编 . —5 版 . —北京：科学出版社，2024.6

“十四五”职业教育国家规划教材

ISBN 978-7-03-078415-5

Ⅰ . ①病⋯ Ⅱ . ①刘⋯ ②侯⋯ Ⅲ . ①病原微生物 – 中等专业学校 – 教材 ②免疫学 – 中等专业学校 – 教材 Ⅳ . ① R37 ② R392

中国国家版本馆 CIP 数据核字（2024）第 079797 号

责任编辑：段婷婷 / 责任校对：周思梦

责任印制：霍 兵 / 封面设计：涿州锦晖



科学出版社 出版

北京东黄城根北街16号

邮政编码:100717

http://www.sciencep.com

北京汇瑞嘉合文化发展有限公司印刷

科学出版社发行 各地新华书店经销

*

2003年 2 月第 一 版 开本：850×1168 1/16

2024年 6 月第 五 版 印张：13

2025年11月第六十一次印刷 字数：297 000

**定价：69.80元**

（如有印装质量问题，我社负责调换）

# 前　言

党的二十大报告指出“人民健康是民族昌盛和国家强盛的重要标志。把保障人民健康放在优先发展的战略位置，完善人民健康促进政策。”贯彻落实党的二十大决策部署，积极推动健康事业发展，离不开人才队伍建设。“培养造就大批德才兼备的高素质人才，是国家和民族长远发展大计。”教材是教学内容的重要载体，是教学的重要依据、培养人才的重要保障。本次教材修订旨在贯彻党的二十大报告精神，坚持为党育人、为国育才。

本教材主要立足于为中职学生打牢职业发展的技术技能基础，重点介绍临床常见病原生物与免疫学的基础知识和应用。本教材分病原生物和免疫学基础两部分，而病原生物又分为病原微生物和人体寄生虫，为了体现病原生物的整体性，在病原生物学概述中尽可能地涵盖整个病原生物学范畴。病原生物有其共性，但微生物学和寄生虫学在学科归并前的长期发展过程中已经形成了各自特有的一些概念，如微生物学更加关注侵入人体的途径或方式，而寄生虫学则按照寄生虫本身的特性进行归类。

本教材汇集了众多专家学者的专业智慧和学科水平，力求将知识能力、职业精神和价值塑造融为一体，体现教材在立德树人中的知识传承和育人价值。在编写上着力于适应中等职业教育教学改革的发展趋势，适应全新数字化模式新生代学习方式的要求，真正发挥教材在教学中的核心纽带作用。主要表现在：①努力成为教师的好帮手。在遵循知识完整性和系统性的同时，补充了许多宝贵的教学资料，丰富了教学资源库。如图片、动画、视频等形式的重点知识和历史资料、新的法律法规以及经济社会发展过程中关注的焦点等。②成为学生学习的知识库。根据中职学生的身心发展规律和认知特点，增加了形象直观的数字资源，如精选了百张彩色图片，增加了教材的可读性；在正文部分插入适合学生阅读的案例和具有趣味性并能拓展知识面的相关知识链接等；重点教学内容以考点和自测题等形式呈现；尽量把大段文字编排成表格、流程图、关系结构图等，以满足“读图时代”的学习要求。

本教材编者均由科学出版社审核、遴选产生，在编写过程中大家群策群力、团结协作，保证了本教材的顺利完成。在此，谨向科学出版社及各位编者表示诚挚的谢意。由于学术水平和写作能力所限，难免有不足之处，希望广大师生在教学实践中提出宝贵意见，使其更趋完善。

刘建红

2024 年 3 月

# 配 套 资 源

欢迎登录“中科云教育”平台，**免费**数字化课程等你来！

本教材配有图片、视频、音频、动画、题库、PPT 课件等数字化资源，持续更新，欢迎选用！

## “中科云教育”平台数字化课程登录路径

### 电脑端

- 第一步：打开网址 http://www.coursegate.cn/short/U4FYS.action
- 第二步：注册、登录
- 第三步：点击上方导航栏“课程”，在右侧搜索栏搜索对应课程，开始学习

### 手机端

- 第一步：打开微信“扫一扫”，扫描下方二维码
- 第二步：注册、登录
- 第三步：用微信扫描上方二维码，进入课程，开始学习

**PPT 课件：请在数字化课程各章节里下载！**

# 目　录

# 绪　　论

## 一、病原生物学的定义、范围、内容和学习目的

病原生物学是研究病原生物的生物学特性、致病性和免疫性及与机体和周围环境相互作用关系的一门学科。病原生物是指在自然界能够给人类和动、植物造成危害的微小生物，凡是由感染病原生物而引起的疾病称感染性疾病。病原生物包括病原微生物和人体寄生虫两大部分，所涉及的学科分别称为医学微生物学和人体寄生虫学。

病原微生物主要包括病毒、衣原体、支原体、立克次体、细菌、螺旋体、放线菌和真菌，人体寄生虫主要包括医学原虫、医学蠕虫和医学节肢动物（表 0-1）；也可分为小型寄生物和大型寄生物。各类病原生物因其各具独特的生物学特性及与宿主的相互关系，也可将其分为相对独立的分支学科，即细菌学、病毒学、真菌学、原虫学、蠕虫学和节肢动物学等。

表 0-1　病原生物学范畴

| 传统学科分类 | 研究对象 |
|---|---|
| 医学微生物学 | 病毒、衣原体、支原体、立克次体、细菌、螺旋体、放线菌和真菌 |
| 人体寄生虫学 | 医学原虫、医学蠕虫和医学节肢动物 |

学习病原生物学的目的是掌握其基础理论、基本知识和基本技能，为控制和消灭感染性疾病以及与之有关的免疫性疾病，并为深入学习基础医学、临床医学和预防医学奠定基础。

## 二、免疫学的定义、范围和内容与学习目的

免疫是指机体免疫系统识别和排除抗原性异物（细菌、病毒、寄生虫、肿瘤细胞等），维护自身生理平衡与稳定的一种功能。

免疫学是研究人体免疫系统结构和功能的一门学科，通过阐明免疫系统识别抗原后发生免疫应答及其清除抗原的规律，探讨免疫功能异常所致疾病的机制；通过掌握免疫学基本理论和技术，为诊断、预防和治疗某些免疫相关疾病奠定基础。随着医学理论和技术的不断发展，免疫学已经成为当今生命科学的前沿学科和现代医学的支撑学科之一。

免疫学不仅研究人体在健康和疾病条件下的免疫现象，而且也广泛应用于疾病的诊断、预防和治疗。学习免疫学的目的是应用有关理论知识，解释临床常见的免疫现象和免疫性疾病的发生机制，并为诊断、防治免疫性疾病奠定基础；也为学习其他医学课程积累必备知识。

本教材免疫学基础部分包括免疫学基础、临床免疫、免疫学应用三章内容。

## 三、病原生物与人体免疫的相互关系

本教材由病原生物与免疫学基础两大部分组成，其中病原生物包括病原微生物和人体寄生虫，病原生物与人体免疫之间的关系如图 0-1 所示。

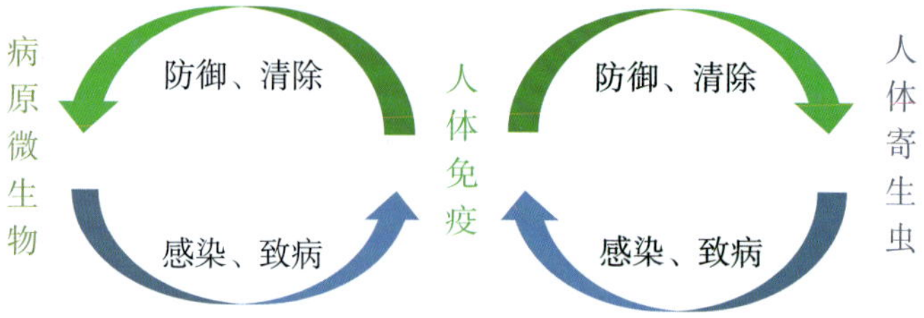


图 0-1　病原生物与人体免疫之间的关系

（刘建红）

# 第1章 病原生物学概述

## 第1节 基本概念

### 一、医学微生物学

#### （一）微生物的概念与分类

微生物是存在于自然界的一群体积微小、结构简单、肉眼无法直接看见，必须借助光学显微镜或电子显微镜放大数百倍、几千倍乃至几万倍才能看到的微小生物的总称。微生物种类繁多，根据其分化程度、化学组成可分为三类。

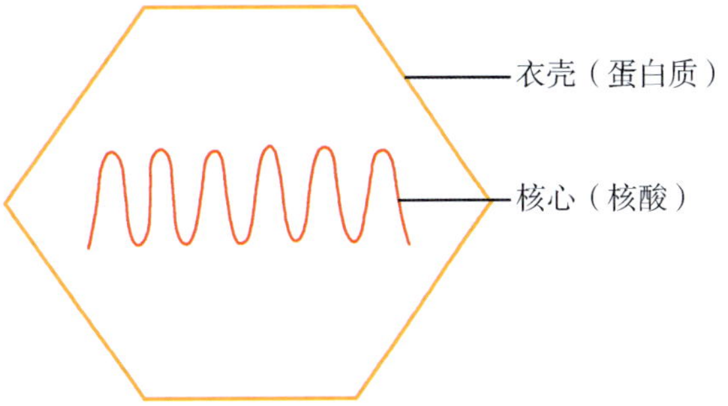

图 1-1 非细胞型微生物结构模式图

1. 非细胞型微生物 是最小的一类微生物（图 1-1）。能通过滤菌器，无典型的细胞结构，缺乏产生能量的酶系统，必须寄生于活的宿主细胞内才能增殖，由 DNA 或 RNA 构成核心，外披蛋白质衣壳，有的甚至仅有一种核酸不含蛋白质，或仅含蛋白质而没有核酸。病毒是其中最主要和最广泛的种类。除病毒外，属于非细胞型微生物的还有类病毒、拟病毒和朊粒三类，前两者也统归为亚病毒。类病毒只有 RNA 而不含蛋白质成分，拟病毒是一些必须依赖辅助病毒才能复制的小分子单链 RNA 片段，朊粒是一种传染性蛋白因子，该因子只含蛋白质，无核酸成分。

2. 原核细胞型微生物 细胞核分化程度低，仅由 DNA 盘绕形成，无核膜、核仁，细胞器不完善，仅有核糖体（图 1-2）。DNA 和 RNA 同时存在。原核细胞型微生物种类繁多，包括细菌、放线菌、立克次体、支原体、衣原体、螺旋体。

3. 真核细胞型微生物 细胞核分化程度较高，具有核膜、核仁和染色体，胞质中具有完整的细胞器，如真菌（图 1-3）。

**考点** 微生物的分类及特点

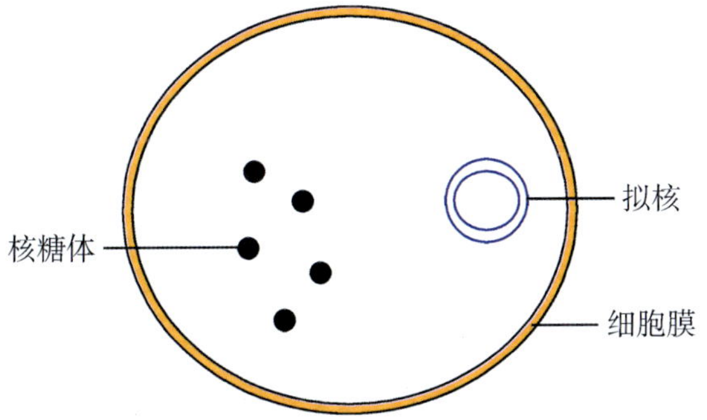

图 1-2 原核细胞型微生物结构模式图

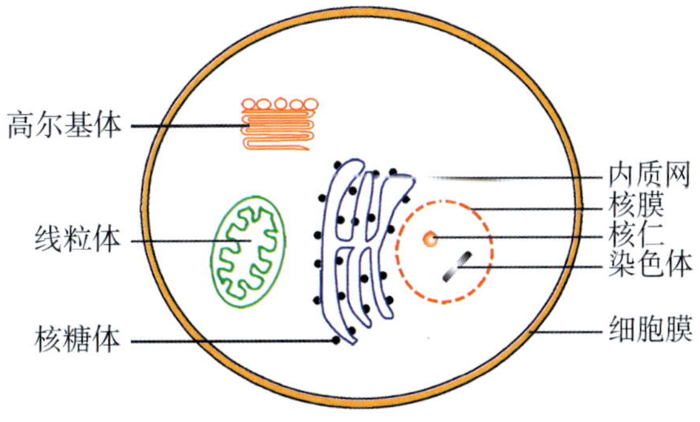

图 1-3 真核细胞型微生物结构模式图

### （二）微生物与人类的关系

微生物在自然界的分布极为广泛。土壤、空气、水、人体的体表及与人体相通的腔道中都存在着各种微生物。许多微生物在工农业生产、人类日常生活中发挥重要作用。

1. 大多数微生物对人类和动植物是有益的，有些甚至是必需的　自然界中的氮（N）、碳（C）、硫（S）等元素的循环需要有关微生物的代谢活动来进行。例如土壤中的微生物能将死亡动、植物的蛋白质转化为含氮的无机化合物，以供植物生长需要，而植物又为人类和动物所利用。因此，微生物对人类和动植物的生存、自然界物质循环是有益和必需的，没有微生物，植物就不能进行代谢，人和动物也难以生存。

现在，微生物在各行各业应用广泛。农业方面应用微生物制造菌肥、植物生长激素等；工业方面应用微生物酿酒、制醋、冶金和生产抗生素等；环保工程中用微生物来降解污水中的有机磷、氰化物等有毒物质。近年来，微生物在基因工程技术中作用显著，提供了多种工业酶和基因载体生产需要的生物制品，如胰岛素、干扰素等。在生命科学中，微生物被作为研究对象或模式生物，有关基因、遗传密码、转录、翻译和基因调控等都是在研究微生物的过程中被发现并得到证实的。此外，微生物还可以人工定向产生有益的工程菌，为人类制造出多样的必需品。

正常情况下，人和动物的呼吸道、消化道也存在着不同种类和一定数量的微生物，并以细菌为主，称为正常菌群。正常菌群具有刺激免疫系统的发育成熟、抵抗病原微生物的入侵、向宿主提供必需的营养物质、帮助宿主排毒和降解食物残渣等作用，在维持机体的正常生理功能方面发挥着重要的作用。

2. 少数微生物能引起人类感染性疾病　有一小部分微生物可引起人和动植物的疾病，这些具有致病作用的微生物称为病原微生物。它们可引起人类各种感染性疾病，如人类所患的伤寒、痢疾、结核、脊髓灰质炎、肝炎、艾滋病（AIDS）等。有些微生物在正常情况下不致病，只是在特定情况下导致疾病，这类微生物称为条件致病菌或机会致病菌。例如一般大肠埃希菌在肠道不致病，在泌尿道或腹腔中可引起感染。

3. 微生物与临床医疗工作的关系　微生物分布广泛，医疗工作者必须掌握微生物的基本理论与技术，牢固树立无菌观念，掌握消毒、灭菌、无菌操作、隔离、预防医院感染等方法。在医疗工作中能够应用微生物学知识，合理、规范地应用抗菌药物，有效地预防、诊断和治疗疾病，同时注意防止污染和自身感染。

**考点**　微生物与人类的关系

**链接**

**医学微生物学发展简史**

医学微生物学的发展大致可分为三个时期。

1. 经验时期　古代人类虽未观察到具体的微生物，但早已将微生物知识用于工农业生产和疾病防治之中。如民间常用的盐腌、糖渍、烟熏、风干等保存食物的方法，实际上是防止食物因微生物生长繁殖而腐烂变质的有效措施。北宋末年有肺痨虫引起肺痨之说。《本草纲目》中指出，对患者的衣服蒸过再穿就不会感染疾病，表明已有消毒的记载。

2. 实验时期 荷兰人列文虎克于1676年用自制能放大266倍的显微镜检查了污水、齿垢、粪便等，第一次观察到微生物，为微生物学的发展奠定了基础。

3. 现代微生物学时期 近50年来，随着分子生物学、细胞生物学、免疫学等学科的发展，电子显微镜技术、分子生物学技术等新技术的建立和改进，使医学微生物学得到迅速的发展。尤其是近年来，以第三代测序技术为核心的核酸检测与诊断革新已在生物医药领域崭露头角，这一系列优势赋予其在传染性疾病的及时诊断、精准医疗、药物研发等领域广泛的应用前景，第三代测序技术可高效完成病原体的全基因组组装，进而实现病原微生物的全面检测和准确鉴定，尤其对病原生物引发的紧急公共卫生事件至关重要。现代微生物学的发展也使疫苗的研制工作不断取得了新的突破。

## 二、人体寄生虫学

### （一）寄生虫及人体寄生虫学的概念

寄生虫是指长期或短暂地依附于另外一种生物的体内或体表，获得营养并给对方造成伤害的低等无脊椎动物和单细胞原生物。人体寄生虫学是研究与人体健康有关的寄生虫及其与人体和外界环境关系的一门科学。

### （二）人体寄生虫的分类

人体寄生虫分为医学原虫、医学蠕虫和医学节肢动物三类。

1. 医学原虫 是一类能独立完成生命活动全部生理功能的单细胞真核动物。致病的主要有疟原虫、溶组织内阿米巴原虫、刚地弓形虫和阴道毛滴虫等。

2. 医学蠕虫 是一类多细胞的无脊椎动物，由于成虫借身体的肌肉收缩蠕动而运动，故通称为蠕虫。如蛔虫、钩虫、血吸虫和绦虫等。医学蠕虫学中最重要的种类分属于扁形动物门和线形动物门。

3. 医学节肢动物或称医学昆虫 多为身体分节，具有外骨骼和附肢等形态特征的体表寄生虫。主要有蚊、蝇、虱、蚤、螨和蜱等。

**考点** 寄生虫的分类及特点

# 第2节 病原生物与宿主的相互作用

当病原生物进入人体后，与宿主之间会相互产生影响，不同的病原生物、数量强度、宿主的状态等不同，引起的反应与结局也不相同。

## 一、病原生物与宿主的关系

### （一）共生

在复杂多态的生物界中，有些生物间会产生联系。两种生物共居一处，通过相互分工合作，并形成独特结构的相互依赖的生存关系称为共生，根据其利害关系，共生又可分为三种状态，也称作三种关系。

1. 互利共生 指两种生物生活在一起，相互获利且相互依存。

2. 片利共生　指两种生物生活在一起，一方受益，另一方无益也无害。

3. 寄生　指两种生物生活在一起，一方受益，另一方受害。获利的一方是寄生物，如病原生物，而受害的一方是宿主，如人体。所有的病原生物在和人体产生关系时，都是营寄生生活的，也就是说所有的病原生物与机体的关系都是寄生关系，所有的病原体都是寄生物。

**考点** 病原生物与宿主的关系

### （二）寄生物与宿主

1. 寄生物　是指寄生在其他生物上的有机体，多营活体营养。通常是体积比较小的低级生物，在其发育过程中需要生活在其他生物的体内或体表。所有的病原生物都是寄生物。根据不同的寄生方式，寄生物也可以被分成以下几种类型。

（1）专性寄生物　整个生活史或其中一个阶段必须营寄生生活，否则就不能完成其生活史的病原生物。实际上绝大多数病原生物都是属于专性寄生。

（2）兼性寄生物　指并非一定要过寄生生活，既可过自生生活，也可以过寄生生活的少量病原生物。

（3）内寄生物　寄生在人体内的病原体，绝大多数病原生物都是寄生于人体内的。

（4）外寄生物　寄生于人体体表的病原生物，主要是指吸血的节肢动物。

2. 宿主　是指在寄生关系中为寄生物提供营养和居住场所的生物，包括从低等的无脊椎动物到高级哺乳动物等几乎所有的动物。大部分病原生物只需要一个宿主，而部分寄生虫则需要两个及两个以上的宿主方能完成其生活史。病原生物无性生殖或幼虫阶段所寄生的宿主为中间宿主，有性生殖阶段或成虫寄生的宿主为终末宿主。有一些原虫和蠕虫在寄生人体的同时，又可以平行地寄生于其他一些脊椎动物，而且可以随时再回传给人类，这些动物被称为储存宿主；还有一些原虫和蠕虫的幼虫侵入非正常宿主后可以长期保持幼虫状态的正常生活，而不能发育为成虫，一旦有机会再进入人体，还可继续发育为成虫，这种非正常的宿主称为转续宿主。

3. 生长繁殖形式　生长是指细胞个体增大，繁殖则指细胞个体数量增多。掌握病原生物生长繁殖的全过程是了解病原生物对机体致病机制、诊断乃至预防和治疗的重要基础环节。病原体的主要繁殖方式有以下几种。

（1）二分裂增殖　指一个生物体通过细胞分裂与细胞质的均等分配，形成两个大小与形状基本相同的新个体。增殖过程无生殖细胞，也无有丝分裂或减数分裂。二分裂增殖是单细胞生物最普遍的无性生殖方式。绝大多数原核生物和原虫都是以这种方式繁殖的。

（2）孢子增殖　一些生物体可产生特殊生殖细胞——孢子，由孢子分裂产生多个新个体的繁殖方式称为孢子生殖。无性的孢子生殖常见于真菌、放线菌和部分原虫。一般是由母体产生一种特殊的专营生殖的器官——孢子囊，在孢子囊中不经有性过程直接产生许多孢子，孢子可以继续发育成新的个体。

（3）出芽生殖　简称芽殖，是指由母体中的各个细胞经细胞质的不均等分配，从母体的一定部位长出与母体形状相似大小不等的芽体。芽体长大后，从母体上脱落下来，发育为与母体一样的新个体。如真菌、弓形虫等。

（4）接合生殖　由单细胞的生物个体直接进行的有性生殖。两个亲体细胞相互交换一部分核物质后，再分开分别进行分裂生殖。如纤毛虫。

（5）配子生殖　是由多细胞生物及单细胞生物的群体特化的单倍体生殖细胞（配子）进行的融合生殖，属有性生殖。如疟原虫在蚊体内的繁殖以及绝大多数蠕虫的有性生殖阶段。

（6）自我复制　是非细胞型病原生物特有的、完全不同于其他病原生物的一种增殖方式。病毒以自身基因组为模板，借助宿主的细胞器和酶系统通过自我复制的方式进行增殖，所以病毒的增殖也常常称为病毒的复制。

病原生物中寄生虫的发育繁殖过程通常也称作生活史，是指病原生物完整完成一代生长、繁殖的过程。一般说来，因为大型寄生物的生活史比较复杂，在若干发育阶段中，只有其中某一个阶段侵入人体才会造成感染，这个阶段就称为感染期或感染阶段。而绝大多数小型寄生物生活史比较简单，整个生活史过程只有一种生活形态，也就是其感染时期。

## 二、病原生物对宿主的致病作用

1. 夺取营养　所有的病原生物都是寄生物，其全部的营养均从宿主掠夺，其中以大型寄生物蠕虫造成的宿主营养损失最为明显，如蛔虫、钩虫所致的营养不良、贫血等。对于病毒、细菌等小型寄生物则显得较为次要。

2. 物理损伤　病原生物进入人体后，分别侵入组织、器官、细胞寄生和发育过程中所导致的机械性损伤。如寄生于细胞的病毒、衣原体、立克次体、原虫造成所寄生细胞的破裂；蛔虫、钩虫幼虫在体内移行时造成肺部等组织的损伤等。

3. 化学损伤　病原生物分泌的酶及其他化学物质对宿主造成的损伤。如主要有革兰氏阳性菌分泌的外毒素、革兰氏阴性菌裂解释放的内毒素、钩虫幼虫分泌的透明质酸酶等对人体造成的危害。

4. 免疫损伤　当病原生物进入人体后，除了能引起宿主正常、有益的免疫反应以外，还常常表现为有害的超敏反应，即病原生物分泌代谢产物中的抗原成分对宿主造成的免疫病理损伤（详见第 10 章临床免疫）。

病原生物对宿主的损伤往往是综合性、多因素的，但不同的病原生物造成的主要损伤则依病原体而不同，有些主要以毒素损伤为主，有些则以免疫损伤为主。

**考点**　病原生物对宿主有哪些致病作用

## 三、宿主对病原生物的作用

宿主对病原生物的作用主要是指宿主针对入侵的病原生物产生的免疫作用，实际上，免疫就是宿主伴随着病原生物的入侵，逐渐进化而来的一种能力，这种能力就是抗感染免疫，即宿主抵抗病原生物及其有害产物维持自身生理平衡与稳定的功能，它主要由宿主免疫系统来完成。宿主抗感染免疫包括固有免疫（非特异性免疫或先天免疫）和适应性免疫（特异性免疫或获得性免疫），病原生物侵入宿主后，首先由固有免疫来发挥抗感染作用，一般经 7 ～ 10 天，宿主产生适应性免疫之后，固有免疫和适应性免疫相互配合，共同发挥抗感染作用。

宿主免疫系统是抵御病原微生物侵袭的重要防线。人体免疫系统由三道防线组成：第一道防线由皮肤和黏膜及其分泌物构成，它可以阻止大多数病原生物体进入体内；第二道防线是体液中的杀菌物质和吞噬细胞，它们可以清除体内的病原生物；第三道防线主要由免疫器官和免疫细胞构成，是机体对病原生物抗原产生的特异性免疫反应，这种免疫反应即适应性免疫，适应性免疫包括体液免疫和细胞免疫。体液免疫主要在抗细胞外病原生物中发挥作用；细胞免疫主要在抗细胞内寄生的病原生物方面起主要作用（详见第 9 章免疫学基础）。

人体抗感染能力的强弱，除与遗传因素、年龄、机体的营养状态等有关外，主要取决于机体的免疫功能。抗感染免疫包括抗细菌免疫、抗病毒免疫、抗真菌免疫、抗寄生虫免疫等。

# 第 3 节　病原生物的感染与流行

病原生物引起的疾病属于感染性疾病，因此其感染必须具备三个基本条件，即感染源、感染途径和易感人群，当这三个条件同时存在并相互联系时，就会形成感染性疾病的传播流行。

## 一、感 染 源

感染源是指病原生物自然生存、繁殖并排出的宿主（人或动物）或场所。感染源主要有以下三类。

1. 已感染的患者及病原携带者　病原生物侵入人体所引起的局部组织和全身性炎症反应称为感染。感染后可表现为有临床症状患者或无症状病原携带者。其中，已感染的患者是最重要的感染源。患者不断排出致病力强、有耐药性、易定植在另一易感宿主体内的大量病原微生物；病原携带者（包括携带病原体的患者、医务人员、探陪人员）是感染中另一重要感染源，一方面病原生物不断生长繁殖并经常排出体外，另一方面携带者本身因无自觉症状而常常被忽视。

2. 环境贮源　环境中的水源、空气、设备、器械、药品、食品及垃圾等容易受各种病原微生物污染而成为感染源，如铜绿假单胞菌、沙门菌等兼有腐生特性的革兰氏阴性杆菌可在潮湿的环境或液体中存活并繁殖达数月以上。

3. 动物感染源　各种动物如蚊、蝇、鼠、蟑螂、蜱、螨等都可能感染或携带病原生物而成为动物感染源，其中以鼠类的意义最大。鼠类不仅是沙门菌的重要宿主，而且是鼠疫、肾综合征出血热（流行性出血热）等传染病的感染源。

## 二、感染途径

感染途径是指病原体从感染源传播到易感者的途径。根据病原生物和传播媒介的不同，感染途径主要有以下几种。

1. 呼吸道传播　流行性脑脊髓膜炎（简称流脑）、肺结核、百日咳等呼吸道传染病就是通过患者或带菌者咳嗽、打喷嚏、大声说话时排出的飞沫飞扬到空气中经呼吸道感染他人。

2. 消化道传播　霍乱、伤寒、细菌性痢疾（简称菌痢）等消化道传染病，通过食用被患者粪便污染的食物和饮用水经消化道感染。苍蝇是消化道传染病的重要媒介。

3. 接触传播 淋病、梅毒、布鲁氏菌病等可通过人与人，或人与带菌动物的密切接触而引起感染。金黄色葡萄球菌、链球菌等可经皮肤、黏膜的细小损伤侵入机体，引起化脓性炎症。

4. 虫媒传播 携带病原体的节肢动物通过叮咬吸血或机械携带而传播传染病的方式，包括生物性虫媒传播（如蚊传播疟疾）和机械性虫媒传播（如苍蝇传播细菌性痢疾）。

5. 血液、体液传播 经接触带有病原体的血液、体液而感染的方式。血液传播主要是通过输血和血液制品或共用注射针头引起传播，如丙型病毒性肝炎和艾滋病等。

6. 医源性传播 在医疗、预防工作中，由于未能严格执行规章制度和操作规程，人为造成的某些传染病的传播，如乙型病毒性肝炎、艾滋病等。

7. 垂直传播 又称母婴传播，指母体内的病原体经胎盘、产道或哺乳传染给胎儿或新生儿。

## 三、易感人群

易感者是指对某种疾病或传染病缺乏免疫力的人。若将易感者作为一个总体，则称为易感人群。病原体传播到宿主后是否引起感染主要取决于病原体的毒力和宿主的易感性。病原体的毒力取决于其种类和数量；而宿主的易感性取决于宿主的防御功能和病原体的定植部位。影响宿主防御能力的因素包括：①年龄、性别，遗传和种族；②正常的防御机制（包括良好的生理、心理状态）是否健全；③疾病与治疗情况；④生活形态；⑤营养状态；⑥精神面貌；⑦持续压力；⑧其他。

## 自 测 题

**单选题**

1. 病原生物包括
   A. 所有原核细胞型微生物
   B. 真核细胞型微生物（真菌）
   C. 非细胞型微生物（病毒、亚病毒和朊粒）
   D. 寄生虫（医学原虫、医学蠕虫、医学节肢动物）
   E. 以上都是
2. 病原生物与宿主的共生关系主要是
   A. 互利共生　B. 片利共生
   C. 寄生　D. 互害
   E. 互利共生、片利共生、寄生
3. 病原生物对人体的致病作用，包括
   A. 夺取营养　B. 物理损伤
   C. 化学损伤　D. 免疫损伤
   E. 以上都是
4. 微生物与人类的关系包括
   A. 大多数微生物对人类和动植物是有益且必需的
   B. 没有关系
   C. 所有微生物都能引起人类疾病
   D. 少数微生物对人类和动植物有益
   E. 以上都对

（刘建红）

# 第 2 章 细菌概述

## 第 1 节　细菌的形态与结构

细菌有相对恒定的形态与结构，可用光学显微镜或电子显微镜观察与识别。了解细菌的形态和结构，对研究细菌的生理活动、致病性、免疫性以及鉴别细菌、诊断和防治细菌感染具有重要的意义。

### 一、细菌的大小与形态

#### （一）细菌的大小

细菌体积微小，需用光学显微镜放大 1000 倍左右才能看到。通常以微米（μm）为测量单位。不同种类的细菌大小不一，同一种细菌也因菌龄和环境因素的影响而有差异。一般来说，球菌的直径为 1μm 左右，不同杆菌的大小、长短、粗细很不一致。大杆菌如炭疽芽孢杆菌长 8 ～ 10μm，小杆菌如布鲁氏菌长仅 0.6 ～ 1.5μm。

**考点** 细菌的大小及测量单位

#### （二）细菌的形态

细菌形态多样，大致可归纳为球形、杆形和螺旋形，由此可把细菌分为球菌、杆菌和螺形菌（图 2-1）。

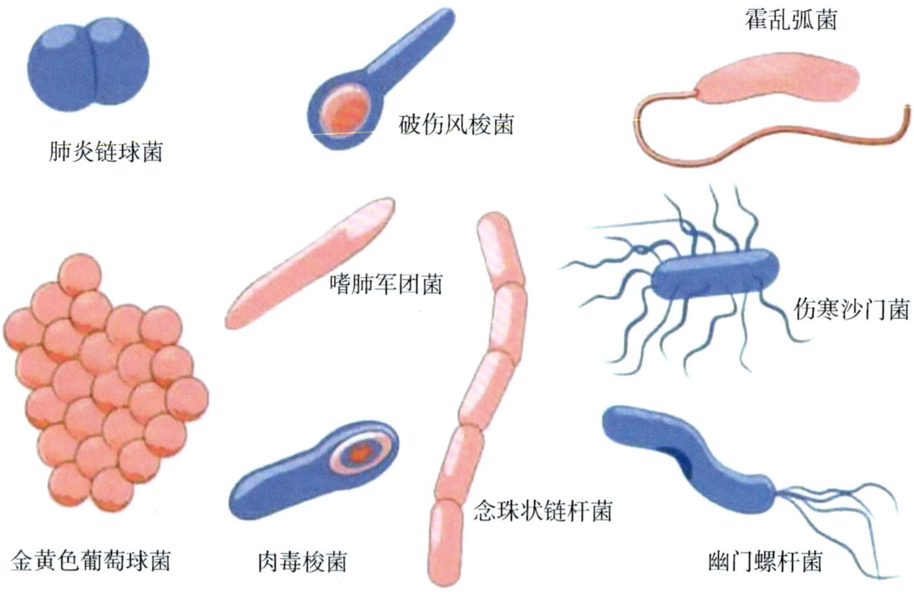


图 2-1　细菌各种形态模式图

1. 球菌　菌体呈球形或近似球形，根据细菌繁殖时分裂平面和分裂后排列方式的不同，可把球菌分为双球菌、链球菌、葡萄球菌、四联球菌、八叠球菌等。

2. 杆菌　菌体呈杆状或近似杆状。分别有直杆状的杆菌如大肠埃希菌、末端膨大的棒状杆菌如白喉棒状杆菌、呈分支状的分枝杆菌如结核分枝杆菌、菌体粗短接近椭圆形的球杆菌等。多数杆菌分散排列，也有的呈链状排列，如炭疽杆菌。

3. 螺形菌　菌体弯曲呈螺旋状，可分为几类。①弧菌：菌体只有 1 个弯曲，呈括弧状，如霍乱弧菌。②螺菌：菌体有两个以上的弯曲，如鼠咬热螺菌。

## 二、细菌的结构

细菌的结构可分为基本结构和特殊结构。所有细菌都具有的结构称基本结构，包括细胞壁、细胞膜、细胞质和拟核；仅某些细菌具有或在一定条件下才形成的结构称特殊结构，包括鞭毛、菌毛、荚膜和芽孢（图 2-2）。

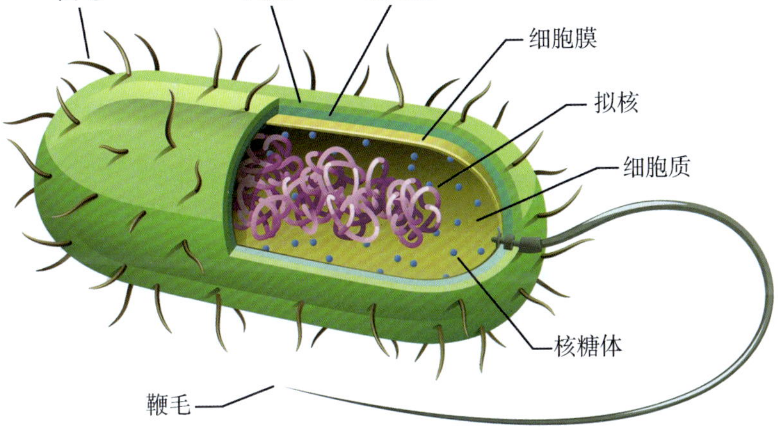


图 2-2　细菌的结构示意图

### （一）细菌的基本结构

1. 细胞壁　是位于细菌细胞膜外的一层坚韧而有弹性的膜状结构。其组成较复杂，随不同细菌而异。

（1）细胞壁的功能　①维持菌体的固有形态；②保护细菌抵抗低渗环境；③与细胞膜共同参与菌体内外的物质交换；④菌体表面有多种抗原，决定细菌的免疫原性。

（2）细胞壁的结构和组成　用革兰氏染色法可将细菌分为两大类，革兰氏阳性菌（$G^+$菌）和革兰氏阴性菌（$G^-$菌）。两类细菌细胞壁的结构和组成差异较大（表 2-1）。

表 2-1　$G^+$菌与 $G^-$菌细胞壁结构与组成比较

| 比较项目 | $G^+$菌 | $G^-$菌 |
|---|---|---|
| 强度 | 较坚韧 | 较疏松 |
| 肽聚糖层数 | 15 ～ 50 层 | 1 ～ 3 层 |
| 肽聚糖含量 | 占细胞壁干重的 50% ～ 80% | 占细胞壁干重的 5% ～ 20% |
| 磷壁酸 | 有 | 无 |
| 外膜 | 无 | 有 |

1）$G^+$菌细胞壁的组成：由肽聚糖和磷壁酸组成（图 2-3）。①肽聚糖，又称黏肽，是$G^+$菌细胞壁最主要的化学成分，厚而致密，为三维立体网状结构，占细胞壁干重的 50%～80%，凡是能抑制肽聚糖合成或破坏其结构的物质，可使$G^+$菌的细胞壁缺损而导致死亡（如青霉素）。②磷壁酸，穿插于肽聚糖层中，是$G^+$菌的特有成分，其抗原性很强，是$G^+$菌的重要表面抗原。某些细菌（如 A 群链球菌）的磷壁酸具有黏附宿主细胞的功能，与细菌的致病性有关。

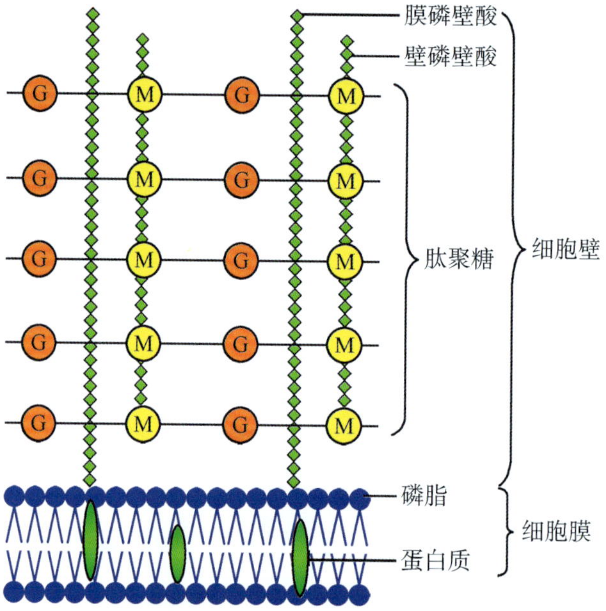

图 2-3　$G^+$菌细胞壁结构模式图

2）$G^-$菌细胞壁的组成：由肽聚糖和外膜组成（图 2-4）。①肽聚糖，含量少，薄而疏松，为二维平面网状结构，占细胞壁干重的 5%～20%。②外膜，位于肽聚糖层外，是$G^-$菌特有的化学成分和细胞壁的主要结构，由内向外依次是脂蛋白、脂质双层和脂多糖。其中脂多糖是$G^-$菌的内毒素，与细菌的致病性有关。$G^+$菌与$G^-$菌细胞壁结构与组成比较见表 2-1。

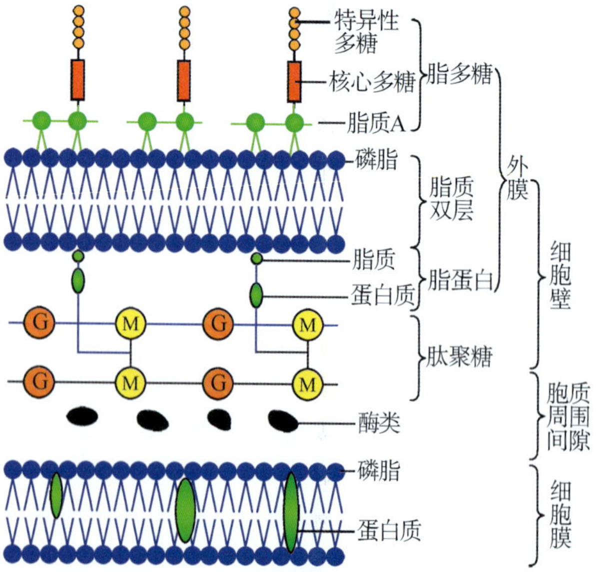

图 2-4　$G^-$菌细胞壁结构模式图

了解细菌细胞壁结构的意义：肽聚糖是保证细菌细胞壁机械强度十分坚韧的化学成分，凡能破坏肽聚糖结构或抑制其合成的物质，均能损伤细胞壁而使细菌变形或裂解。例如，青霉素和溶菌酶能破坏$G^+$菌的肽聚糖，导致细菌溶解死亡。而$G^-$菌肽聚糖所占比例小，并且又有外膜保护，故对青霉素不敏感。人体与其他动物的细胞无细胞壁，也无肽聚糖，故青霉素和溶菌酶对人体及其他动物的细胞均无毒性作用。

**考点** $G^+$ 菌和 $G^-$ 菌细胞壁的区别及意义

**链接**

**你知道细胞缺陷型细菌（L 型细菌）吗?**

L 型细菌是某些常见的细菌如葡萄球菌变异导致细胞壁缺陷所形成的特殊形态。它没有坚韧的细胞壁维持菌形，细菌形态多变，呈长丝状、颗粒状、哑铃状等。L 型细菌是由英国利斯特（Lister）研究所的克兰伯格首先发现的，故取其首写字母 L 命名。现已发现几乎所有细菌、多种螺旋体和真菌均可产生 L 型。L 型细菌在临床上常引起泌尿系统感染、骨髓炎、心内膜炎等疾病，并常在使用作用于细胞壁的抗菌药物治疗过程中发生。临床上遇到症状明显而标本常规培养阴性者，应考虑 L 型细菌感染的可能。

2. 细胞膜　位于细胞壁内侧，是包绕细胞质的一层柔软并富有弹性的半透膜。其结构与真核细胞相似，主要由磷脂双层结构及镶嵌蛋白组成。细胞膜的主要功能：维持细胞内外物质交换、呼吸作用、生物合成作用、参与细菌的分裂等。

3. 细胞质　是细胞膜包裹的胶状物质，是细菌新陈代谢的主要场所。其基本成分是水、蛋白质、脂类、核酸及少量糖和无机盐，此外还有多种功能性超微结构。

（1）核糖体　是游离于细胞质中的微小颗粒，数量可达数万个。是细菌合成蛋白质的场所。多种抗生素如链霉素、红霉素能与细菌核糖体结合，干扰其蛋白质合成，起抗菌作用，但对人体细胞无影响。

（2）质粒　存在于细胞质中染色体外的遗传物质，为闭合环状的双链 DNA，控制细菌某些特定的遗传性状。质粒能独立自主复制，随细菌的分裂转移到子代细胞中，与细菌的遗传变异有关。质粒并非细菌生命活动必需的遗传物质。质粒还可在细菌间传递。医学上重要的质粒有产生性菌毛的 F 质粒、决定耐药性的 R 质粒、使大肠埃希菌产生细菌素的 Col 质粒等。

（3）胞质颗粒　是细胞质中存在的多种内含颗粒，大多数为营养储藏物。有些细菌含有多聚偏磷酸盐颗粒，因其嗜碱性较强，用亚甲蓝染色着色较深，与菌体其他部位的颜色不同，故称异染颗粒，可作为鉴别细菌（如白喉棒状杆菌）的依据。

4. 拟核　是细菌的遗传物质。没有核膜、核仁，也称为核质或类核。拟核由一条裸露的环状双股 DNA 分子组成，也含有少量 RNA 和蛋白质，拟核控制细菌的生命活力，是细菌遗传变异的物质基础。

细菌基本结构的组成特点、功能和意义详见表 2-2。

**表 2-2　细菌基本结构的组成特点、功能和意义**

| 结构名称 | 构成与特点 | 功能与意义 |
|---|---|---|
| 细胞壁 | $G^+$ 菌：含磷壁酸、肽聚糖（50% ～ 80%）<br>$G^-$ 菌：含脂多糖、脂质双层、脂蛋白、肽聚糖（5% ～ 20%） | ①保护菌体，维持菌形态<br>②破坏肽聚糖的药物如青霉素等主要抗 $G^+$ 菌，对多数 $G^-$ 菌影响不大 |
| 细胞膜 | 脂质双层、蛋白质、酶类 | 维持细胞内外物质交换 |

续表

| 结构名称 | 构成与特点 | 功能与意义 |
| --- | --- | --- |
| 细胞质 | 核糖体 | 合成蛋白质的场所 |
| | 胞质颗粒 | 有助于鉴别细菌，如异染颗粒 |
| | 质粒 | 与细菌的致病性和耐药性有关 |
| 拟核 | 一条裸露的双链 DNA 分子、少量 RNA 和蛋白质 | 控制细菌遗传与变异 |

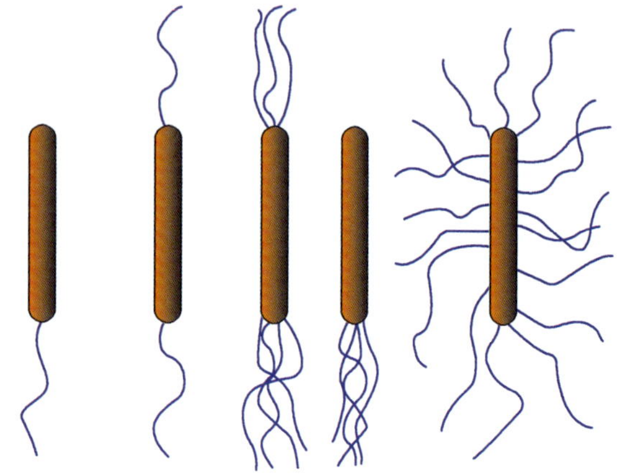

图 2-5 鞭毛菌模式图

### （二）细菌的特殊结构

1. 鞭毛　是某些细菌菌体上附着的细长呈波状弯曲的丝状物，为细菌的运动器官，长 5 ～ 20μm，但很纤细，一般经特殊染色法使鞭毛增粗后可在普通光学显微镜下看到。

鞭毛的化学组成为蛋白质，有很强的抗原性，鞭毛抗原称 H 抗原。根据鞭毛的数目及部位可将鞭毛菌分成四类：单毛菌如霍乱弧菌，双毛菌如空肠弯曲菌，丛毛菌如铜绿假单胞菌，周毛菌如伤寒沙门菌（图 2-5）。细菌有无鞭毛，鞭毛的数量、部位及其抗原特异性对细菌鉴定和分类很有意义。有些细菌的鞭毛与细菌致病性有关，如霍乱弧菌。

2. 菌毛　是许多 $G^-$ 菌表面比鞭毛细、短且直的丝状物。菌毛在普通光学显微镜下不可见，只有用电子显微镜方能观察到（图 2-6）。菌毛的化学成分为蛋白质，菌毛蛋白具有抗原性。根据菌毛的功能可将其分为普通菌毛和性菌毛。

（1）普通菌毛　数目多，每个细菌可有数百根，遍布菌体表面。普通菌毛是细菌的黏附结构，可黏附于人与动物的消化道、呼吸道黏膜上皮细胞等表面，进而入侵引起感染，无菌毛的细菌则易随黏膜表面的纤毛运动、肠蠕动或尿液冲洗而被排出体外。因此，普通菌毛与细菌的致病性有关。

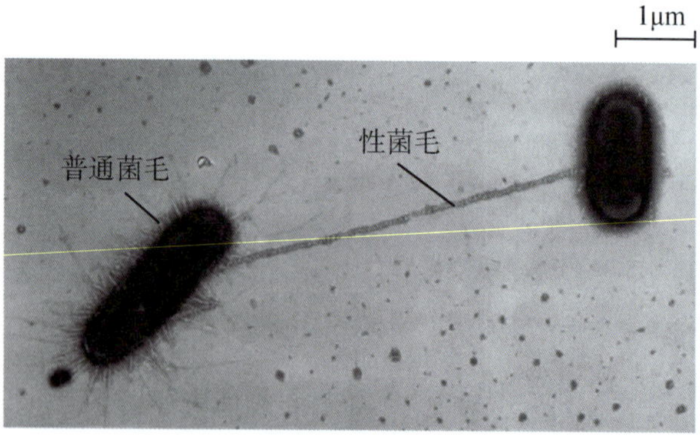

图 2-6 细菌的菌毛电镜图（×10 000）

（2）性菌毛　仅见于少数 $G^-$ 菌，数量少，一个细菌只有 1 ～ 4 根。比普通菌毛长且粗，中空呈管状。性菌毛由 F 质粒编码，在细菌接合时，可通过性菌毛传递质粒，细菌的耐药性变异、毒力变异均与此有关。

3. 荚膜　是某些细菌细胞壁外包绕的一层厚度约 200nm，在普通光学显微镜下清晰可见的黏液性物质（图 2-7）。荚膜不易着色，若用普通染色法只能在光学显微镜下看到菌体周围有未着色的透明圈。如用特殊染色法可使荚膜显现更为清楚。荚膜一般在动物体内和营养丰富的培养基中才能形成。

荚膜的化学组成随菌种而异。大多数细菌的荚膜由多糖组成，如肺炎链球菌；少数细菌的荚膜为多肽，如炭疽杆菌。荚膜具有抗原性，可作为鉴别细菌及细菌分型的依据。荚膜有抵抗宿主吞噬细胞的吞噬作用，故与细菌的致病性有关。

4. 芽孢　某些 $G^+$ 菌在一定条件下，细胞质脱水浓缩，在菌体内形成一个有多层膜包裹的圆形或椭圆形小体，称为芽孢（图 2-8）。

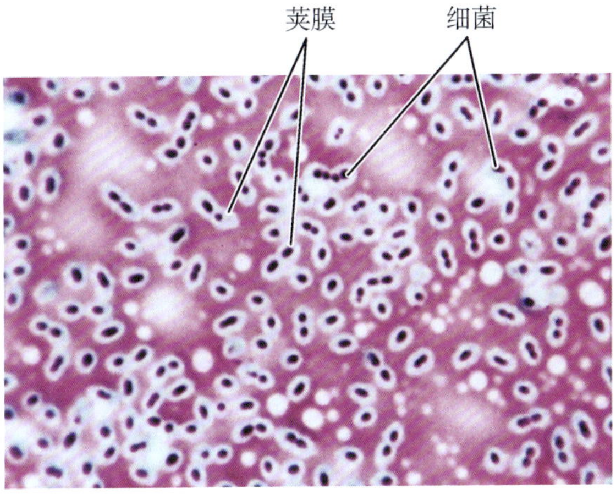


图 2-7　细菌的荚膜（荚膜染色，×1000）

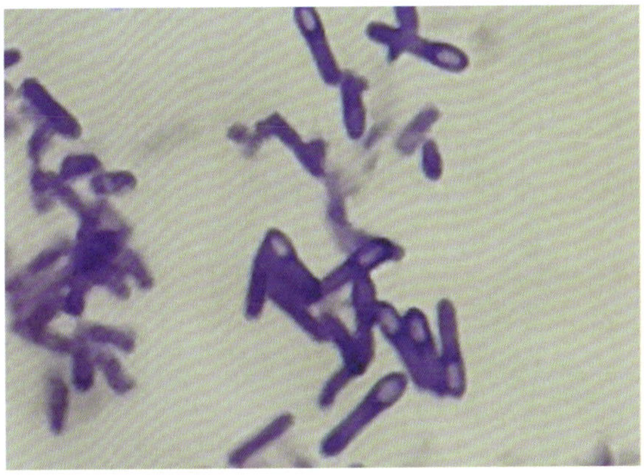

图 2-8　细菌的芽孢（芽孢染色，×1000）

（1）芽孢的特点　①呈休眠状态，芽孢形成后尚保持生命力，但代谢静止，不能繁殖后代。在适当的条件下，芽孢又可发芽形成新的菌体（繁殖体）。②抵抗力强，因其有多层厚而致密的膜，含水量少（约 40%），蛋白质受热不易变性，并含耐热物质，故对热、干燥、化学消毒剂等理化因素抵抗力强。

（2）芽孢形成的意义　①用一般的方法不易杀死芽孢。有的芽孢可耐受煮沸数小时。在湿热温度 121.3℃维持 20 ～ 30 分钟才能杀灭。故临床上通常把杀灭芽孢作为是否彻底灭菌的标准。②芽孢一般在体外不良环境中才能形成。芽孢在自然界分布广泛，有的芽孢存活时间可长达 20 ～ 30 年，因此要严防芽孢污染伤口、用具、敷料、手术器械等。③不同的细菌其芽孢的大小、形状和位置可有不同（图 2-9），这种形态特点有助于细菌鉴别。

细菌特殊结构的组成特点、功能和意义详见表 2-3。

**考点**　细菌特殊结构的概念和意义

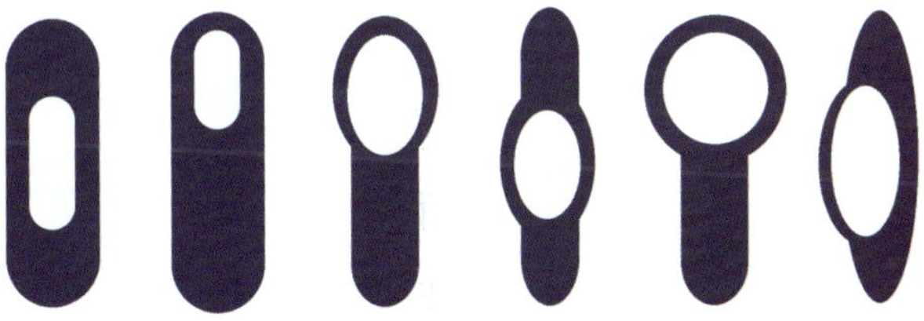

图 2-9　细菌芽孢的形态与位置

**表 2-3　细菌特殊结构的组成特点、功能和意义**

| 结构名称 | 构成与特点 | 功能与意义 |
|---|---|---|
| 鞭毛 | 包括单毛菌、双毛菌、丛毛菌、周毛菌 | ①是运动器官；②鉴别细菌；③与致病性有关 |
| 菌毛 | 普通菌毛 | 吸附黏膜，增强致病性 |
| | 性菌毛 | 传递遗传物质（质粒） |
| 荚膜 | 胞壁外的黏液层 | ①增强致病性；②鉴别细菌 |
| 芽孢 | ①有多层膜结构，抵抗力强；②为细菌的休眠状态 | ①作为灭菌标准；②鉴别细菌 |

## 三、细菌的形态检查法

### （一）不染色标本检查法

细菌不经染色，直接放在普通光学显微镜或暗视野显微镜下观察，可观察细菌的运动状态和繁殖方式等，常用方法有压滴法和悬滴法。

### （二）染色标本检查法

1. 单染色法　只用一种染料给细菌染色，所有细菌都被染成一种颜色，可显示细菌的形态、排列和大小。

2. 复染色法　用两种或两种以上染料给细菌染色，使细菌染上不同的颜色。可观察细菌的形态、排列、大小和染色性，并鉴别细菌。常用的有革兰氏染色法和抗酸染色法（表 2-4）。

表 2-4　革兰氏染色法与抗酸染色法的比较

| 名称 | 方法 | 结果 | 意义 |
|---|---|---|---|
| 革兰氏染色法 | ①甲紫初染<br>②碘液媒染<br>③ 95% 乙醇脱色<br>④稀释复红复染 | 紫色为革兰氏阳性菌<br>红色为革兰氏阴性菌 | ①鉴别细菌<br>②指导用药<br>③了解细菌致病性 |
| 抗酸染色法 | ①苯酚复红热染<br>②盐酸乙醇脱色<br>③亚甲蓝复染 | 红色为抗酸菌<br>蓝色为非抗酸菌 | 鉴别分枝杆菌 |

（1）革兰氏染色法　步骤为：①甲紫初染；②碘液媒染；③ 95% 乙醇脱色；④稀释复红复染。结果：不被乙醇脱色保留紫色的为革兰氏阳性菌（$G^+$），被乙醇脱色而被染成红色的为革兰氏阴性菌（$G^-$）。

革兰氏染色法具有重要的实际意义。①鉴别细菌：将所有的细菌分成革兰氏阳性菌和革兰氏阴性菌两大类，便于初步识别细菌。②选择药物：革兰氏阳性菌和革兰氏阴性菌对抗生素和化学疗剂的敏感性不同，临床上可根据病原菌的革兰氏染色性，选择有效药物进行治疗。③了解细菌致病性：大多数革兰氏阳性菌主要以外毒素致病，革兰氏阴性菌主要以内毒素致病。

（2）抗酸染色法　先用苯酚复红加温染色，再用 3% 盐酸乙醇溶液脱色，最后用亚甲蓝复染。结核分枝杆菌等抗酸菌被染成红色；非抗酸菌则被染成蓝色。

（3）特殊染色法　细菌的某些结构不易被普通染色法着色，但可通过特殊染色法使之与菌体染上不同的颜色，有利于细菌的观察与鉴别，如细菌的芽孢、荚膜、鞭毛等常需特殊染色法进行染色。

# 第 2 节　细菌的生长繁殖与变异

## 一、细菌的生长繁殖

### （一）细菌生长繁殖的条件

细菌种类不同，对营养物质的需求也不尽相同，其生长繁殖的条件基本可归纳为以下方面。

1. 营养物质　一般细菌所需的营养成分是水、含碳化合物、含氮化合物和无机盐。某些细菌还需要特殊的生长因子，即细菌生长必需但自身又不能合成的物质。主要是 B 族维生素、某些氨基酸、嘌呤、嘧啶等。它们主要被细菌用作某些辅酶和辅基的成分或提供细菌不能合成的氨基酸等。

2. 酸碱度　多数病原菌最适 pH 为 7.2 ～ 7.6。个别细菌如霍乱弧菌在 pH 为 8.8 ～ 9.0 时生长最好，结核分枝杆菌的最适 pH 为 6.5 ～ 6.8。

3. 温度　大多数病原菌最适生长温度为 37℃，与人体正常体温相同。

4. 气体　与细菌生长繁殖有关的气体主要有氧气与二氧化碳。

根据细菌对氧气的不同要求，可将细菌分为四类。①专性需氧菌：只能在有氧环境下生长，如结核分枝杆菌；②微需氧菌：在低氧压环境下（5% ～ 6%）生长最好，如空肠弯曲菌；③兼性厌氧菌：在有氧或无氧环境中都能生长，大多数病原菌属于此类；④专性厌氧菌：只能在无氧环境中生长繁殖，如破伤风梭菌。

多数细菌利用自身代谢过程中产生的二氧化碳已能满足需要，某些细菌初次分离时，必须供给 5% ～ 10% 二氧化碳才能生长，如脑膜炎奈瑟菌、布鲁氏菌等。

**考点**　细菌生长繁殖的条件

### （二）细菌的繁殖方式和速度

1. 繁殖方式　细菌以无性二分裂的方式进行繁殖。球菌可从不同的平面分裂，分裂后形成不同的排列，如双球菌、链球菌、葡萄球菌等。杆菌一般沿横轴进行横断分裂，形成链杆菌等。

2. 繁殖速度　在适宜的环境中，一般细菌 20 ～ 30 分钟分裂 1 次，个别细菌如结核分枝杆菌 18 ～ 20 小时才分裂 1 次，细菌分裂 1 次称为繁殖一代。

**考点**　细菌的繁殖方式与速度

3. 生长繁殖规律——生长曲线　细菌培养过程中，以细胞数目或生物量对培养时间作图获得的曲线称生长曲线。生长曲线表示细菌的群体生长繁殖规律，可分为四期（图 2-10）。

（1）迟缓期（延滞期）　是细菌接种到新鲜培养基后的初期生长阶段。此期细胞代谢发生调整，细胞数目或生物量的增长速度处于最低水平。该期细菌体积增大、重量增加、代谢活跃。该期的长短随菌种、菌龄、接种量及营养物质等不同而异，一般为数小时。

（2）对数期（指数期）　是细菌细胞数目或生物量呈指数增长的时期。此期是细菌繁殖的顶峰阶段。此期细菌的形态、染色性等生物学性状较典型，对外界因素的刺激敏感。故研究细菌的生物学性状和发酵生产的菌种应选用该期细菌。

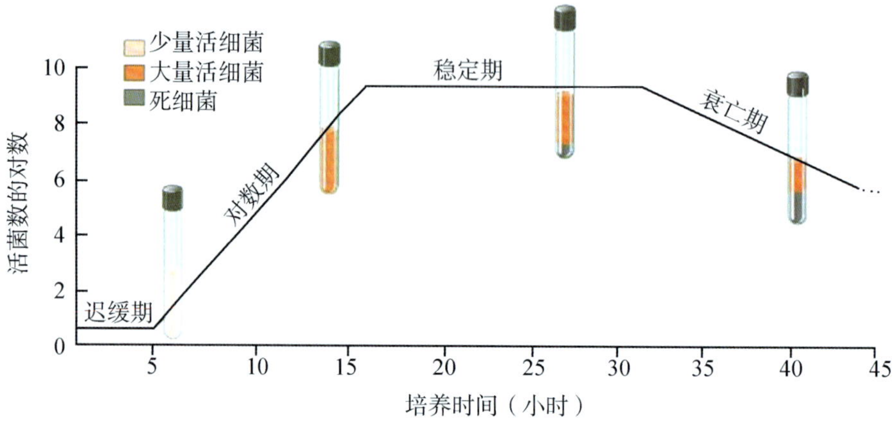


图 2-10　细菌的生长曲线

（3）稳定期　是细菌细胞数目或生物量增长减缓直至停止的时期。此期是细菌繁殖数与死亡数大致相同的阶段，菌体产量达最高点。外毒素和抗生素等代谢产物开始积累，细菌的芽孢开始形成，故收获代谢产物、观察芽孢应选该期细菌。

（4）衰退期（衰亡期）　是细菌培养物中活细胞数目下降的时期。细菌繁殖越来越慢，死亡数超过活菌数。该期细菌形态表现为多形性，且出现衰退或菌体自溶，进一步释放氨基酸、内毒素、抗生素等。

**考点**　细菌生长曲线的各期特点

### （三）细菌的人工培养

依据细菌生长繁殖的条件与规律，可在体外对细菌进行人工培养，以研究细菌的生物学特性，用于对细菌性疾病的诊断、治疗和预防等。

1. 培养基　是人工配制的供细菌生长繁殖所需的营养物质制品。培养基按物理性状分为液体培养基、半固体培养基和固体培养基；按其营养组成和用途不同分为基础培养基、营养培养基、选择培养基、鉴别培养基和厌氧培养基。

2. 细菌在培养基中的生长现象

（1）细菌在液体培养基中的三种生长现象　①浑浊生长，大多细菌在液体培养基中的生长呈均匀浑浊生长，如葡萄球菌；②沉淀生长，试管底有沉淀物，如乙型溶血性链球菌；③菌膜生长，多数专性需氧菌液面有菌膜，如结核分枝杆菌，见图 2-11A。

（2）细菌在半固体培养基中的生长现象　半固体培养基常用于检查细菌的动力，称动力试验。将细菌穿刺接种于半固体培养基中，经培养后，无鞭毛的细菌只沿穿刺线生长，穿刺线清晰。培养基仍然透明，有鞭毛的细菌则沿穿刺线向周围扩散生长，穿刺线模糊不清，培养基出现浑浊（图 2-11B）。

（3）细菌在固体培养基上的生长现象　将标本划线接种在固体平板培养基上，因划线的分散作用，使许多混杂的细菌得以在培养基表面上散开，称为分离培养。一般经过 18 ～ 24 小时培养后，单个细菌分裂繁殖成一个肉眼可见的细菌集团，称为菌落。各种细菌在固体培养基上形成的菌落，其大小、形状、颜色、气味、透明度、表面光滑度、湿润程度、边缘整齐与否，以及在血琼脂平板上的溶血情况等均有不同表现，这有助于细菌的鉴定。许多菌落融合在一起，称为菌苔（图 2-11C）。

3. 人工培养细菌的意义　细菌培养对疾病的诊断、防治和科学研究都具有重要意义。

（1）感染性疾病的诊断与治疗　标本中培养出病原菌是感染性疾病诊断最可靠的依据；培养病原菌进行药物敏感试验，可指导临床治疗。

（2）细菌鉴定与研究　培养后可获足够数量的细菌研究形态、生理等，对细菌进行鉴定。

（3）生物制品的制备　利用分离培养所得的纯种细菌，制成诊断菌液、类毒素、抗毒素等生物制品，供感染性疾病的诊断、治疗及预防之用。

**考点**　细菌的生长现象

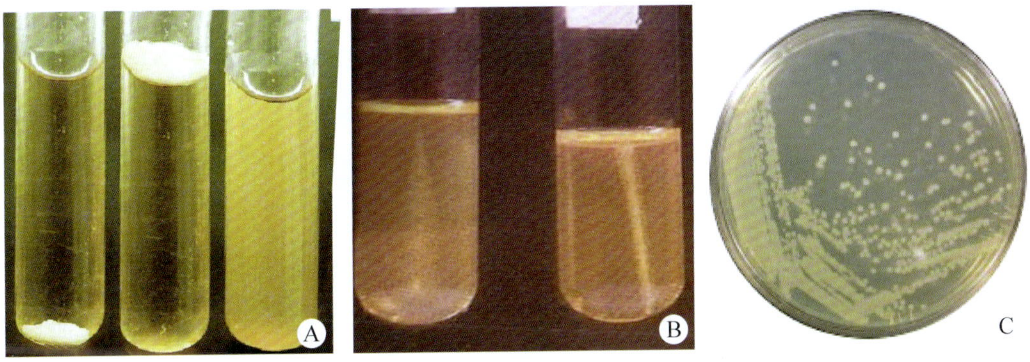


图 2-11　细菌在不同状态培养基的生长现象

A. 沉淀、菌膜、混浊；B. 扩散生长、只沿穿刺线生长；C. 菌苔、菌落

## 二、细菌的代谢产物

细菌生长繁殖需不断地从外界环境摄取营养物质，用以合成自身的成分，进行新陈代谢，同时，它还产生一些在医学上有意义的代谢物质。

### （一）细菌的分解代谢产物及意义

各种细菌所含的酶不同，对糖和蛋白质的分解能力不同，故其代谢产物也不同。据此可以利用生物化学方法来鉴别细菌，称为细菌的生化反应（生化试验）。常用的生化试验有：糖发酵试验、伏 - 波（VP）试验、甲基红试验、靛基质试验和硫化氢试验等。

### （二）细菌的合成代谢产物及意义

1. 致热原　亦称热原，是一种注入人或动物体内能引起发热反应的物质，大多由革兰氏阴性菌产生，如革兰氏阴性菌细胞壁脂多糖。有些革兰氏阳性菌也能产生，如枯草杆菌等。致热原耐高温，高压蒸汽灭菌 121.3℃，20 分钟不被破坏。需要用吸附剂、石棉滤板或 250℃高温干烤才能除去或破坏致热原，蒸馏法效果最好。因此，在制备和使用注射药品过程中应严格无菌操作，防止细菌污染。

2. 毒素与侵袭性酶　细菌可产生外毒素和内毒素，这两种毒素在细菌致病作用中甚为重要。外毒素是多数革兰氏阳性菌和少数革兰氏阴性菌在代谢过程中产生并分泌到菌体外的毒性蛋白质；内毒素是菌体死亡崩解后游离出来的细胞壁脂多糖成分，多由革兰氏阴性菌产生。某些细菌尚可产生具有侵袭性的酶，如产气荚膜梭菌的卵磷脂酶、链球菌的透明质酸酶等。这些酶能损伤机体组织，促使细菌侵袭和扩散，也是细菌重要的致病物质。

3. 色素　不同细菌在适宜环境中能产生不同性质的色素，有助于鉴别细菌。细菌产生的色素有两类：①水溶性色素，能弥散到培养基或周围组织中，如铜绿假单胞菌的色素能使培养基或脓汁呈蓝绿色；②脂溶性色素，不溶于水，只能使菌落显色而培养基颜色不变，如金黄色葡萄球菌的色素使菌落呈金黄色，而培养基不变色。

4. 抗生素　是某些微生物在代谢过程中产生的一类能抑制或杀死其他微生物或肿瘤细胞的物质。抗生素大多由放线菌和真菌产生，细菌产生的较少。抗生素已广泛应用于细菌感染性疾病和肿瘤的治疗。

5. 细菌素　某些菌株产生的一类具有抗菌作用的蛋白质称为细菌素。与抗生素比较，细菌素的抗菌谱狭窄，仅对与产生菌有近缘关系的细菌有杀伤作用。因此，不能用于临床治疗疾病，多用于细菌分型和流行病学调查。细菌素一般按产生菌命名，如大肠埃希菌产生的细菌素称大肠菌素。

6. 维生素　细菌能合成某些维生素，除供自身需要外，还能分泌至周围环境中。例如人体肠道内的大肠埃希菌能合成 B 族维生素和维生素 K 供人体吸收利用。医药工业上也可利用细菌生产维生素。

**考点**　细菌合成代谢产物的医学意义

## 三、细菌的遗传和变异

细菌与其他生物一样，具有遗传和变异的生命特征。在一定条件下，细菌的生物学性状、致病性等相对稳定，并能代代相传。在子代与亲代之间表现出的相似性称为遗传；而子代与亲代之间或子代与子代之间出现不同程度的差异称为变异。

1. 形态结构的变异　指细菌的形态结构在某些因素影响下发生的变异。如球杆状的鼠疫耶尔森菌在含 3% ～ 6% 的氯化钠培养基中，可呈现球形、哑铃状、棒状等多形态；肺炎链球菌在人工培养基中反复传代可失去荚膜。在临床实践中应注意到细菌变异出现的非典型特征，以免造成错误判断。

2. 毒力变异　细菌的毒力变异包括毒力的增强和减弱，如携带有 β- 棒状杆菌噬菌体的白喉棒状杆菌，获得了产生白喉外毒素的能力，其毒力增强。用于预防结核病的卡介苗（BCG）是将有毒的牛型结核分枝杆菌培养在含胆汁、甘油和马铃薯的培养基上，经 13 年 230 代使其毒力减弱而保留免疫原性制备而成，可用于预防结核病。

**考点**　细菌毒力变异的意义

3. 耐药性变异　细菌对某种抗菌药物由敏感变成不敏感的变异称耐药性变异。细菌通过基因突变、接合、转导、转化等方式获得耐药性。抗生素的广泛应用使细菌对抗生素的耐药性不断增长是世界范围内的普遍趋势。细菌的耐药性变异给临床治疗带来很大的困难，并成为当今医学界的一大难题。

考点 细菌耐药性变异

# 第 3 节 细菌的致病性与感染

## 一、正常菌群与机会致病菌

### （一）正常菌群的概念及分布

正常人体的体表及与外界相通的腔道中存在着不同种类、数量和比例的微生物。这些微生物在正常情况下，对人体无害，称为正常微生物群，其中细菌居多，故又称正常菌群。正常菌群在人体各部位的分布情况见表 2-5。

考点 正常菌群的概念

表 2-5 人体各部位的正常菌群

| 部位 | 正常菌群 |
|---|---|
| 皮肤 | 葡萄球菌、类白喉棒状杆菌、铜绿假单胞菌、非致病性结核分枝杆菌、丙酸杆菌、白假丝酵母菌 |
| 鼻咽腔 | 葡萄球菌、甲型和丙型链球菌、肺炎链球菌、非致病性奈瑟菌、类杆菌、梭杆菌、腺病毒、真菌、支原体 |
| 口腔 | 表皮葡萄球菌、甲型和丙型链球菌、肺炎链球菌、非致病性奈瑟菌、乳杆菌、类白喉棒状杆菌、梭杆菌、螺旋体、白假丝酵母菌、放线菌、类杆菌 |
| 外耳道 | 葡萄球菌、类白喉棒状杆菌、铜绿假单胞菌、非致病性结核分枝杆菌 |
| 眼结膜 | 葡萄球菌、结膜干燥杆菌、类白喉棒状杆菌 |
| 肠道 | 大肠埃希菌、产气肠杆菌、变形杆菌、葡萄球菌、肠球菌、铜绿假单胞菌、类杆菌、白假丝酵母菌、粪链球菌、产气荚膜梭菌、破伤风梭菌、乳杆菌、双歧杆菌、腺病毒 |
| 尿道 | 葡萄球菌、棒状杆菌、非致病性结核分枝杆菌、大肠埃希菌、白假丝酵母菌 |
| 阴道 | 葡萄球菌、乳杆菌、类白喉棒状杆菌、非致病性结核分枝杆菌等 |

### （二）正常菌群的生理意义

正常菌群不仅与人体保持一个平衡状态，而且不同菌群之间也相互制约，处于动态的微生态平衡。通常情况下，正常菌群中的细菌对人体不致病，有些对人体还起着有益的生理作用，包括下列作用。

1. 营养作用　肠道中的正常菌群参与物质代谢并促进营养物质吸收。如大肠埃希菌能合成人体必需的 B 族维生素和维生素 K。

2. 拮抗作用　正常菌群构成机体皮肤黏膜的重要生物屏障。寄居在各部位的正常菌群可通过营养竞争、产生有害代谢产物等方式抵抗病原菌。阴道内的乳酸杆菌可保持阴道内酸性环境，不利于其他微生物生长。

3. 免疫作用　正常菌群具有刺激机体免疫系统发育成熟的作用，能激活巨噬细胞及 NK 细胞，增强其吞噬和细胞毒作用，还具有免疫原性，有激活 B 淋巴细胞产生多种抗体等功能。

另外，正常菌群还有一定的抗衰老作用和抗肿瘤作用。人体正常菌群与健康的关系已成为生命科学研究的一个新的热点，正常菌群不仅与感染性疾病有关，也与一些系统性疾病有密切关系，如糖尿病、肥胖以及神经和精神性疾病等。

### （三）正常菌群的病理意义

通过长期的适应和自然选择，正常菌群中不同种类微生物之间、正常菌群与宿主之间、正常菌群与宿主和环境之间，形成一个相互依存、相互制约的生态系统，始终处于动态平衡中，成为微生态平衡。正常菌群（位置、种类、数量等）、宿主（免疫、营养、代谢等）或外界环境（理化、生物等）等因素的变化会打破这种微生态平衡，在正常条件下不致病的正常菌群成了机会致病菌而引起宿主发病，由机会致病菌引起的感染称机会性感染。机会致病菌引起疾病的条件如下。

1. 寄居部位改变　当机体某一部位的正常菌群进入其他部位或无菌器官时，可引起感染，如寄居于肠道的大肠埃希菌进入泌尿道时，可引起泌尿道感染。大肠埃希菌通过外伤或手术进入腹腔，可引起腹膜炎。

2. 免疫功能低下　如大面积烧伤、过度疲劳、使用大剂量的糖皮质激素、抗肿瘤药物或放射治疗等，引起全身免疫功能低下，正常菌群可引起自身感染，如艾滋病患者由于免疫功能缺陷，往往死于条件致病菌感染。

3. 菌群失调　在正常情况下，人体和正常菌群之间及正常菌群各种细菌之间保持一定的生态平衡，若这种平衡被打破，则引起疾病。由于受某些因素的影响，正常菌群中各种细菌的种类、数量和比例发生较大改变，称为菌群失调。菌群失调严重时，机体出现一系列临床症状，称为菌群失调症。菌群失调症可见于长期使用广谱抗菌药物治疗的患者，其体内对抗生素敏感的细菌被大量杀死，而原来数量少又耐药的细菌趁机大量繁殖引起感染。由于这些疾病是在抗菌药物治疗原有感染性疾病过程中产生的另一种感染，故又称二重感染。

**考点** 正常菌群的医学意义

## 二、细菌的致病性

细菌能引起宿主疾病的能力称为细菌的致病性。能使宿主致病的细菌称致病菌或病原菌。细菌致病性强弱程度用毒力表示。毒力常用半数致死量（$LD_{50}$）或半数感染量（$ID_{50}$）作为测定指标。即在规定时间内，通过一定的感染途径，使一定体重或年龄的某种实验动物半数死亡或感染所需要的最小细菌数或毒素量。不同的病原菌具有不同的致病性，如结核分枝杆菌感染人类引起结核病，伤寒沙门菌感染引起伤寒。病原菌能否致病与细菌的致病因素及机体的免疫力、环境因素有关。病原菌的致病因素包括细菌的毒力、侵入数量和侵入门户（图 2-12）。

**考点** 病原菌的致病因素

### （一）细菌的毒力

细菌的毒力是指细菌致病能力的强弱程度。不同细菌的毒力不同，同种细菌因菌型、菌株的不同使毒力有所差异，可分为强毒株、弱毒株和无毒株。构成毒力的物质基础是侵袭力和毒素。

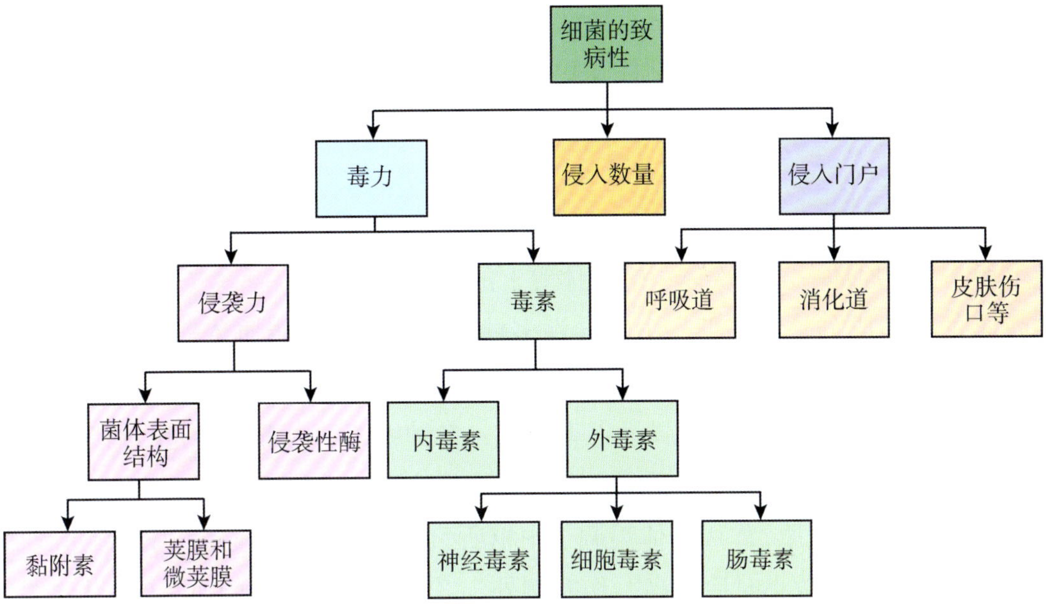


图 2-12 细菌的致病因素

1. 侵袭力 指病原菌突破机体防御功能，侵入机体并在体内定居、繁殖和扩散的能力。构成侵袭力的物质包括菌体表面结构和侵袭性酶。

（1）菌体表面结构 ①黏附素：是具有黏附作用的细菌特殊结构和有关物质，包括普通菌毛和革兰氏阳性菌的膜磷壁酸等。能黏附于机体细胞的受体上，这种黏附作用是引起感染的首要条件。有的细菌通过生化反应黏附于人体，如在龋齿形成上有重要意义的口腔变异链球菌和乳杆菌。②荚膜：具有抗吞噬、抗体内杀菌物质的作用，从而使细菌在体内存活并大量繁殖引起疾病。某些细菌的菌体表面结构，如 A 群链球菌的 M 蛋白、伤寒沙门菌的 Vi 抗原，某些大肠埃希菌的毒力抗原也具有抗吞噬作用。

（2）侵袭性酶 是细菌在感染过程中产生的保护细菌抵抗吞噬或协助细菌扩散的酶类。如金黄色葡萄球菌产生的血浆凝固酶，使血浆中的纤维蛋白原变为纤维蛋白，包绕在细菌表面，抵抗吞噬细胞吞噬；A 群链球菌产生的透明质酸酶，能分解细胞间质的透明质酸，有利于细菌在组织中扩散。其他的侵袭性酶有链激酶、DNA 酶和胶原酶等。

**考点** 构成毒力的物质基础

2. 毒素 是细菌在代谢过程中产生的对机体有毒害作用的物质。细菌毒素按其来源、性质和作用的不同可分为外毒素和内毒素两种。

（1）外毒素 是细菌生长繁殖过程中产生并分泌到菌体外的毒性蛋白质。它主要由革兰氏阳性菌如白喉棒状杆菌、破伤风梭菌、金黄色葡萄球菌产生，少部分革兰氏阴性菌如霍乱弧菌、铜绿假单胞菌也能产生。

外毒素的化学成分是蛋白质，性质不稳定，不耐热，易被蛋白酶分解。外毒素免疫原性强，能刺激机体产生抗毒素。外毒素经甲醛处理后可脱毒成类毒素。

外毒素的毒性极强，微量即可使易感动物死亡。如 1mg 纯化的肉毒毒素可杀死 2 亿只小白鼠，对人的致死量是 0.1μg，比氰化钾的毒性强 10 000 倍，是目前已知毒性最强的生物毒素。外毒素对机体的组织器官具有选择性的毒性作用，引起特殊的临床症状。例如，破伤风外毒素主要与中枢神经系统的抑制性突触前膜结合，阻断抑制性介质释放，引起骨骼肌强直性痉挛收缩。根据外毒素对细胞的亲和性及作用方式不同，可将其分为神经毒素、细胞毒素和肠毒素。

（2）内毒素　是存在于革兰氏阴性菌细胞壁中的脂多糖，细菌死亡裂解后才释放出来。其他微生物（如衣原体、立克次体、螺旋体等）的细胞壁也存在。

内毒素的化学成分是脂多糖，由特异性多糖、核心多糖和脂质 A 三部分组成，脂质 A 是其毒性成分。内毒素性质稳定、耐热，免疫原性弱，不能被甲醛脱毒成为类毒素。内毒素毒性较外毒素弱，对机体组织无选择性毒害作用，各种细菌的内毒素引起的临床表现基本相同，主要有以下几种表现。①发热反应：内毒素作为外源性致热原作用于粒细胞和单核细胞等，使之释放内源性致热原，作用于体温调节中枢所引起。②白细胞反应：内毒素进入血流后，白细胞数先急剧减少，数小时后增高，伤寒例外。③弥散性血管内凝血（DIC）：是内毒素引起的临床综合征。内毒素可激活凝血系统，形成微血栓，引起 DIC，使凝血因子和血小板大量消耗，进而又有出血现象，严重者可导致死亡。④内毒素休克：内毒素进入血液引起 5-羟色胺、激肽等血管活性介质释放，使末梢血管扩张、通透性增强，静脉回流减少，心排血量减少，有效循环血量不足，导致休克。正常人体内极小量内毒素对增强人体免疫功能、抗肿瘤等起十分重要作用。

外毒素与内毒素的主要区别见表 2-6。

**表 2-6　外毒素与内毒素的主要区别**

| 区别要点 | 外毒素 | 内毒素 |
|---|---|---|
| 来源 | 革兰氏阳性菌和部分革兰氏阴性菌 | 革兰氏阴性菌 |
| 产生方式 | 从活菌分泌出，少数菌崩解后释出 | 是细胞壁成分，菌体裂解后释放 |
| 化学成分 | 蛋白质 | 脂多糖 |
| 稳定性 | 不稳定，加热 60℃，30 分钟破坏 | 稳定，160℃，2～4 小时才被破坏 |
| 毒性作用 | 强，对机体组织器官有选择性毒害作用，引起特殊临床表现 | 较弱，各种细菌内毒素的毒性作用大致相同 |
| 免疫原性 | 强，可脱毒制成类毒素 | 较弱，不能制成类毒素 |

**考点**　内外毒素的作用特点

### （二）细菌的侵入数量

病原菌侵入机体后是否引起疾病，除取决于其毒力外还与侵入的数量有关。一般毒力强的细菌，少量即可引起感染，如鼠疫耶尔森菌；而毒力弱的细菌需较大量才能致病，如沙门菌需食入数亿个才能引起食物中毒。

### （三）细菌的侵入门户

具有一定毒力和数量的细菌，还需要通过适当的侵入门户侵入机体才能引起感染，如痢疾志贺菌需要经过消化道，破伤风梭菌需侵入缺氧的伤口方可繁殖而致病。也有的细菌可通过多种途径感染，如结核分枝杆菌可通过消化道、呼吸道和皮肤伤口等侵入机体。

## 三、细菌的感染

细菌的感染是指细菌突破机体的防御功能，侵入机体并生长繁殖、释放毒性物质，导致不同程度的病理变化过程。细菌侵入机体能否引起感染，取决于细菌的致病性和机体的免疫力。一般在机体免疫力降低时，细菌容易引起感染。

### （一）感染的来源

感染按其来源可分为外源性感染和内源性感染。

1. 外源性感染 指来自宿主体外的病原菌引起的感染，其感染源包括患者、带菌者、患病或带菌的动物。

2. 内源性感染 指来自患者自身体内正常菌群中的条件致病菌引起的感染。

**考点** 感染的来源

### （二）感染的类型

1. 隐性感染 又称亚临床感染，是指侵入机体的病原菌毒力较弱、数量较少，机体的免疫力较强，引起的病理损伤轻微，不出现明显的临床症状。隐性感染后，机体可获得特异性免疫。

2. 显性感染 又称临床感染，是指侵入机体的病原菌毒力强、数量多，机体抗感染的免疫力较弱，引起的病理损伤严重，出现了明显的临床症状。

显性感染根据病情缓急分为以下几种类型。

（1）急性感染 发病急，病程较短，只有数日至数周，如流脑、霍乱。

（2）慢性感染 发病缓慢，病程较长，可持续数月至数年，如结核、麻风。

显性感染按感染部位及性质可分为以下几种类型。

（1）局部感染 病原菌侵入机体后，在某一部位生长繁殖引起局部病变。如金黄色葡萄球菌引起的疖、痈等。

（2）全身感染 病原菌或其毒素进入血流，向全身扩散，引起全身症状。临床上常见的有以下几种类型。①毒血症：病原菌只在侵入的局部组织生长繁殖，产生的外毒素侵入血流，如白喉、破伤风等。②菌血症：病原菌在机体局部生长繁殖，一时性或间断性地侵入血流，但并不在其中生长繁殖，如伤寒早期的菌血症。③败血症：致病菌或机会致病菌侵入血流，并在其中大量生长繁殖产生毒素，如铜绿假单胞菌引起的败血症。④脓毒血症：化脓性病原菌在引起败血症的同时，通过血流扩散到其他组织和器官，产生新的化脓性病灶，如金黄色葡萄球菌引起的脓毒血症。⑤内毒素血症：革兰氏阴性菌侵入血流，并在其中大量繁殖、崩解后释放出大量内毒素，也可由病灶内大量革兰氏阴性菌死亡、释放的内毒素入血所致。

3. 带菌状态 在显性感染和隐性感染后，病原菌未被及时清除，而在体内持续留存一定时间，与机体处于相对平衡状态，并经常或间歇排菌，称为带菌状态。处于带菌状态的人称为带菌者，带菌者是重要的传染源。

**案例 2-1**

患者，男，14 岁。因右脚感染形成一脓性疖肿，自行挤压脓包排出脓液。一天后头痛、高热，体温 42℃。入院后出现昏迷，白细胞（WBC）计数 $12.6 \times 10^9$/L。确诊为重度脓毒血症，感染性休克。经抢救无效死亡。实验室检查结果为多重耐药的金黄色葡萄球菌感染。病理解剖肝、肾等器官可见多发性脓肿病灶。

问题：1. 为什么局部化脓性感染会导致脓毒血症？

2. 针对局部感染，你的正确做法是什么？

### （三）医院感染

医院感染的广义概念为所有发生于医院内的感染，包括在医院中活动的所有人群，如患者、医务工作者、陪伴和探视者等。医院感染狭义上是指住院患者在医院内获得的感染，包括在住院期间发生的感染和在医院内获得出院后发生的感染，但不包括入院前已开始或者入院时已处于潜伏期的感染。

1. 医院感染的分类　根据病原体来源不同可将医院感染分为内源性感染和外源性感染两种类型。①内源性感染：又称自身感染，指各种原因引起的患者在医院内遭受自身固有病原体侵袭而发生的医院感染。当个体免疫功能受损、健康状况不佳或抵抗力下降时，体表或体内的常居菌或暂居菌成为条件致病菌而致感染。如皮肤、口咽、泌尿生殖道、肠道的正常菌群或外来的定植菌。②外源性感染：又称交叉感染，指各种原因引起的患者在医院内遭受非自身固有病原体侵袭而发生的医院感染。病原体来自患者体外，通过直接或间接接触，导致机体发生感染。如通过医护人员的手直接接触感染患者引发的医务人员与患者之间的感染，通过空气、水、污染的医疗器械等物品的间接接触引起的感染。

2. 医院感染的预防与控制　医院作为患者的集中场所，病原微生物种类繁多，加上大量新疗法和新医疗技术的广泛应用以及抗生素和免疫抑制剂的使用等，促使医院感染的发生不断增多，医院感染成为医学发展中的一个重要课题。然而医学的发展并不能完全消除医院感染的发生，但通过建立完备的防控机构，严格采取控制传染源、切断传播途径、保护易感人群等防控措施，多数医院感染可有效预防。

医院感染的控制应采取综合措施：①加强医院管理；②严格执行无菌操作；③净化医院环境；④实施消毒隔离制度；⑤合理使用抗生素。

# 第 4 节　消毒与灭菌

## 一、消毒灭菌的常用术语

1. 消毒　杀灭物体上病原微生物的方法，消毒之后芽孢可能未被杀死。用于消毒的化学药物称消毒剂。

2. 防腐　防止或抑制微生物生长繁殖的方法，细菌可能仍存活，但不能繁殖。某些消毒剂在高浓度时有消毒作用，低浓度时则是防腐剂。

3. 灭菌 杀灭物体上所有微生物的方法。包括杀死病原微生物和非病原微生物及细菌芽孢。

4. 无菌 指没有活的微生物存在。经灭菌后就是无菌的物品。

5. 无菌操作 防止微生物进入机体或物体的操作技术称无菌操作或无菌技术，如外科手术、微生物学实验均需无菌操作。

病原生物由核酸、蛋白质、脂类、多糖等有机物构成，可以通过物理、化学手段将其变性、破坏，从而杀死病原体。消毒与灭菌的方法可分为物理方法和化学方法两大类。

## 二、物理消毒灭菌法

物理消毒灭菌法是利用物理因素杀灭微生物的方法，主要有热力灭菌法、辐射杀菌法和过滤除菌法三种。

### （一）热力灭菌法

高温对细菌具有明显致死作用，因此最常用于消毒和灭菌。多数无芽孢细菌经55～60℃作用30～60分钟后死亡。湿热80℃经5～10分钟可杀死所有细菌繁殖体和真菌。细菌芽孢对高温有很强的抵抗力，例如炭疽杆菌的芽孢可耐受5～10分钟煮沸，肉毒梭菌的芽孢则需要煮沸3～5小时才死亡。

热力灭菌法分干热灭菌和湿热灭菌两大类，在同一温度下，后者的效力比前者大。这是因为：①湿热中细菌菌体蛋白较易凝固；②湿热的穿透力比干热大；③湿热的蒸汽有潜热存在。水由气态变为液态时放出的潜热，可迅速提高被灭菌物体的温度。

1. 干热灭菌法 一般细菌繁殖体在干燥状态下，80～100℃经1小时可被杀死，而芽孢则需要160～170℃ 2小时才被杀灭。常用干热灭菌的方法如下。

（1）焚烧、烧灼灭菌法 直接用火焰灭菌。焚烧破坏性大，仅适用于废弃物品或动物尸体等。烧灼常用于实验室的金属器械（镊、剪、接种环）、玻璃试管口和瓶口等的灭菌。

（2）干烤灭菌法 将待灭菌物体放于干烤箱内，加热至160～170℃维持2小时，可杀灭包括芽孢在内的所有微生物。适用于耐高温的玻璃器皿、瓷器、玻璃注射器等。

2. 湿热灭菌法

（1）巴氏消毒法 将液态物质加热至61.1～62.8℃维持30分钟，或者71.7℃维持15秒，可杀死其中的结核分枝杆菌、链球菌、沙门菌、布鲁氏菌等病原菌，但不破坏其他成分，用于乳制品和酒类的消毒。

（2）煮沸法 在100℃沸水中，5分钟可杀死细菌繁殖体，但杀死芽孢需1～2小时。常用于刀剪、注射器具的紧急消毒。注意高原地区气压低，须往水中加入2%碳酸氢钠，以提高沸点。

（3）流通蒸汽消毒法、间歇灭菌法 利用蒸笼内产生的水蒸气灭菌，100℃流通蒸汽15～30分钟可杀灭细菌繁殖体，但不保证杀灭芽孢。为了杀死芽孢，可重复3次流通蒸汽消毒，每次间歇期间将物体置于37℃孵箱过夜，以使芽孢发育成繁殖体，此为间歇灭菌法。适用于不耐高热的含糖或牛乳的培养基。

（4）高压蒸汽灭菌法　将待灭菌的物品放入密闭的容器中，随着压力升高，蒸汽的温度也相应升高。在103.4kPa（1.05kg/cm$^2$）压力下，温度达到121.3℃，维持此条件15～20分钟，可杀灭包括芽孢在内的所有微生物。高压蒸汽灭菌法灭菌效果好、应用最广，适用于手术器械、玻璃容器、注射器、敷料、普通培养基、生理盐水等的灭菌。朊病毒蛋白抵抗力强，需更长时间和超高温度蒸汽灭菌处理（202kPa，134℃，1小时）。

### （二）辐射杀菌法

辐射杀菌法常用的方法包括紫外线照射法和电离辐射法。

1. 紫外线照射法　波长200～300nm的紫外线均可杀菌，但以265～266nm最强。紫外线可干扰DNA的复制与转录，导致细菌的变异与死亡。紫外线穿透力较弱，可被普通玻璃、纸张阻挡，一般用于手术室、病房、实验室的空气消毒，紫外线可损伤暴露的皮肤和角膜，应注意防护。

2. 电离辐射法　包括γ射线、X射线等，通过电离作用破坏DNA分子的共价键，可杀死所有微生物。同位素$^{60}$钴常用于一次性医用塑料制品的批量灭菌。

### （三）过滤除菌法

过滤除菌法是利用微小孔径的滤器将液体、空气中的细菌和真菌除去。常用滤菌器薄膜滤菌器（孔径：0.45μm、0.22μm、0.15μm）、陶瓷滤菌器、石棉滤菌器等。薄膜滤菌器主要用于血清、毒素、抗生素等不耐热生物制品的除菌。

## 三、化学消毒灭菌法

消毒剂对人体有害，通常只能外用。消毒剂通过以下机制杀死微生物：①变性或凝固蛋白质，例如酚类、醇类、重金属盐类、酸碱类、醛类；②干扰微生物的酶系统，例如某些氧化剂、重金属盐类；③损伤细菌细胞膜或病毒包膜，例如酚类、表面活性剂、脂溶剂等。

消毒剂的灭菌效果受许多因素的影响，使用时应考虑以下影响因素。

1. 消毒剂的性质、浓度与作用时间　各种消毒剂的理化性质不同，对病原体的作用大小各异。消毒剂通常是浓度越高，作用时间越长，杀菌效果越好，在常用浓度下，消毒剂只对细菌繁殖体有效，对其芽孢则需要提高消毒剂的浓度和延长作用的时间，以达到杀灭作用。但并非所有消毒剂浓度越高越好，70%～75%乙醇的消毒效果比100%更好，因高浓度乙醇能使菌体蛋白质迅速凝固，影响醇类继续向内部渗入，降低了杀菌效果。常用消毒剂的种类、作用机制、浓度和用途见表2-7。

**表2-7　常用消毒剂的种类、作用机制、浓度和用途**

| 种类 | 作用机制 | 常用消毒剂及浓度 | 用途 |
|---|---|---|---|
| 醇类 | 蛋白质变性凝固 | 70%～75%乙醇 | 皮肤、体温计消毒 |
| 酚类 | 细胞膜损伤、蛋白质变性 | 3%～5%石炭酸、2%来苏、0.01%～0.05%氯己定（洗必泰） | 地面、器具表面消毒，皮肤消毒，术前洗手，阴道冲洗等 |

续表

| 种类 | 作用机制 | 常用消毒剂及浓度 | 用途 |
|---|---|---|---|
| 重金属盐类 | 氧化作用、蛋白质变性与凝固 | 1% 硝酸银、0.1% 硫柳汞 | 新生儿滴眼，预防淋病奈瑟球菌感染，皮肤消毒，手术部位消毒 |
| 氧化剂 | 氧化作用、蛋白质凝固 | 0.1% 高锰酸钾、0.2% ～ 0.3% 过氧乙酸、10% ～ 20% 漂白粉（含氯石灰） | 皮肤、尿道、蔬菜、水果消毒，塑料、玻璃器材消毒，地面、厕所与排泄物消毒 |
| 表面活性剂 | 蛋白质变性、细胞膜损伤 | 0.05% ～ 0.1% 苯扎溴铵（新洁尔灭） | 外科手术洗手，皮肤黏膜消毒，浸泡手术器械 |
| | | 0.05% ～ 0.1% 度米芬 | 皮肤创伤冲洗，金属器械、塑料、橡胶类消毒 |
| 烷化剂 | 蛋白质及核酸烷基化 | 10% 甲醛、50mg/L 环氧乙烷 | 物品表面消毒，空气、手术器械、敷料等消毒 |
| 酸碱类 | 破坏细胞壁和细胞膜、蛋白质凝固 | 5 ～ 10ml/$m^3$ 醋酸加等量水蒸发、生石灰［按（1 ∶ 8）～（1 ∶ 4）比例］ | 空气消毒，地面、排泄物消毒 |

2. 病原体的种类　一些细菌对消毒剂抵抗力强，例如，细菌芽孢、真菌孢子等。有包膜病毒对脂溶性消毒剂敏感。因此，应该根据消毒对象选择消毒剂。

3. 环境温度及酸碱度　温度升高，消毒剂作用增强。例如，用 2% 戊二醛杀灭 $10^4$ 个炭疽芽孢杆菌芽孢，20℃时需 15 分钟，56℃仅需 1 分钟。消毒剂在不同的酸碱条件下消毒能力也不同，例如新洁尔灭的消毒作用因 pH 降低而减弱。

4. 有机物　病原体常与血、尿、痰或脓汁混合，其中的有机物可以稀释、中和消毒剂。受有机物影响较大的消毒剂是表面活性剂、乙醇、次氯酸盐、升汞等。

## 自 测 题

### 单选题

1. 革兰氏阳性菌和革兰氏阴性菌细胞壁共有的化学成分是
   A. 肽聚糖　B. 脂多糖
   C. 磷壁酸　D. 外膜
   E. 脂质双层
2. 革兰氏阳性菌独有的化学成分是
   A. 肽聚糖　B. 脂多糖
   C. 磷壁酸　D. 外膜
   E. 脂质双层
3. 革兰氏阴性菌的内毒素是
   A. 肽聚糖　B. 脂多糖
   C. 磷壁酸　D. 外膜
   E. 脂质双层
4. 与细菌的遗传变异有关的结构是
   A. 胞质颗粒　B. 肽聚糖
   C. 质粒　D. 溶酶体
   E. 核糖体
5. 细菌生长繁殖条件不包括
   A. 营养物质　B. 酸碱度
   C. 温度　D. 气体
   E. 阳光

6. 有利于细菌扩散繁殖的物质是
A. 维生素　　B. 色素
C. 热原质　　D. 抗生素
E. 侵袭性酶

7. 下述哪项不属于全身感染
A. 带菌状态　　B. 菌血症
C. 败血症　　D. 毒血症
E. 脓毒血症

8. 细菌进入血液，生长繁殖，产生毒素，引起全身中毒症状称
A. 菌血症　　B. 毒血症
C. 败血症　　D. 脓毒血症
E. 内毒素血症

9. 构成细菌侵袭力的结构不包括
A. M 蛋白　　B. Vi 抗原
C. 菌毛　　D. 热原质
E. 链激酶

10. 目前已知的细菌毒素中毒性最强的是
A. 肉毒毒素　　B. 破伤风痉挛毒素
C. 白喉毒素　　D. 志贺毒素
E. 霍乱肠毒素

11. 化脓性球菌侵入血液后在其中大量繁殖，又在其他脏器引起化脓性病灶，称为
A. 菌血症　　B. 毒血症
C. 败血症　　D. 脓毒血症
E. 内毒素血症

12. 正常菌群致病的条件是
A. 细菌数量多
B. 细菌毒力增强
C. 细菌繁殖快
D. 细菌寄居部位改变、免疫功能低下、菌群失调
E. 以上都不对

13. 杀灭病原微生物的方法称
A. 消毒　　B. 灭菌
C. 防腐　　D. 清洁
E. 无菌

（李永明）

# 第3章
# 常见病原菌

## 第1节　呼吸道感染细菌

### 一、分枝杆菌属

分枝杆菌属是一类细长直或略弯曲的杆菌，因有分枝生长的趋势而得名。本属细菌因细胞壁含大量脂质，与其染色性、生长特性、致病性、抵抗力等密切相关。一般不易着色，染色时需加温或延长染色时间，着色后能抵抗3%盐酸乙醇的脱色作用，故又称抗酸杆菌。其种类较多，对人致病的主要有结核分枝杆菌和麻风分枝杆菌。

#### （一）结核分枝杆菌

结核分枝杆菌复合群包括结核分枝杆菌、牛分枝杆菌、非洲分枝杆菌和田鼠分枝杆菌。结核分枝杆菌俗称结核杆菌，是引起结核病的病原菌，对人有致病性的结核分枝杆菌有人型、牛型、非洲型。可侵犯身体多器官，但以肺部感染最多见。近年来，结核分枝杆菌多重耐药菌株的出现，免疫抑制剂的大量使用及艾滋病流行等原因，使易感人群增加，结核病发病率又有明显升高趋势。

1. 生物学性状

（1）形态与染色　结核分枝杆菌常呈分支状，无芽胞及鞭毛，近年来在电镜下发现有荚膜，大小为（1.0～4.0）μm×（0.3～0.6）μm，常用抗酸染色法，菌体被染成红色，其他非抗酸菌和细胞杂质等均呈蓝色（图3-1）。抗酸性是鉴别结核分枝杆菌最有价值的指标。

（2）培养特性　专性需氧，最适生长温度为35～37℃，最适pH为6.5～6.8。营养要求高，常用罗氏培养基培养。该菌生长速度缓慢，培养2～4周形成肉眼可见菌落。菌落干燥、表面粗糙，呈乳白色或米黄色的颗粒状或菜花状，不透明（图3-2）。

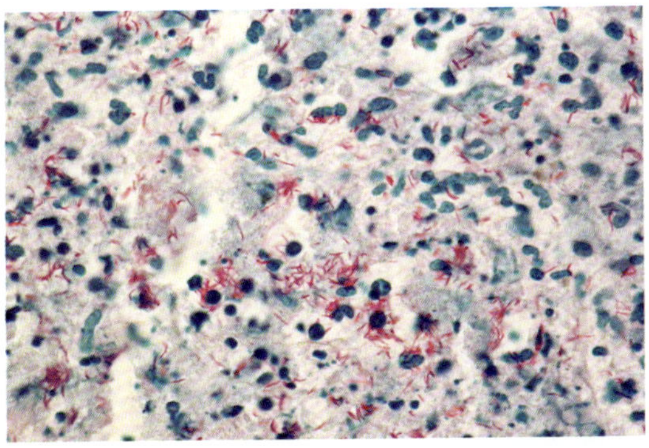

图3-1　结核分枝杆菌（抗酸染色，油镜，×1000）

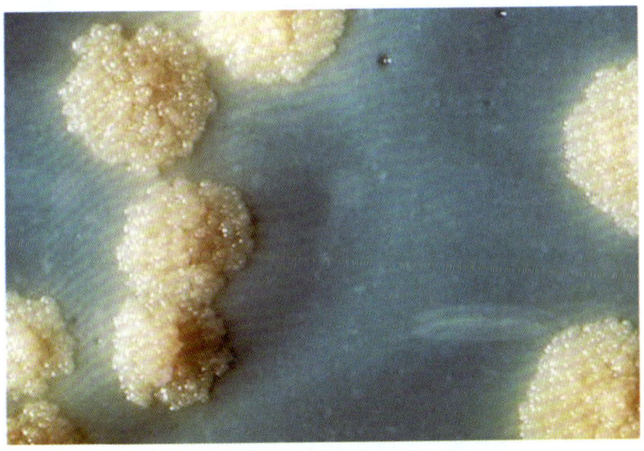

图3-2　结核分枝杆菌（菌落）

（3）抵抗力 结核分枝杆菌的抵抗力较强。尤其耐干燥，在干燥的痰液中可存活6～8个月，黏附在灰尘上可保持传染性8～10天。耐酸碱，在3%盐酸溶液、6%硫酸溶液或4%氢氧化钠溶液中30分钟仍然具有活力，所以常用酸、碱来处理标本中的杂菌。但结核分枝杆菌对湿热、紫外线及75%乙醇溶液敏感。在液体中加热60℃经过30分钟、日光直接照射数小时或75%乙醇溶液消毒数分钟即可被杀死。

（4）变异性 结核分枝杆菌可发生形态、菌落、毒力、免疫原性、耐药性等变异。将有毒的牛型结核分枝杆菌培养在含甘油、马铃薯的培养基中经13年230次传代，获得的减毒活菌菌株（即卡介苗），用于预防结核病。

**考点** 结核分枝杆菌主要生物学性状

2. 致病性与免疫性

（1）致病物质 结核分枝杆菌不产生内、外毒素及侵袭性酶类，其致病性与细菌在组织细胞内大量繁殖引起炎症、菌体成分和代谢产物的毒性以及机体对菌体成分产生的免疫损伤有关。①脂质：脂质的含量与毒力有密切关系。脂质的毒性成分主要有磷脂、索状因子、蜡质D、硫酸脑苷脂等。磷脂能促使单核细胞增生，引起结核结节形成干酪样坏死；索状因子能抑制白细胞游走和引起慢性肉芽肿；蜡质D可诱发机体产生迟发型超敏反应；硫酸脑苷脂有助于细菌在吞噬细胞内长期存活。②蛋白质：主要是结核菌素，与蜡质D结合能诱发超敏反应，引起组织坏死和全身中毒症状，并可促进结核结节形成。③荚膜：有助于细菌黏附在宿主细胞上，并有抗吞噬及保护菌体的作用。

（2）所致疾病 细菌主要通过呼吸道感染，也可通过消化道及受损伤的皮肤黏膜等多种途径侵入易感机体，可引起多种组织器官的感染，但以呼吸道感染的肺结核最多见。

结核病包括原发性肺结核，血行播散性肺结核，继发性肺结核，气管、支气管结核，结核性胸膜炎，肺外结核。

1）原发性肺结核：机体首次感染结核分枝杆菌，多见于儿童。结核分枝杆菌通过呼吸道进入肺泡引起渗出性炎症病灶，称为原发灶。原发灶内的结核分枝杆菌可经淋巴管扩散至肺门淋巴结，引起淋巴管炎和肺门淋巴结肿大。在X线胸片中，原发病灶、淋巴管炎和淋巴结肿大显示哑铃状阴影，称为原发综合征，原发结核病患者的临床症状体征多不明显。随着感染的持续，机体抗结核免疫力逐渐建立，原发灶多可纤维化或钙化。

2）血行播散性肺结核：包括急性、亚急性和慢性血行播散性肺结核。少数原发感染者体内的结核分枝杆菌可经淋巴、血液播散至全身。原发灶内可长期潜伏少量结核分枝杆菌，不断刺激机体强化已建立的抗结核免疫力，也可作为以后内源性感染的主要来源。

3）继发性肺结核：指经过首次感染后再次发生感染，多见于成人，多为内源性感染，少数由外源性感染引起。由于机体已有特异性细胞免疫，因此病灶局限，常发生在肺尖部位，一般不累及邻近的淋巴结。主要表现为慢性肉芽肿性炎症，形成结核结节，易出现干酪样坏死，甚至有空洞形成，痰中出现大量细菌，是重要的传染源。

4）气管、支气管结核：包括气管、支气管黏膜及黏膜下层的结核病。

5）结核性胸膜炎：包括干性、渗出性胸膜炎和结核性脓胸。

6）肺外结核：结核分枝杆菌引起的迟发型超敏反应，可使附近支气管、血管和组织破坏，结核分枝杆菌经血液、淋巴液扩散至肺外组织器官，引起相应的脏器结核，如脑、肾、骨、关节、生殖器官、皮肤等结核。痰菌被咽入消化道可引起肠结核、结核性胸膜炎等。

（3）免疫性

1）免疫机制：人类对结核分枝杆菌感染率很高，但发病率不高，这表明人类对结核分枝杆菌有一定免疫力。机体感染结核分枝杆菌后，虽能产生抗体，但这些抗体无保护作用。结核分枝杆菌属胞内寄生菌，其抗感染免疫主要依靠细胞免疫。机体对结核分枝杆菌产生免疫力的同时，菌体成分中的蛋白质与蜡质 D 等也可共同刺激 T 淋巴细胞发生迟发型超敏反应。

2）结核菌素试验：结核菌素试验（TBT）是取 5 个单位纯蛋白衍生物（PPD）注入受试者左前臂掌侧前 1/3 中央皮内，72 小时（48 ～ 96 小时）后查验，注射部位红肿硬结直径＜ 5mm 或无反应者为阴性；≥ 5mm 者为阳性；≥ 15mm 者或局部出现红肿、水疱、坏死及淋巴管炎者为强阳性。阳性反应表明卡介苗接种成功，或感染过结核分枝杆菌，对结核分枝杆菌有免疫力。强阳性表明可能有活动性结核病，尤其是婴儿。需要注意的是在原发感染早期，患严重的结核病或患其他严重疾病导致细胞免疫低下者（如艾滋病患者、肿瘤患者或用过免疫抑制剂者），可能出现阴性反应。结核菌素试验可用于婴幼儿的结核病诊断、卡介苗接种效果测定和结核分枝杆菌感染的流行病学调查，还可用于肿瘤患者细胞免疫功能测定。

**考点** 结核菌素试验的意义及其应用

3. 微生物学检查

（1）标本采集　根据感染部位不同，采集不同标本，如痰、便、尿、脓汁、脑脊液、胸腔积液、腹水等。如标本含菌量少，可先集菌以提高检测的阳性率。有杂菌的标本须经酸碱处理、浓缩集菌后进行检测。

（2）检查方法　标本直接涂片或集菌后涂片，用抗酸染色镜检，若找到抗酸阳性菌，即可初步诊断。必要时可做分离培养、动物试验进行鉴定。近年来常用聚合酶链反应（PCR）技术进行结核分枝杆菌 DNA 鉴定。

4. 防治原则

（1）预防　除了进行卫生宣传教育，对结核病早发现、早隔离和积极治疗结核病外，更重要的是特异性预防，即接种卡介苗。我国国家免疫规划建议出生时接种 1 剂卡介苗。

（2）治疗　治疗原则是早期、规律、全程、适量、联合，以免组织破坏，造成修复困难，危害自身及他人。联合用药可提高疗效并减少耐药性，目前常用药物有异烟肼、利福平、乙胺丁醇、链霉素、吡嗪酰胺等。

**考点** 卡介苗的预防接种

### （二）麻风分枝杆菌

麻风分枝杆菌是麻风病的病原菌，其形态、染色与结核分枝杆菌相似，是一种胞内寄生菌，在细胞内常呈束状排列，临床上把细胞内含有大量麻风杆菌，细胞质呈泡沫状的细胞，称为麻风细胞，依此可与结核分枝杆菌区别。

麻风病是一种慢性传染病，常累及皮肤、黏膜和周围神经组织，晚期可侵犯深部组织器官，部分患者伴有严重的畸形和残疾。人是麻风分枝杆菌的唯一自然宿主，麻风病的传染源主要是患者。未经治疗的瘤型麻风患者的鼻咽腔分泌物、皮疹渗出物、痰、汗液、乳汁、精液及阴道分泌物中均可带菌，通过呼吸道、破损的皮肤黏膜、密切接触等方式传播。麻风病潜伏期平均 2 ～ 5 年，长者可达数十年。

## 二、肺炎链球菌

肺炎链球菌，通常称肺炎球菌，主要引起大叶性肺炎。

1. 生物学性状　革兰氏染色阳性球菌，菌体呈矛头状，多成双排列，宽端相对，尖端朝外。在痰或脓汁标本中，可见单个、成双或短链状排列，在体内或含有血清的培养基上可形成较厚的荚膜，无鞭毛和芽孢（图 3-3）。本菌营养要求较高，在含有血液或血清的培养基中才能生长。在血琼脂平板菌落细小，菌落周围有狭窄的草绿色溶血环。培养 48 小时后，因产生的自溶酶破坏细胞壁而使细菌溶解，致菌落中央下陷呈脐状，且有自溶现象。本菌抵抗力较弱，加热 56℃ 20 分钟可被杀死。近年来还出现了耐青霉素肺炎链球菌。

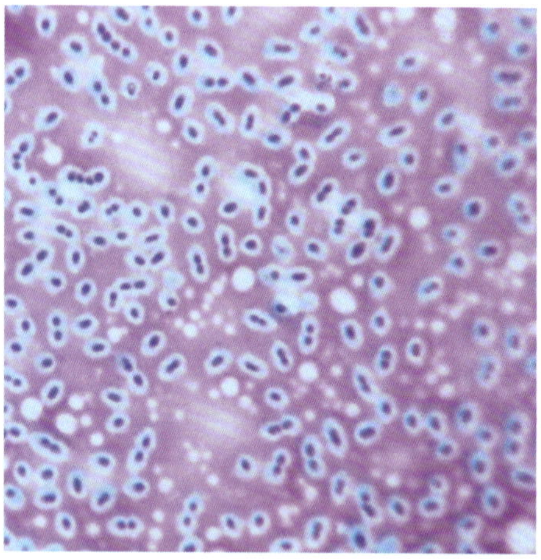

图 3-3　肺炎链球菌（荚膜染色，油镜，×1500）

2. 致病性与免疫性　本菌的致病物质主要是荚膜，荚膜具有抗吞噬作用，使细菌侵入机体后能迅速繁殖而致病，一旦失去荚膜，细菌就失去致病力。本菌常寄居于人类呼吸道，一般不致病，当免疫力下降时，肺炎链球菌可由上呼吸道侵入，经支气管到达肺组织，引起大叶性肺炎。肺炎后可继发胸膜炎、脓胸，也可引起中耳炎、乳突炎、败血症和脑膜炎等。病毒感染、营养不良和抵抗力较低的儿童和老年人易感染本菌。感染肺炎链球菌后，机体产生的抗体有保护作用，可建立较牢固的特异性免疫。

**考点** 肺炎链球菌引起的疾病

3. 防治原则　接种多价肺炎链球菌荚膜多糖疫苗，对预防老人、儿童及免疫功能低下者的肺炎链球菌感染效果良好。治疗可用青霉素，耐药菌株可根据药物敏感试验选择抗生素。

## 三、脑膜炎奈瑟菌

脑膜炎奈瑟菌主要经呼吸道传播，引起流行性脑脊髓膜炎（简称流脑）。

1. 生物学性状　革兰氏染色阴性双球菌，外形呈肾形成双排列，凹面相对，有菌毛和微荚膜（图 3-4）。营养要求较高，在含血液或血清的培养基上才能生长。本菌为专性需氧菌，初次培养需提供 5% ～ 10%$CO_2$。常用加热的血琼脂平板（即巧克力色琼脂平板）培养，菌落呈无色透明、圆形、似露珠状的菌落。本菌抵抗力很弱，对寒冷、日光、热力、干燥、紫外线及一般消毒剂均敏感，且可产生自溶酶，故标本应保温保湿立即送检。对磺胺类药、青霉素等药物敏感，但容易产生耐药性。

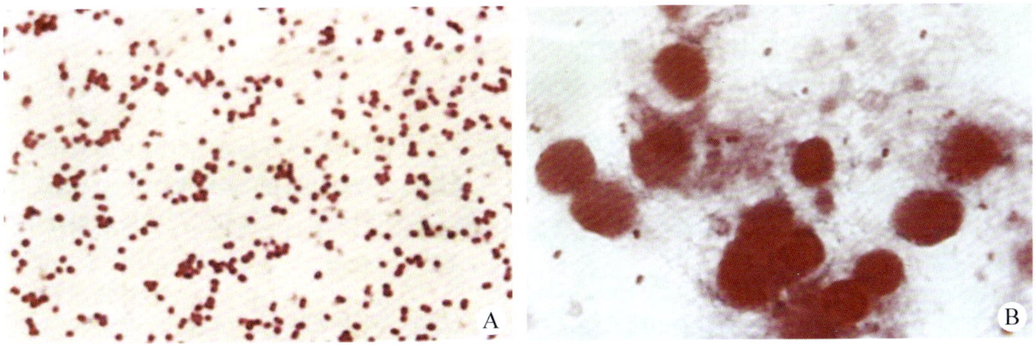


图 3-4　脑膜炎奈瑟菌

A. 纯培养涂片（革兰氏染色，油镜，×1000）；B. 脑脊液涂片（革兰氏染色，油镜，×1000）

2. 致病性与免疫性

（1）致病物质　主要有荚膜、菌毛和脂寡糖（LOS）。菌毛可使细菌黏附于宿主细胞表面，有利于细菌入侵，荚膜具有抗吞噬作用，脂寡糖是本菌的主要致病物质，其作用类似于内毒素，可作用于小血管或毛细血管，引起血管坏死、出血，导致皮肤出现瘀斑和微循环障碍。

（2）所致疾病　流行性脑脊髓膜炎，简称流脑，传染源是带菌者和患者，主要通过飞沫传播。多在冬春季流行，成年人抵抗力强，6 个月至 2 岁儿童免疫力弱，是易感人群。因侵入病原菌毒力、数量和机体免疫力不同，流脑的病情轻重不一。临床分普通型、暴发型和慢性败血症型。普通型占 90% 左右，主要表现有突发寒战、高热、出血性皮疹、剧烈头痛、喷射状呕吐、颈项强直等。暴发型流脑少见，除有高热、头痛、呕吐外，还可出现烦躁不安、意识障碍、昏迷等。病情凶险，若不及时抢救，常于 24 小时内死亡。慢性败血症型成年患者较多，病程可迁延数日。

（3）免疫性　成年人对脑膜炎奈瑟菌有较强免疫力，感染后仅 1% ～ 2% 表现脑膜炎。儿童免疫力较弱，感染后发病率较高。因母体内抗体可通过胎盘传给胎儿，故 6 个月以内婴儿患流脑很少。

**考点**　脑膜炎奈瑟菌的致病性

3. 微生物学检查　取患者脑脊液、血液或出血瘀斑的渗出液标本，处理后涂片染色，镜检发现中性粒细胞内有革兰氏阴性双球菌，即可初步诊断。也可以通过分离培养、免疫学检测等方法进行鉴定。

4. 防治原则　对患者做到早发现、早隔离、早治疗。对儿童接种流脑荚膜多糖疫苗，进行特异性预防，疾病流行期间可口服磺胺类药物进行预防。治疗可选用青霉素 G 和磺胺类等药物。

## 四、其他呼吸道感染的病原菌

经呼吸道感染的其他病原菌见表 3-1。

表 3-1 经呼吸道感染的其他病原菌

| 名称 | 生物学性状 | 致病因素 | 传播方式及所致疾病 | 特异性预防 |
|---|---|---|---|---|
| 白喉棒状杆菌 | 革兰氏阳性棒状杆菌，一端或两端膨大呈棒状，异染颗粒是主要特征，具有鉴别意义。营养要求高，抵抗力强 | 白喉外毒素 | 主要经飞沫传播，引起白喉，儿童多见 | 百白破疫苗、白破疫苗或白喉类毒素预防 |
| 百日咳鲍特菌 | 革兰氏阴性小杆菌，新分离菌株有荚膜，菌毛，抵抗力较弱 | 荚膜、菌毛、内毒素及外毒素 | 经飞沫传播，引起百日咳 | 接种百白破疫苗预防，早期隔离患儿 |
| 流感嗜血杆菌（流感杆菌） | 革兰氏阴性短小球杆菌，毒力株有荚膜。营养要求高，需氧，菌落在巧克力（色）琼脂培养基上呈无色透明露珠状，抵抗力较弱 | 荚膜、菌毛和内毒素等 | 原发感染多见于婴幼儿，如脑膜炎、鼻咽炎等；继发感染成年人多见 | 接种流感杆菌荚膜多糖疫苗预防 |
| 嗜肺军团菌 | 革兰氏阴性小杆菌、有鞭毛、菌毛和微荚膜，属需氧胞内寄生菌，抵抗力较强 | 菌毛、微荚膜、内毒素、多种酶类和细胞毒素 | 主要通过飞沫和气溶胶传播，引起军团病，夏秋季节多见 | 无特异性疫苗。对供水系统定期检查和消毒 |

# 第 2 节　消化道感染细菌

## 一、肠道杆菌

肠道杆菌科是一大群生物学性状相似的革兰氏阴性无芽孢杆菌，经常寄居在人和动物肠道中，随人和动物的粪便排出，广泛分布于土壤、水和腐败物中。肠道杆菌科细菌种类繁多，现已发现 44 个菌属，170 多个菌种。肠道杆菌科多数为肠道中的正常菌群，当机体免疫功能下降或细菌移居至肠道以外部位时，可引起机会性感染。肠道杆菌科细菌引起的感染在临床上非常多见。

### （一）肠道杆菌科的共同特性

1. 形态与结构　大多为中等大小的革兰氏阴性杆菌，不形成芽孢，多数有鞭毛，少数有荚膜或包膜，致病菌大多有菌毛。

2. 培养特性　需氧或兼性厌氧。对营养要求不高，在普通琼脂培养基上生长良好。

3. 生化反应　生化反应活泼，能分解多种蛋白质和糖类，产生不同的代谢产物，常以此鉴别细菌。如肠道致病菌不分解乳糖，故在含乳糖的 SS 培养基上形成无色菌落；非致病菌能分解乳糖产酸而形成有色菌落。故临床常利用能否分解乳糖作为肠道杆菌有无致病性的初步鉴定依据。

4. 抗原构造　抗原较复杂，与细菌的分类、分型有关。主要包括菌体（O）抗原、鞭毛（H）抗原、荚膜或包膜抗原（如大肠埃希菌的 K 抗原、伤寒沙门菌的 Vi 抗原等）。

5. 抵抗力　较弱，对理化因素敏感，加热 60℃ 30 分钟即被杀死，易被一般的化学消毒剂杀灭，但在土壤、水、人和动物的粪便等自然环境中存活时间较长。

**考点** 肠道杆菌科的共同特性

### （二）埃希菌属

埃希菌属包括 6 个种，大肠埃希菌为代表菌种，俗称大肠杆菌，婴儿出生后数小时即随哺乳进入肠道寄居并伴随终身。大肠埃希菌是人和动物肠道中的正常菌群，能为宿主提供一些具有营养作用的合成代谢产物，并可抑制肠道致病菌的生长。在机体免疫力降低或侵入肠道外组织或器官时，可引起肠道外感染，某些血清型菌株具有较强的毒力，可引起肠道内感染，称为致病性大肠埃希菌。大肠埃希菌在环境、食品和药品卫生学中，常被用作粪便污染的检测指标。在分子生物学和基因工程研究中，大肠埃希菌是重要的试验材料和研究对象。

1. 生物学性状　革兰氏染色阴性，中等大小杆菌（图 3-5），多数有周鞭毛和菌毛。能分解乳糖产酸，因而在肠道鉴别培养基上能使指示剂变色，形成有颜色的菌落，以此和沙门菌、志贺菌等进行区别。大肠埃希菌有 O 抗原、H 抗原、K 抗原三种抗原结构，是血清学分型的基础，常用 O ∶ K ∶ H排列方式表示。

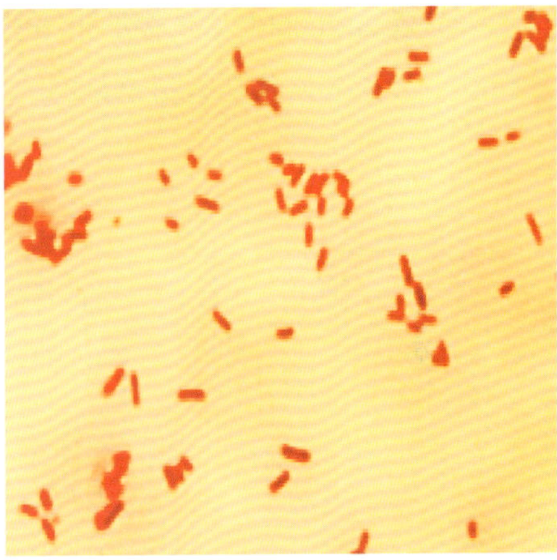

图 3-5　大肠埃希菌（革兰氏染色，油镜，×1000）

2. 致病性

（1）致病物质

1）黏附素：似菌毛，具有黏附肠黏膜细胞的能力，避免因肠蠕动和尿液的冲刷作用而排出体外。

2）外毒素：有多种，主要是能引起腹泻的肠毒素。肠毒素是产毒型大肠埃希菌的主要致病物质，分耐热肠毒素和不耐热肠毒素两种。

此外，大肠埃希菌的致病物质还有 K 抗原、内毒素、溶血素等。

**考点** 大肠埃希菌的致病物质

（2）所致疾病

1）肠外感染：女性泌尿系统感染最多见，如尿道炎、膀胱炎、肾盂肾炎。也可引起胆囊炎、腹膜炎、阑尾炎、手术切口感染、老年人败血症、新生儿脑膜炎等。

2）肠内感染：主要表现为腹泻。引起肠内感染的大肠埃希菌有以下五种类型：①肠致病性大肠埃希菌（EPEC），引起婴幼儿腹泻；②肠产毒性大肠埃希菌（ETEC），5 岁以下婴幼儿及旅游者易感；③肠侵袭性大肠埃希菌（EIEC），引起痢疾样腹泻，较大儿童和成年人易感；④肠出血性大肠埃希菌（EHEC），临床上表现为严重的腹痛和血便；⑤肠集聚性大肠埃希菌（EAEC），引起婴幼儿持续性腹泻。

**考点** 致病性大肠埃希菌的五种类型

3. 卫生细菌学意义　大肠埃希菌在环境卫生、水源、食品和药品细菌学检验中，常用作被粪便污染的检测指标，样品中大肠埃希菌越多，表示被粪便间接污染越严重，也表明样品中存在肠道致病菌的可能性越大。我国《生活饮用水卫生标准》（GB 5749—2022）规定：每 100ml 饮水中不应检出总大肠菌群和大肠埃希菌。

寄居于肠道中的大肠埃希菌不断随粪便排出体外，可污染周围环境、食物、水源和食品。样品中检出此菌，提示已被粪便污染，大肠埃希菌数量越多，表示被粪便污染越严重，也间接可能有肠道致病菌污染。因此，在环境卫生学和食品卫生学中，常以细菌总数和大肠菌群数作为粪便污染的检测指标。

**考点** 大肠埃希菌的卫生细菌学意义

**案例 3-1**

患者，男，31 岁。发热 12 天，伴腹胀及食欲缺乏，体温为 38.5 ～ 39.5℃。查体：体温 39.5℃，脉搏 87 次 / 分，腹部有红色皮疹。肝肋下 1.5cm，脾肋下 2.0cm，白细胞 $5\times10^9$L，中性粒细胞 50%，淋巴细胞 46%。肥达反应 O 抗体凝集效价≥ 1 ∶ 80，H 抗体凝集效价≥ 1 ∶ 160，谷丙转氨酶 200U/L（正常小于 40U/L）。

问题：患者可能被什么菌感染?

### （三）沙门菌属

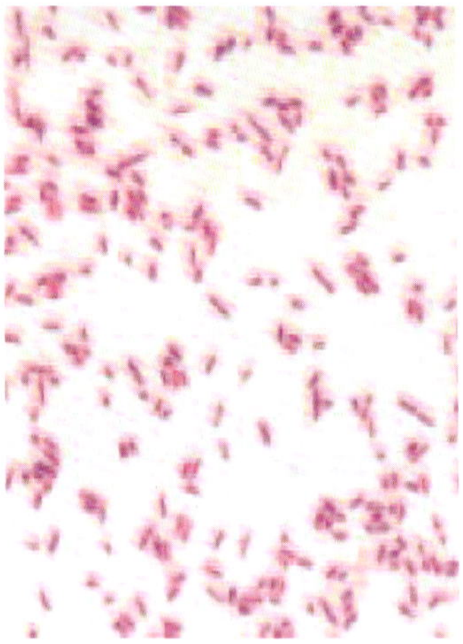

图 3-6 沙门菌（革兰氏染色，油镜，×1000）

沙门菌属于 1885 年被首次分离成功。沙门菌属有 2000 多种血清型，其中仅有少数对人类致病，如伤寒沙门菌，甲、乙、丙型副伤寒沙门菌等。其他沙门菌一般仅对动物致病，但也可传染给人引起食物中毒或败血症，如猪霍乱沙门菌、鼠伤寒沙门菌和肠炎沙门菌。

1. 生物学性状 革兰氏染色阴性，中等大小，多数有周鞭毛和菌毛（图 3-6），能运动，无荚膜和芽孢；不分解乳糖，在选择、鉴别培养基上形成无色半透明的菌落，可与非致病菌区别。沙门菌属的抗原结构主要有菌体（O）抗原和鞭毛（H）抗原，与细菌分群和分型有关。少数细菌表面还有 Vi 抗原，即毒力抗原，有抗吞噬作用。

2. 致病性与免疫性

（1）致病物质 ①侵袭力：菌毛可黏附于肠黏膜上皮细胞，菌体外的 Vi 抗原具有抗吞噬作用。②内毒素：是主要的致病物质，可引起发热、白细胞数下降、内毒素性休克等一系列症状。③肠毒素：某些沙门菌如鼠伤寒沙门菌能产生此毒素，主要引起急性胃肠炎。

（2）所致疾病

1）伤寒和副伤寒：由伤寒沙门菌和副伤寒沙门菌感染引起，又称肠热症。传染源为患者及带菌者，经粪 - 口途径传播。

2）食物中毒：是最常见的沙门菌感染，约占 70%。多由摄入大量鼠伤寒沙门菌、猪霍乱沙门菌、肠炎沙门菌等污染的食物所致，常引发集体食物中毒。起病急，主要有发热、头痛、恶心、呕吐、腹泻等症状。大多在 2 ～ 3 天自愈。严重者可出现休克、肾衰竭而死亡。

3）败血症：多见于儿童和免疫力低下的成年人。致病菌以鼠伤寒沙门菌、猪霍乱沙门菌多见，有高热、寒战、厌食、贫血等症状，细菌随血流播散，也可引起脑膜炎、骨髓炎、胆囊炎、心内膜炎等疾病。

考点　沙门菌引起的疾病

（3）免疫性　肠热症病后可获得牢固免疫力，很少再感染。以细胞免疫为主。

3. 微生物学检查

（1）病原菌的分离鉴定　肠热症因病程的不同采集不同的标本。病程第 1 ～ 2 周取外周血、骨髓；第 2 周以后取粪便和尿液。食物中毒取可疑食物或呕吐物、粪便；疑似败血症取血液标本。标本接种于肠道选择或鉴别培养基上，分离培养后取可疑菌落进行生化反应和血清学鉴定。

（2）血清学诊断　最常用的是肥达反应。是用已知的伤寒沙门菌菌体 O 抗原、H 抗原和副伤寒沙门菌 H 抗原与受检者的血清做定量凝集试验，测定受检血清中有无相应抗体及其效价的试验。一般是伤寒沙门菌 O 抗体的凝集效价≥ 1 ∶ 80，H 抗体的凝集效价≥ 1 ∶ 160，副伤寒沙门菌 H 抗体的凝集效价≥ 1 ∶ 80 时才有诊断价值。

考点　肥达反应的概念和用途

4. 防治原则　从切断传播途径入手，加强饮水及食品卫生管理，防止病从口入；发现患者及时隔离、及时治疗，控制传染源。对易感者可使用疫苗进行特异性预防，治疗可用环丙沙星、氨苄西林等药物。

**案例 3-2**

患者，男，20 岁。发热 1 天，腹泻 6 ～ 8 次，初为稀便，后转为黏液脓血便，伴腹痛、里急后重。病前生吃过未洗的黄瓜。大便常规检查：黏液便，红细胞、白细胞满视野，可见巨噬细胞。

问题：1. 该男性有可能感染了什么细菌？

2. 如何进一步明确病因？

## （四）志贺菌属

志贺菌属也称痢疾杆菌，是细菌性痢疾的病原菌。

1. 生物学性状　革兰氏阴性杆菌，无芽孢、无鞭毛和荚膜，有菌毛（图 3-7）。在肠道鉴别培养基上形成无色、半透明的菌落。根据抗原构造与生化反应的不同分为四群：A 群痢疾志贺菌、B 群福氏志贺菌、C 群鲍氏志贺菌、D 群宋氏志贺菌。我国流行的主要是福氏志贺菌和宋氏志贺菌。志贺菌对理化因素的抵抗力较弱，加热 60℃ 10 分钟可被杀死。对酸和消毒剂敏感，粪便中，由于其他肠道杆菌代谢过程中产生的酸足以杀死本菌，故粪便标本应及时送检。对诺氟沙星、庆大霉素等药物敏感，但易产生耐药性。

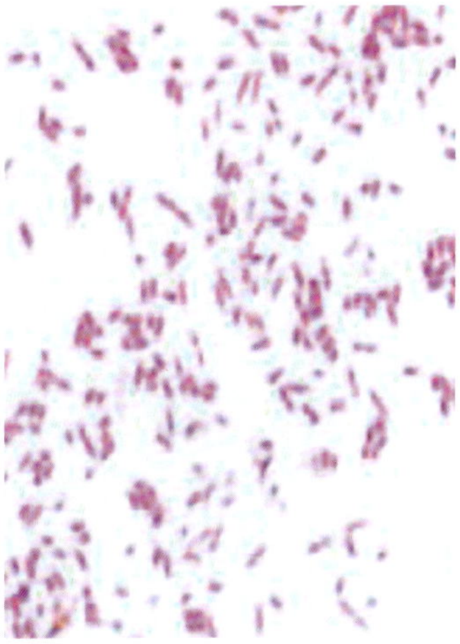

图 3-7　志贺菌（革兰氏染色，油镜，×1000）

2. 致病性与免疫性

（1）致病物质　主要是菌毛和内毒素，有的菌株还产生外毒素。主要依靠菌毛黏附于回肠末端及结肠黏膜的上皮细胞，继而穿入上皮细胞内生长繁殖，一般不入血。志贺菌产生的内毒素作用于肠壁使其通透性升高，促进机体对内毒素的吸收，引起发热、神志障碍，甚至脓毒症休克等；破坏肠黏膜，形成炎症、溃疡、产生典型的黏液脓血便；还能作用于肠壁自主神经系统，使肠功能发生紊乱，肠平滑肌痉挛，出现腹痛、里急后重等症状。A 群痢疾志贺菌能产生外毒素，该毒素具有细胞毒性、神经毒性和肠毒性，可引起细胞坏死、神经麻痹和水样腹泻。

**考点** 志贺菌属的致病物质

（2）所致疾病　引起细菌性痢疾，简称菌痢。主要通过粪 - 口途径传播，患者及带菌者是主要传染源，临床常见三种感染类型。①急性菌痢：潜伏期 1 ～ 3 天，出现发热、腹痛、腹泻、黏液脓血便、里急后重等症状，偶有脱水及酸中毒现象，预后良好。②中毒性菌痢：多发于小儿，无明显胃肠道症状，主要为高热、惊厥、昏迷、休克、DIC、多器官功能衰竭等全身中毒症状，病死率较高。③慢性菌痢：病程超过 2 个月，反复发作、迁延不愈。主要是治疗不彻底或症状不典型误诊所致。

**考点** 志贺菌属感染的途径及所致疾病

（3）免疫性　抗痢疾免疫主要是依靠肠黏膜局部产生的分泌型免疫球蛋白 A（SIgA），但免疫力不持久。

3. 微生物学检查　取新鲜粪便的黏液或脓血部分，立即送检。将标本接种于肠道鉴别或选择培养基上分离培养后，取可疑菌落通过生化反应和血清学试验进行鉴定。

4. 防治原则　早发现、早隔离、早治疗患者和带菌者，控制传染源。加强饮食饮水卫生及粪便管理，切断传播途径。易感者可口服多价减毒活疫苗进行人工主动免疫。治疗可用诺氟沙星、庆大霉素等。

## 二、霍乱弧菌

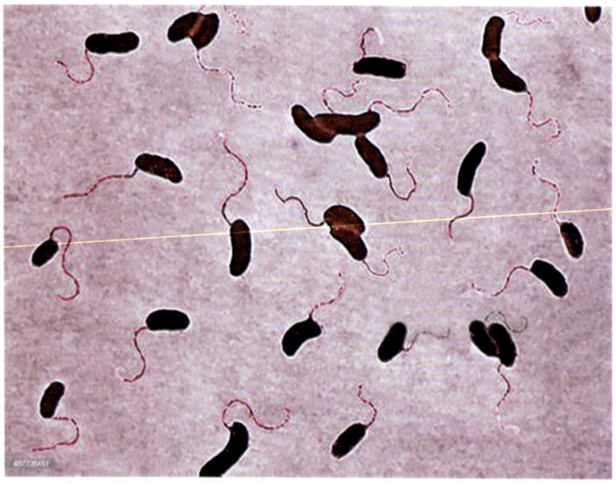

图 3-8　霍乱弧菌（鞭毛染色，油镜，×1000）

霍乱弧菌是烈性消化道传染病霍乱的病原菌。霍乱发病急、传染性强、死亡率高，曾在世界上引起多次大流行，是我国法定甲类传染病。

1. 生物学性状　菌体弧形或逗点状，有单鞭毛和菌毛，运动活泼（图 3-8）。取患者米泔水样粪便做悬滴法观察，可见“穿梭”样运动细菌，粪便涂片染色检查弧菌为“鱼群状”排列。本菌为专性需氧菌，营养要求不高，最适宜 pH 为 8.8 ～ 9.0，常用碱性蛋白胨水或碱性琼脂平板培养基培养。霍乱弧菌有 O 抗原和 H 抗原，根据 O 抗原的不同可将其分为 155 个血清群。本菌对热、干燥、日光、化学消毒剂和酸均敏感，耐低温，耐碱。可在水中过冬，患者排泄物或呕吐物用 25% 漂白粉处理 1 小时就可以达到消毒目的。

2. 致病性与免疫性　霍乱弧菌致病主要依靠霍乱肠毒素和菌毛。霍乱弧菌活泼的鞭毛运动有助于细菌穿过肠黏膜表面黏液层，依靠菌毛的黏附可使细菌定植于小肠黏膜，在局部繁殖和产生霍乱肠毒素，该毒素是目前已知的致泻能力最强的肠毒素。霍乱肠毒素作用于肠黏膜上皮细胞和肠腺使肠液过度分泌，从而使患者出现剧烈的腹泻和呕吐，吐泻物如米泔水样，导致机体脱水、酸碱、电解质平衡功能紊乱及微循环功能障碍，严重者出现酸中毒、低血容量性休克及肾衰竭。霍乱病后可获得牢固的免疫力，以体液免疫为主，肠道黏膜分泌的 SIgA 起主要作用，很少发生二次感染。

**考点** 霍乱弧菌的致病物质

3. 微生物学检查　霍乱是烈性传染病，对首例患者的病原学诊断应快速、准确，并及时作出疫情报告。取患者米泔水样吐泻物，严密包装，专人送检。通过直接镜检、分离培养、生化反应及玻片凝集检查等进行鉴定。

4. 防治原则　加强水源、粪便和垃圾管理。注意个人卫生，不生食内壳类海产品等是预防霍乱弧菌感染和流行的重要措施。快速大量补充水和电解质以及抗生素是治疗霍乱的关键。

## 三、幽门螺杆菌

幽门螺杆菌呈螺旋弯曲状，端鞭毛，革兰氏染色阴性（图 3-9）。本菌为微需氧菌，可产生大量尿素酶，因此快速尿素酶试验呈阳性，是鉴定该菌的主要依据之一。幽门螺杆菌的主要致病物质包括黏附定植相关因子、毒素等。幽门螺杆菌感染的人群为主要传染源，经口感染为主要传播途径。细菌主要定居在胃黏膜表面，尤其是胃窦部，多数感染者不出现症状，少数可出现急性胃肠炎症状，也可引起慢性浅表性胃炎等，数年后可进展为多灶性、萎缩性胃炎，部分患者可表现为胃溃疡，尤其是十二指肠球部溃疡，根除幽门螺杆菌后可以明显降低溃疡的复发率。另外，幽门螺杆菌的感染与胃腺癌和胃黏膜相关淋巴组织恶性淋巴瘤的发生也密切相关。可通过形态学、分离培养、快速尿素酶试验和 $CO_2$ 呼气试验等进行幽门螺杆菌感染的诊断。目前尚无单一药物能有效根除幽门螺杆菌，可用质子泵抑制剂和铋剂联合抗菌药物根除幽门螺杆菌感染。

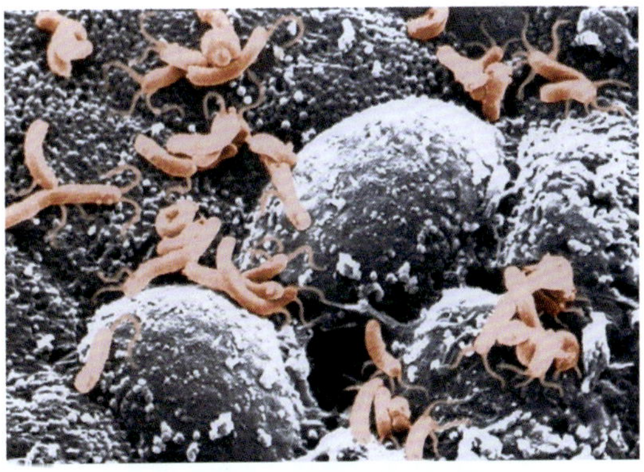
图 3-9　幽门螺杆菌示意图

## 四、变形杆菌属

变形杆菌属广泛分布于水、土壤和腐败的有机物中，也存在于人和动物的肠道中，与医学关系密切的主要有普通变形杆菌和奇异变形杆菌。变形杆菌属多为机会致病菌，是医院感染的常见病原菌之一，常引起泌尿道感染、化脓性感染、食物中毒和儿童腹泻等疾病。

变形杆菌属为革兰氏阴性杆菌，有明显多形性。有菌毛和周身鞭毛，无荚膜和芽孢。在固体培养基上呈扩散生长，形成以细菌接种部位为中心，呈同心圆状的厚薄交替的波纹状菌苔，称为迁徙生长现象，可作为鉴别本属细菌的特征之一。普通变形杆菌 X19、X2 和 Xk 菌株的菌体抗原（O 抗原）与某些立克次体存在共同抗原，故可用以代替立克次体作为抗原与患者血清进行交叉凝集试验，称为外斐反应（Weil-Felix reaction），以辅助诊断立克次体病。

本属细菌耐药菌株多，治疗时应根据药敏试验结果选择抗菌药物。

# 第 3 节　创伤感染细菌

## 一、葡萄球菌属

葡萄球菌属的细菌因常堆积成葡萄串状而得名。多数为不致病的腐生菌，本菌广泛分布于自然界的空气、水、土壤、物品和人体体表与外界相通的腔道中。大多数是非致病菌，少数为致病菌。有些人的皮肤和鼻咽部可带有致病菌株，一般人鼻咽部带菌率为 20% ～ 30%，医护人员中带菌率可高达 80% ～ 85%，是医院感染的重要来源。

### （一）生物学性状

1. 形态与染色　球形或略呈椭圆形，革兰氏染色阳性，大小 1μm 左右，典型的葡萄球菌呈葡萄串状排列（图 3-10）。在脓汁或液体培养基中常呈双或短链状排列，无鞭毛，无芽孢。

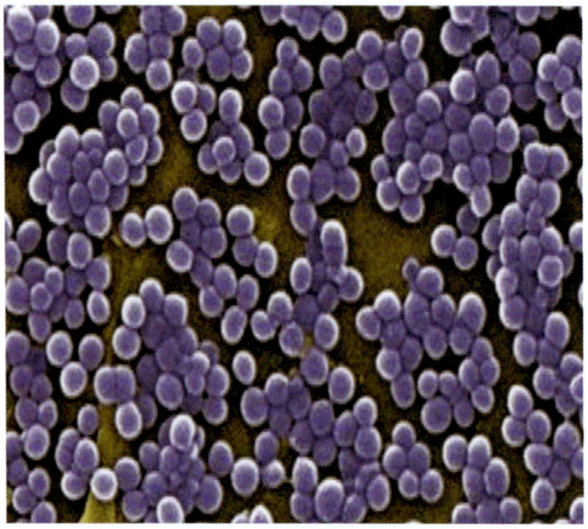
图 3-10　葡萄球菌示意图

2. 培养特性　为需氧或兼性厌氧菌。最适温度为 37℃。最适 pH 为 7.4。营养要求不高，在普通琼脂平板培养基上可形成圆形、凸起、表面光滑、湿润、边缘整齐、不透明、中等大小的菌落，因菌株产生不同颜色的脂溶性色素而使菌落呈现金黄色、白色、柠檬色。在血琼脂平板培养基上，多数致病菌株的菌落周围可形成透明的溶血环。

3. 抗原结构　有 30 余种，最重要的是葡萄球菌 A 蛋白（SPA）。SPA 是葡萄球菌细胞壁上的一种蛋白质，90% 以上的金黄色葡萄球菌有此抗原结构。SPA 能与人和多种哺乳动物的 IgG Fc 段非特异结合，结合后的 IgG 分子的 Fab 段仍能与抗原特异结合，已广泛用于多种微生物抗原的检测。SPA 具有抗吞噬作用，与细菌的致病性有关。

4. 分类　根据葡萄球菌产生的色素及生化反应的不同可将其分为三种，即金黄色葡萄球菌、表皮葡萄球菌、腐生葡萄球菌。其中金黄色葡萄球菌多为致病菌，表皮葡萄球菌为机会致病，腐生葡萄球菌一般不致病。

5. 抵抗力　无芽孢细菌中抵抗力最强。对干燥、热的抵抗力强，在干燥的环境中可存活 2 ～ 3 个月；加热 80℃ 30 分钟才能被杀死。耐盐性强，在含 10% ～ 15% NaCl 的培养基上仍能生长。但对碱性染料敏感，对青霉素、头孢菌素、红霉素等抗生素敏感，但易产生耐药性。目前，90% 以上的金黄色葡萄球菌对青霉素 G 产生了耐药性，尤其是耐甲氧西林金黄色葡萄球菌（MRSA）已成为医院内感染最常见的致病菌。

## （二）致病性

1. 致病物质 金黄色葡萄球菌代谢过程中可产生多种毒素和酶。

（1）血浆凝固酶 是致病性葡萄球菌产生的能使含抗凝剂的人或兔血浆凝固的酶。该酶能使血浆中的纤维蛋白原转变成纤维蛋白，沉积在菌体表面，阻碍吞噬细胞对细菌的吞噬，并能保护细菌不受血清中杀菌物质的破坏，有利于细菌在体内繁殖。非致病性葡萄球菌则不能产生，故血浆凝固酶是鉴定葡萄球菌有无致病性的重要指标。

（2）溶血素 是一种外毒素，能溶解多种哺乳动物的红细胞，对白细胞、血小板和多种组织细胞均有损伤作用。

（3）杀白细胞素 破坏中性粒细胞和巨噬细胞，有增强细菌侵袭力作用。

（4）肠毒素 由金黄色葡萄球菌中的某些菌株产生，是一种外毒素，耐热，煮沸 30 分钟不能完全破坏，可抵抗胃肠蛋白酶的水解。其作用机制是刺激呕吐中枢引起以呕吐为主要症状的食物中毒。

（5）表皮剥脱毒素 能分离皮肤表层细胞，使表皮与真皮脱离。

（6）中毒休克综合征毒素 -1 能引起机体发热，增加宿主对内毒素的敏感性，引起多个组织、器官功能紊乱或中毒休克综合征，使毛细血管通透性增加。

**考点** 葡萄球菌常见的致病物质

2. 所致疾病 凝固酶试验阳性的菌株可引起侵袭性疾病和毒素性疾病两大类疾病。

（1）侵袭性疾病 主要引起化脓性炎症。葡萄球菌可通过多种途径侵入机体，导致皮肤或器官的多种感染，甚至全身化脓性感染。主要包括以下三种。①皮肤软组织感染：主要有疖、痈、毛囊炎、脓痤疮、甲沟炎、伤口化脓等；②内脏器官感染：如肺炎、脓胸、中耳炎、脑膜炎、心包炎、心内膜炎等；③败血症、脓毒血症等。其脓汁黄而黏稠，化脓灶多局限，与周围组织界线清楚（图 3-11）。

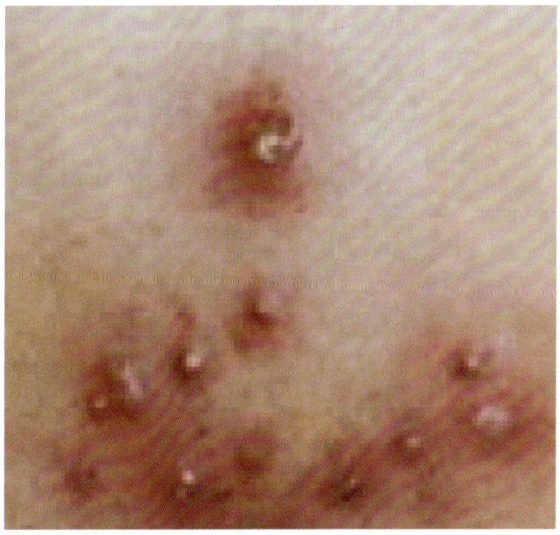

图 3-11 葡萄球菌引起的疖肿（病灶局限）

（2）毒素性疾病 ①食物中毒：食入含有葡萄球菌肠毒素的食物后 1 ～ 6 小时即可出现症状，如恶心、呕吐、腹痛、腹泻，呕吐最为突出，大多数 1 ～ 2 天内恢复。②烫伤样皮肤综合征：多见于新生儿、婴幼儿和免疫功能低下的成人。患者皮肤开始有弥漫性红斑，1 ～ 2 天起皱，继而形成水疱，最后出现表皮脱落。③中毒休克综合征：主要表现为高热、低血压、红斑皮疹伴脱屑和休克等。

凝固酶试验阴性的菌株为医源性感染的常见菌，以表皮葡萄球菌最为常见。表皮葡萄球菌是皮肤黏膜的正常菌群，当机体抵抗力下降或寄居部位发生改变时，可引起多种感染，常见有：①泌尿系统感染；②败血症；③术后感染；④植入性医用器械引起的感染。

**考点** 金黄色葡萄球菌引起的疾病

### （三）微生物学检查

1. 标本的采集　根据不同的病情采集不同的标本。化脓性炎症取脓汁、渗出液；败血症、脓毒血症取血液；食物中毒取可疑食物、呕吐物、粪便；肠炎取粪便。

2. 形态学检查　取标本涂片、革兰氏染色后镜检，通过形态、排列、染色性作初步诊断。

3. 分离培养和鉴定　取标本接种在血琼脂平板培养基上，挑选可疑的菌落，通过形态学、毒素、酶、色素的检查进行鉴定。

4. 葡萄球菌肠毒素的鉴定　取食物中毒的患者呕吐物、粪便、可疑食物做细菌分离培养和鉴定。也可用酶联免疫吸附试验（ELISA）、特异的核酸杂交和 PCR 技术检测肠毒素。

### （四）防治原则

1. 讲卫生，保持皮肤清洁，创伤应及时消毒处理。严格无菌操作，防止医院内交叉感染。

2. 加强食品卫生监督管理，防止葡萄球菌引起的食物中毒。

3. 合理使用抗生素，必要时做药敏试验，防止耐药菌株的出现和菌群失调症的发生。

## 二、链球菌属

链球菌属是一类以链状排列为特征的球菌，是化脓性球菌中的常见细菌。广泛分布于自然界、人及动物粪便或健康人鼻咽部，大多数不致病，只有少数可引起感染，链球菌属中对人类致病的主要是 A 群链球菌，主要引起化脓性感染、猩红热、风湿热、肾小球肾炎等。

1. 分类　链球菌属种类较多，常用分类方法如下。

（1）根据溶血现象分类　按其在血平板上繁殖后的溶血情况分为三类。①甲型溶血性链球菌：菌落周围有狭窄的草绿色溶血环，又称草绿色链球菌，此类菌多为机会致病菌。②乙型溶血性链球菌：菌落周围形成宽大透明的溶血环，又称溶血性链球菌，致病性强，常可引起多种疾病。③丙型链球菌：菌落周围无溶血环，又称为不溶血性链球菌，无致病性。

（2）根据抗原结构分类　根据链球菌属细胞壁中的多糖抗原不同，将链球菌分成 A、B、C、D……20 个群，对人致病的链球菌属约 90% 属于 A 群，同一群链球菌又可分为若干个型，A 群链球菌多为乙型溶血。

2. 生物学性状　菌体呈球形或近似球形，革兰氏染色阳性，直径 0.5 ～ 1.0μm，呈链状排列。无鞭毛，无芽孢（图 3-12）。营养要求较高，需在含血液、血清葡萄糖等的培养基中生长良好。在血琼脂平板培养基上，形成灰白色、表面光滑、边缘整齐的细小菌落，多数菌株的菌落周围形成透明溶血环，呈乙型（β）溶血现象。其抵抗力弱，在 60℃ 30 分钟可被杀死，在干燥尘埃中可存活数周至数月。对常用消毒剂均敏感，极少产生耐药性。

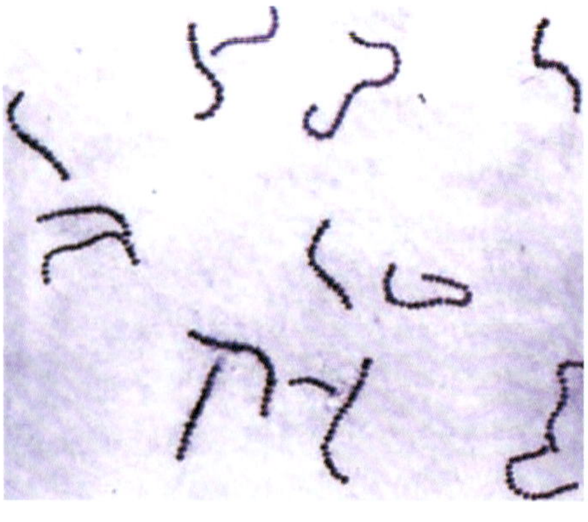

图 3-12　链球菌形态图（革兰氏染色，油镜，×1000）

3. 致病性与免疫性

（1）致病物质　A 群链球菌有多种致病物质，具较强的侵袭力。

1）菌体表面物质：主要为M蛋白和脂磷壁酸，这是A群链球菌细胞壁上的蛋白成分。一方面具有抗吞噬和抗消化作用，另一方面能增强细菌的黏附力。其中的M蛋白与人心肌有共同抗原，可发生交叉，特定条件下可引起超敏反应性疾病。

2）侵袭性酶类：A群链球菌能产生多种侵袭性酶类，均是扩散因子，主要有透明质酸酶、链激酶和链道酶，它们可以通过分解细胞间质的透明质酸、溶解血块、溶解黏稠脓汁中具有高度黏性的DNA，使脓汁稀薄，促进链球菌的感染在组织中蔓延扩散。

3）致热外毒素：又称猩红热毒素、红疹毒素，是引起猩红热的主要物质。

4）链球菌溶血素：分为链球菌溶血素O（SLO）和链球菌溶血素S（SLS）两种。SLO具有溶解红细胞、破坏白细胞、损伤血小板的作用，对心肌也有急性毒性作用。SLO抗原性强，多数感染者于感染后2～3周至病愈后一年内可检出抗SLO抗体。因此，测定该抗体可作为链球菌感染的辅助诊断，该试验被称为抗链球菌溶血素O试验（简称抗O试验）。SLS与血琼脂平板培养基上出现的溶血环有关。

**考点** 抗O试验的原理及意义

（2）所致疾病　A群链球菌引起的疾病约占人类链球菌感染的90%，其传染源为患者和带菌者，通过空气飞沫、皮肤伤口和污染食品等方式传播，所致疾病有化脓性炎症、毒素性疾病和超敏反应性疾病三类。

1）化脓性炎症：经呼吸道侵入可引起急性扁桃体炎、咽峡炎、中耳炎、乳突炎、气管炎、肺炎等；经皮肤伤口侵入引起疖、痈、蜂窝组织炎、丹毒等；沿淋巴管扩散可引起淋巴管炎、淋巴结炎等；经产道感染可引起产褥热。严重时可引起败血症。

2）毒素性疾病：即猩红热，是一种儿童急性呼吸道传染病，主要经飞沫传播，临床症状为发热、咽痛、全身弥漫性皮疹和疹退后的明显脱屑。

3）超敏反应性疾病：主要有风湿热和急性肾小球肾炎。通过Ⅱ型、Ⅲ型超敏反应所致。

**考点** 链球菌感染的途径及其所致的疾病

（3）免疫性　感染后可获得一定免疫力，但因型别多，各型间无交叉免疫，故常可反复感染。但患猩红热后，可对同型致热外毒素建立牢固的抗毒素免疫。

4. 微生物学检查

（1）细菌学检测　脓汁标本直接涂片染色镜检，发现典型的链状排列革兰氏阳性球菌可初步诊断。分离培养常用血琼脂平板，根据其菌落特点、溶血性等进行鉴定。

（2）免疫学检测　抗链球菌溶血素O（ASO）试验：是毒素和抗毒素的中和试验。对可疑风湿热或急性肾小球肾炎患者，可进行抗链球菌溶血素O抗体测定，如血清中ASO超过1∶400有诊断意义。

5. 防治原则　链球菌感染主要经飞沫传播，对患者和带菌者应积极治疗，可减少传染源，对急性咽峡炎和扁桃体炎患者，尤其是儿童，要彻底治疗，以防止风湿热和急性肾小球肾炎的发生。

## 三、厌氧芽孢梭菌属

厌氧芽孢梭菌属是一群专性厌氧、能形成芽孢，革兰氏阳性的粗大杆菌。其芽孢宽度通常大于菌体，使细菌膨大呈梭形，因此得名，芽孢形态及其在菌体的位置有鉴别意义。厌氧芽孢梭菌广泛分布于土壤、人和动物肠道，多数为土壤中的腐生菌，少数为致病菌，主要致病菌包括破伤风梭菌、产气荚膜梭菌、肉毒梭菌及艰难梭菌，分别引起破伤风、气性坏疽、肉毒中毒和假膜性结肠炎等疾病，其中破伤风梭菌和产气荚膜梭菌经创伤而感染。

**案例 3-3**

患者，男，40 岁，建筑工人。1 周前在工地不慎被一锈铁钉刺破足底。伤口立即由身边人处理包扎，但至今未愈。今天出现张口困难，全身抽搐而急诊入院。查体：体温 38℃，脉搏 80 次 / 分。神志清楚，心肺无异常。牙关紧闭，苦笑面容，颈项强直。左足底有一个 2 ～ 3cm 的伤口，轻度化脓感染。体检时阵发痉挛 1 次，呈角弓反张，历时约 10 秒。初步诊断：破伤风。

问题：1. 患者如何感染破伤风的？

2. 针对这样的患者应采取哪些防治措施？

### （一）破伤风梭菌

破伤风梭菌是破伤风的病原体，广泛分布于自然界，常见于土壤、人和动物的肠道中。

1. 生物学性状　革兰氏阳性细长杆菌，有周鞭毛，无荚膜。圆形芽孢位于菌体顶端，宽于菌体，使细菌呈鼓槌状，为本菌典型特征（图 3-13）。专性厌氧，营养要求不高。不发酵糖类，不分解蛋白质。芽孢抵抗力强，在干燥的土壤和尘埃中可存活数十年。

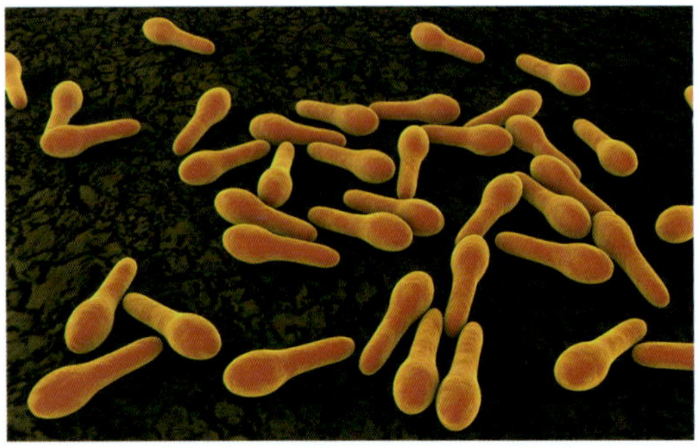

图 3-13　破伤风梭菌示意图

2. 致病性与免疫性

（1）致病条件　破伤风梭菌主要经伤口感染。该菌不侵袭伤口组织，仅靠其分泌的外毒素致病。破伤风梭菌感染的重要条件是创伤以及创口形成厌氧微环境。一般窄而深且有泥土、异物污染的伤口，大面积创伤、伤口坏死组织多、局部组织缺血的伤口，同时伴需氧菌或兼性厌氧菌混合感染的伤口均易造成厌氧微环境，有利于破伤风梭菌芽孢出芽繁殖，产生毒素，引起疾病。

**考点** 破伤风梭菌的致病条件

（2）致病物质　本菌能产生破伤风痉挛毒素和破伤风溶血毒素，破伤风痉挛毒素是主要致病物质。破伤风痉挛毒素是一种神经外毒素，毒性极强，仅次于肉毒毒素，用甲醛脱毒后成为类毒素，可用于预防接种。

**考点** 破伤风梭菌的主要致病物质

破伤风痉挛毒素对脑神经和脊髓前角神经细胞有高度的亲和性，毒素进入细胞后能抑制正常存在的抑制性介质和抑制性神经元的协调作用，阻止了抑制性神经递质释放，导致骨骼肌呈强直性痉挛（图 3-14）。

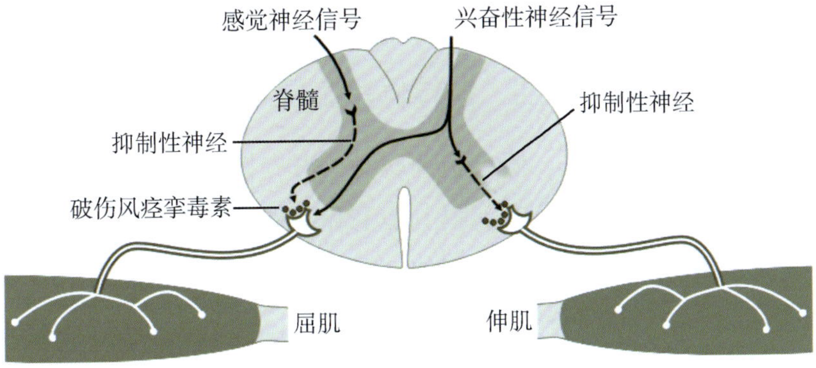


图 3-14　破伤风痉挛毒素的作用机制

（3）所致疾病　引起破伤风，潜伏期平均为 7 ～ 8 天。典型症状有苦笑面容、牙关紧闭、颈项强直、角弓反张等（图 3-15），严重者因呼吸肌痉挛窒息而死亡。新生儿破伤风，俗称“脐带风”，患儿症状为哭闹、张口和吃奶困难等，多因分娩时使用不洁器械，切断脐带时破伤风梭菌侵入机体所致。

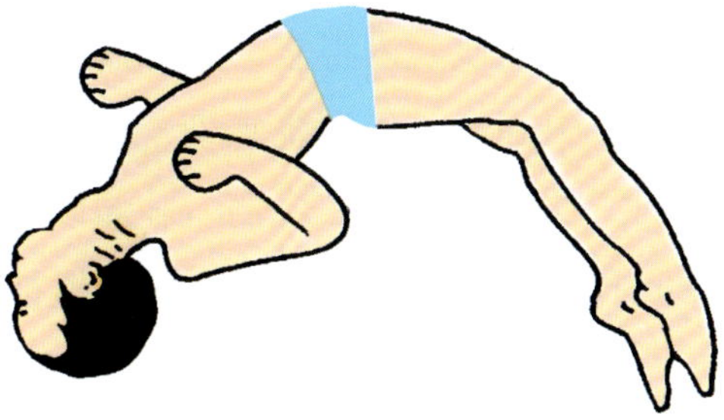

图 3-15　破伤风症状——角弓反张

（4）免疫性　机体对破伤风的免疫主要靠抗毒素抗体的中和作用。

3. 防治原则

（1）正确处理伤口　用 3% 过氧化氢溶液正确清洗伤口，及时清创扩创，防止厌氧微环境的形成。

（2）人工主动免疫　我国目前对 3 ～ 6 个月的儿童接种百白破三联疫苗（含白喉类毒素、百日咳杆菌死疫苗和破伤风类毒素）。对军人和其他易受伤的人群必要时接种破伤风类毒素。

（3）人工被动免疫　对伤口深且污染者注射破伤风抗毒素（TAT）作紧急预防。TAT 亦可用于破伤风患者的特异性治疗，原则是早期足量，但使用前应进行皮肤试验，阳性者采用脱敏疗法，同时使用抗生素和镇静、解痉药对症治疗。

### （二）产气荚膜梭菌

产气荚膜梭菌广泛分布于自然界以及人和动物的肠道中，属于革兰氏阳性杆菌，荚膜明显，芽孢椭圆形，直径小于菌体宽度，位于菌体次极端（图 3-16）。病原菌经创口侵入机体，在体内易形成荚膜，大量繁殖能产生多种外毒素和侵袭性酶类，造成局部组织气肿、水肿、胀痛剧烈，触摸有捻发感，即为气性坏疽。严重者毒素入血可引起毒血症、休克，病死率高。对局部感染应尽早实施外科清创手术，同时使用大剂量的抗生素和多价抗毒素治疗。

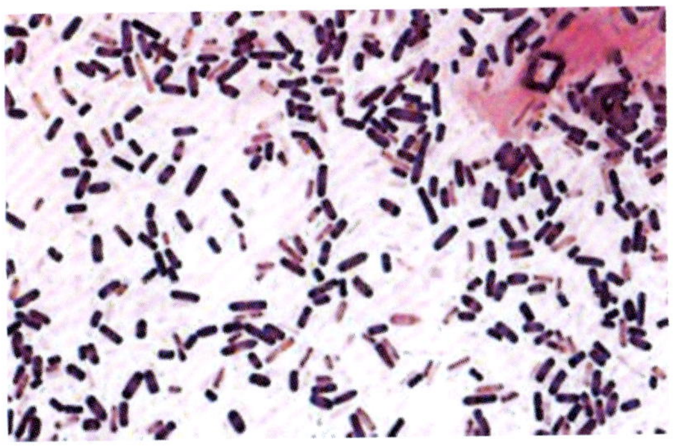

图 3-16　产气荚膜梭菌（革兰氏染色，油镜，×1000）

产气荚膜梭菌也可因食入被本菌污染的食物，

引起食物中毒，1～2天即可自愈。

### 四、铜绿假单胞菌

铜绿假单胞菌属于假单胞菌属。假单胞菌属为一群专性需氧的革兰氏阴性杆菌，广泛分布在土壤、空气、水等自然环境中。有荚膜、菌毛和端鞭毛，无芽孢，营养要求不高。铜绿假单胞菌（俗称绿脓杆菌）是主要的代表菌种，因其生长过程中产生绿色水溶性色素，感染后脓液呈绿色而得名。

铜绿假单胞菌广泛分布于自然界及正常人的皮肤、上呼吸道和肠道等部位，是临床常见的机会致病菌，也是医院感染的主要致病菌之一。铜绿假单胞菌较其他革兰氏阴性杆菌抵抗力强，对紫外线不敏感，加热56℃ 60min方可杀死细菌，耐多种抗生素及化学消毒剂。其主要致病物质是内毒素，此外尚有菌毛、荚膜、外毒素和胞外酶等多种致病因子。铜绿假单胞菌可引起全身各系统感染，感染多见于皮肤黏膜受损者，也见于有免疫缺陷或接受免疫抑制剂治疗的患者。在烧伤、肿瘤以及开展各种内镜和导管检查与治疗的病房发病率较高，常见的有肺部感染、尿路感染、中枢神经系统感染、皮肤软组织感染等。

### 五、无芽孢厌氧菌

无芽孢厌氧菌是一群不形成芽孢、专性厌氧生长的细菌，有30多个菌属，200多个菌种，包括革兰氏阳性和革兰氏阴性的球菌和杆菌。与人类疾病有关的无芽孢厌氧菌是人和动物皮肤、口腔、胃肠道、泌尿生殖道等部位正常菌群的主要成员。在人体正常菌群中厌氧菌占有绝对优势，数量是需氧菌和兼性厌氧菌的10～1000倍。在寄居部位发生改变、宿主免疫力下降或菌群失调等情况下，若局部形成厌氧微环境，可作为机会致病菌引起内源性感染。其感染多呈慢性过程，无特定病型，大多为脓性感染，分泌物黏稠，有恶臭。临床上革兰氏阴性无芽孢厌氧杆菌引起的感染最多见，如脆弱类杆菌、产黑色素类杆菌以及核梭杆菌等，其中以脆弱类杆菌的感染在临床上占首位。

在临床厌氧菌感染中，无芽孢厌氧菌的感染率占90%，以混合感染多见，因其感染广、感染类型多，对多种抗生素不敏感，细菌学诊断较为困难，应给予充分重视。

目前，尚无特异的预防方法。手术时应防止体内无芽孢厌氧菌污染创口，外科清创引流是预防厌氧菌感染的重要措施。大多数无芽孢厌氧菌对青霉素、氯林可霉素、头孢菌素敏感，甲硝唑对厌氧菌感染也有很好的疗效。

## 第4节　引起食物中毒的细菌

### 一、副溶血性弧菌

副溶血性弧菌与霍乱弧菌形态相似，与霍乱弧菌最大的区别是嗜盐性。该菌主要存在于近海的海水、海底沉积物和鱼类、贝壳等海产品中，人因食入被污染的海产品或盐腌制品如海蜇、蟹类、鱼、海虾及各种贝类等感染而致食物中毒，主要症状为腹痛、腹泻、呕吐和低热，粪便多为水样，少数为血水样，病程较短，恢复较快，病后免疫力不强，可重复感染。

### 二、肉毒梭菌

肉毒梭菌为专性厌氧菌，广泛分布于土壤和动物粪便中。本菌为革兰氏阳性粗大杆菌，有周鞭毛，无荚膜，芽孢呈椭圆形、大于菌体，位于次极端，使细菌呈网球拍状（图 3-17）。本菌在罐头食品及密封腌渍食物中具有极强的生存能力，在厌氧环境中能产生强烈的肉毒毒素，该毒素作用于神经 - 肌肉接头处，阻止乙酰胆碱释放，引起运动神经末梢功能失调，导致肌肉麻痹。主要引起食物中毒、婴儿肉毒中毒等，表现为肌肉弛缓性麻痹症状，如出现吞咽、咀嚼困难、口齿不清等咽部肌肉麻痹症状，进而出现膈肌麻痹、呼吸困难直至呼吸停止，病死率很高。预防应从加强食品卫生管理入手，注意对食品的加热消毒及低温保藏，尤其加强发酵豆制品、罐头食品、香肠、腊肠制品的卫生检疫工作。对患者及早注射多价肉毒抗毒素血清，同时加强护理和对症治疗。

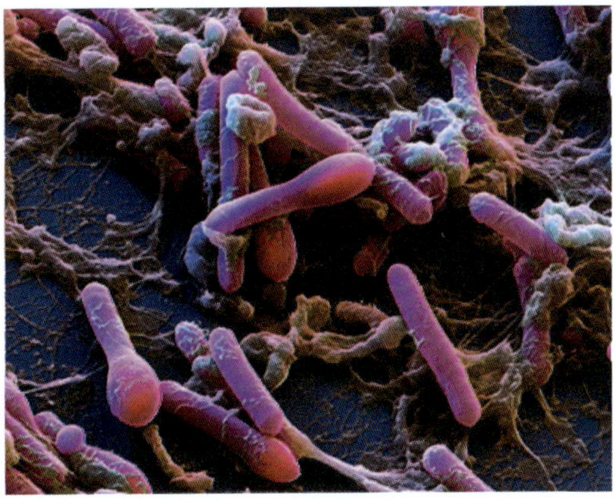

图 3-17　肉毒梭菌示意图

## 第 5 节　性传播细菌

性传播细菌是指可以通过性接触而传播疾病的一类细菌，主要为淋病奈瑟球菌。淋病奈瑟球菌又称淋球菌，属于奈瑟菌属，是人类淋病的病原菌。

1. 生物学性状　淋病奈瑟球菌为肾形或豆形，直径 0.6 ～ 0.8μm 呈双排列，革兰氏染色阴性。在患者的急性尿道炎或阴道炎的脓性分泌物中，大多数位于中性粒细胞胞质中（图 3-18）。慢性淋病患者的标本中，大多数位于中性粒细胞外。本菌无芽孢和鞭毛，有荚膜和菌毛。淋病奈瑟球菌为专性需氧菌，初次分离培养时须供给 5% ～ 10% $CO_2$。营养要求高，常用巧克力色血琼脂平板培养，培养 48 小时后，形成凸起、圆形、灰白色的光滑型菌落。本菌抵抗力很弱，对寒冷、日光、紫外线、热、干燥和一般消毒剂均很敏感，对磺胺、青霉素较敏感，但易产生耐药性。

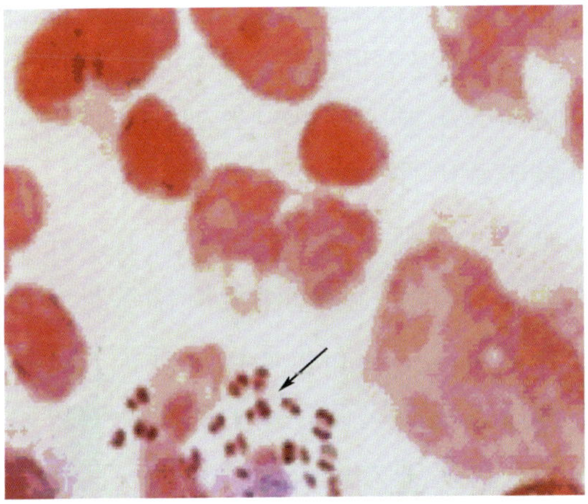

图 3-18　淋病奈瑟球菌（革兰氏染色，油镜，×1000）

2. 致病性与免疫性

（1）致病物质　主要有菌毛、荚膜、脂多糖和外膜蛋白等菌体表面结构。

（2）所致疾病　人类是淋病奈瑟球菌的唯一宿主，所致疾病称为淋病。传染源为患者及带菌者，成人主要通过性接触途径传播，偶尔可因接触带有淋病奈瑟球菌的衣物等间接途径传播，也可经母婴垂直传播造成胎儿或新生儿感染。主要表现为泌尿生殖系统黏膜的化脓性炎症。男性最常见的表现是尿道炎，而女性则为宫颈炎。男性局部并发症主要为附睾炎，女性主要为盆腔炎。咽部、直肠和眼结膜亦可为原发性感染部位。淋病奈瑟球菌经血行播散可导致播散性淋球菌感染，但临床上罕见。

（3）免疫性　人群对淋病奈瑟球菌缺乏免疫力，普遍易感，目前无有效的特异性疫苗。

3. 微生物学检查　目前，用于淋病奈瑟球菌的微生物学检查方法主要有涂片革兰氏染色后直接镜检、细菌培养和分子生物学检测等。

4. 防治原则　广泛开展卫生宣传教育以及防止不正当的两性关系是预防淋病发生的重要环节。对确诊淋病患者要进行彻底治疗，同时对其性伙伴进行检查和同时治疗。对患者要早发现、早用药、彻底治疗。淋病奈瑟球菌对青霉素、磺胺类药物敏感，但耐药性淋病奈瑟球菌在临床上较常见，可用头孢曲松和阿奇霉素治疗。用 1% 硝酸银滴眼，可预防新生儿淋菌性结膜炎。

**考点**　淋病的防治原则

## 第 6 节　动物源性病原菌

有的病原体既可以寄生于家畜或野生动物体内，也可以通过一定途径传染给人类致病，此类病原体称为动物源性病原体。所致疾病称为动物源性疾病或人畜共患病。此类家畜或野生动物往往是病原体的储存宿主或终宿主，人类因通过接触患病动物或其污染物等引起感染。因此，往往具有明显的自然疫源性。

### 一、布鲁氏菌

布鲁氏菌是一类革兰氏阴性短小杆菌（图 3-19），对人致病的主要有羊布鲁氏菌、牛布鲁氏菌、猪布鲁氏菌，在我国流行的主要是羊布鲁氏菌。主要致病因素是侵袭力和内毒素。布鲁氏菌感染家畜后可引起母畜流产，随流产的胎畜和羊水排出大量的病原体，隐性感染动物也可经乳汁、粪、尿等长期排菌。当人类接触该分泌物或被其污染的畜产品后，经皮肤、黏膜、眼结膜、呼吸道、消化道等多种途径而感染。布鲁氏菌侵入机体后，即被吞噬细胞吞噬，并成为胞内寄生菌。经淋巴管到达局部淋巴结，在其中形成感染灶。当布鲁氏菌繁殖到一定数量后侵入血流，出现发热等菌血症症状。布鲁氏菌随血流侵入肝、脾、淋巴结及骨髓等处，形成新的感染灶，血液中的布鲁氏菌逐渐消失，体温也逐渐正常。当布鲁氏菌在新的感染灶内繁殖到一定数量时，再次进入血流，反复出现菌血症并致体温升高。故患者出现不规则的波浪状热型，临床上称为波浪热。预防关键是控制和消灭畜间

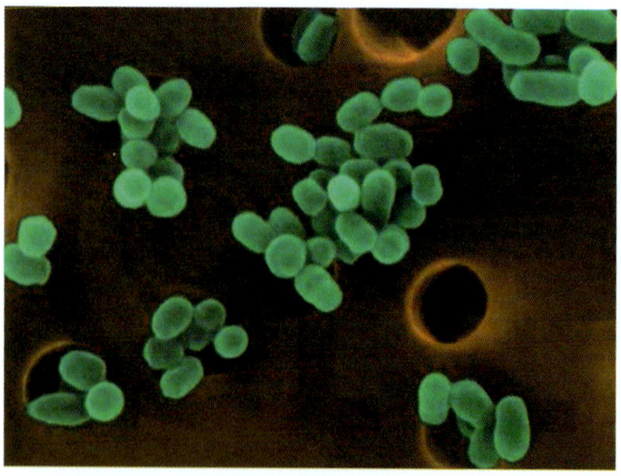

图 3-19　布鲁氏菌形态模拟示意图

布鲁氏菌病的流行，切断传播途径和预防接种。

## 二、鼠疫耶尔森菌

鼠疫耶尔森菌是一类革兰氏阴性短杆菌，菌体短小、呈多形性、不形成芽孢，在病灶标本中初次培养时，菌体呈卵圆形，两端钝圆并浓染（图 3-20）。鼠疫耶尔森菌是引起自然疫源性烈性传染病鼠疫的病原菌。人类鼠疫是鼠疫耶尔森菌通过带菌鼠蚤叮咬传播给人，一般在人间鼠疫流行之前，先在鼠类间流行，当大批病鼠死亡之后，失去宿主的鼠蚤转向人群或其他动物，引起人类鼠疫。这种鼠 - 蚤 - 人传播是鼠疫的主要传播方式。另外该菌也可通过破损伤口侵入，或因吸入含有本菌的气溶胶感染。人患鼠疫后，可通过人蚤或呼吸道引起人群间鼠疫流行。致病性极强，是我国法定传染病中的甲类传染病。临床常见有腺鼠疫、肺鼠疫、败血症型鼠疫三种类型。灭鼠、灭蚤是切断传播途径，消灭传染源的根本保障。预防鼠疫，要对疫区隔离封锁，迅速扑灭疫情；加强疫区的动物间和人间鼠疫监测，加强国境、海关检疫。

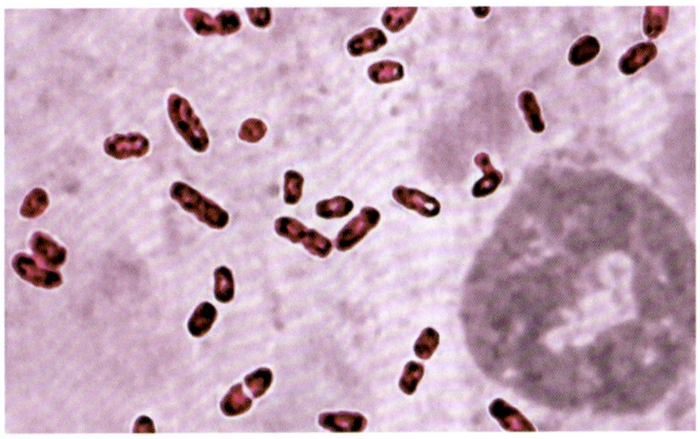

图 3-20　鼠疫耶尔森菌（革兰氏染色，油镜，×1500）

## 三、炭疽芽孢杆菌

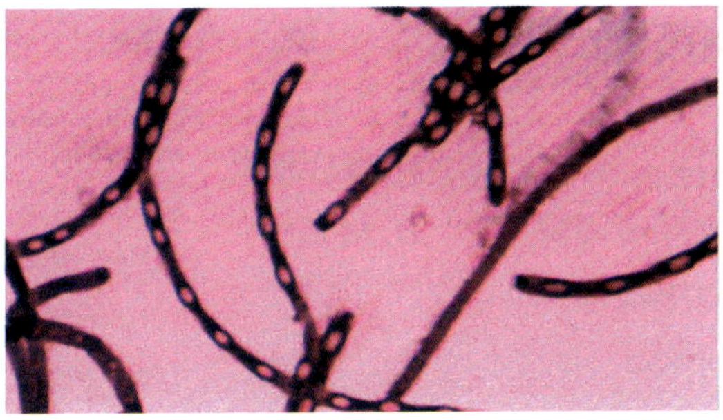

图 3-21　炭疽芽孢杆菌（革兰氏染色，油镜，×1500）

炭疽芽孢杆菌是人类历史上第一个被发现的病原菌。炭疽芽孢杆菌为革兰氏阳性大杆菌，是致病菌中最大的一个，长 3 ～ 5μm，宽 1 ～ 2μm，两端平切，常呈长链状排列，状如竹节（图 3-21）。在机体或含血清的培养基中可形成荚膜，有氧条件下能形成芽孢。本菌属于需氧菌，营养要求不高，其芽孢抵抗力强，在干燥的土壤或皮毛中可存活数年至 20 余年，牧场一旦被污染，传染性可持续数十年。炭疽芽孢杆菌主要依靠荚膜和炭疽毒素引起草食动物（马、牛、羊等）的炭疽病，可经皮肤、呼吸道和消化道等多途径侵入人体引起人炭疽病，临床类型有三种。①皮肤炭疽：最多见多发生于屠宰、制革或毛纺工人及饲养员。病原菌由体表破损处进入体内，一天左右在侵入处形成小疖、水疱，继而成为脓疱，中心形成黑色坏死焦痂，故名炭疽（图 3-22）。若治疗不及时，细菌侵入血液，引起败血症而造成死亡。②肺炭疽：吸入含有病原菌芽孢的尘埃所致，多发生于从事皮毛工作的工人，病死率高。③肠炭疽：由食入未煮熟的病畜肉类、奶或被污染食物所致。以全身中毒症状为主，并伴有呕吐、粪便带血、腹胀、腹痛等。2 ～ 3 天内发展为毒血症而死亡。

炭疽芽孢杆菌的微生物学检查较为重要，其预防重点首先应防止家畜炭疽的发生，严格控制家畜感染和牧场的污染。病畜应严格隔离、处死深埋，病畜严禁剥皮和食用，必须焚烧或深埋 2m 以下。严格生物安全管理，防止实验室感染，防范生物恐怖。对易感人群可预防接种炭疽减毒活疫苗。

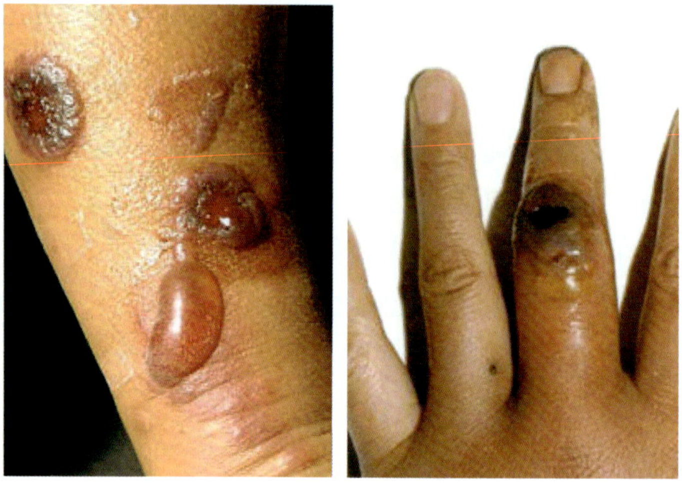

图 3-22　皮肤炭疽

## 自 测 题

**单选题**

1. 哪项不是结核分枝杆菌侵入机体的途径
   A. 呼吸道　B. 消化道
   C. 破损的皮肤　D. 节肢动物的叮咬
   E. 泌尿生殖道
2. 人体对结核分枝杆菌的免疫特点是
   A. 为有菌免疫
   B. 以体液免疫为主
   C. 以体液免疫和细胞免疫并重
   D. 不能通过人工主动免疫获得
   E. 可引起Ⅰ型超敏反应
3. 卡介苗的接种对象主要是
   A. 结核性脑膜炎患者
   B. 结核菌素试验阳性者
   C. 严重结核患者
   D. 新生儿和结核菌素试验阴性的儿童
   E. 细胞免疫功能低下者
4. 下列哪种物质不是致病性链球菌产生的
   A. 透明质酸酶　B. 链激酶
   C. 溶血毒素　D. 红疹毒素
   E. 血浆凝固酶
5. 可增强链球菌扩散的物质是
   A. DNA 酶　B. 红疹毒素
   C. 血浆凝固酶　D. M 蛋白
   E. 以上都是
6. 下列哪项是脑膜炎奈瑟菌的特性
   A. 产生柠檬色色素　B. 形成草绿色溶血环
   C. 产生血浆凝固酶　D. 营养要求很高
   E. 偶尔致病
7. 关于肠道杆菌的描述不正确的是
   A. 所有肠道杆菌都不形成芽孢
   B. 肠道杆菌都为革兰氏阴性杆菌
   C. 肠道杆菌中致病菌一般可分解乳糖
   D. 肠道杆菌中非致病菌一般可分解乳糖
   E. 肠道杆菌中少数致病菌可迟缓分解乳糖
8. 在环境、食品和药品卫生学中，哪种菌常被用作粪便污染的检测指标
   A. 大肠埃希菌　B. 变形杆菌

C. 艰难梭菌　D. 无芽孢厌氧菌
E. 真菌

9. 无芽孢厌氧菌的感染条件不包括
A. 寄居部位改变　B. 宿主免疫力下降
C. 菌群失调　D. 出现需氧微环境
E. 出现厌氧微环境

10. 判断葡萄球菌有无致病性的重要指标是
A. 链激酶　B. 血浆凝固酶
C. 链道酶　D. 卵磷脂酶
E. 透明质酸酶

11. 一民工因铁钉刺伤足底送医院急诊时，医生首先考虑注射
A. 破伤风类毒素
B. 破伤风抗毒素
C. 百白破三联疫苗
D. 丙种球蛋白
E. 破伤风菌苗

12. 破伤风梭菌的致病物质是
A. 肉毒毒素　B. 内毒素
C. 破伤风痉挛毒素　D. 破伤风类毒素
E. 细胞毒素

13. 以下哪项不是破伤风的典型症状
A. 牙关紧闭　B. 苦笑面容
C. 颈项强直　D. 角弓反张
E. 口吐白沫

14. 能引起气性坏疽的病原菌是
A. 沙门氏菌　B. 肉毒梭菌
C. 产气荚膜梭菌　D. 破伤风梭菌
E. 无芽孢厌氧菌

（周　雪　秦　艳　裴　明）

# 第4章 其他原核细胞型微生物

## 第1节 支 原 体

支原体是一类能在无生命培养基上生长繁殖的最小的原核细胞型微生物，因其生长时呈分支状，故称为支原体。支原体体形微小，直径0.2～0.3μm。因缺乏细胞壁，呈球形、杆状、丝状和分支状等多种形态。二分裂繁殖为主，常用吉姆萨（Giemsa）染色成淡紫色。细胞膜中胆固醇含量较多，可保持细胞膜的完整性。某些支原体还有荚膜和微荚膜，与支原体的致病性有关。支原体营养要求比一般细菌高，需加入10%～20%人或动物血清以提供支原体所需胆固醇，初次分离培养需5%$CO_2$和10%的酵母浸膏生长较好。培养2～3天后出现中间厚而隆起，边缘薄而扁平的“油煎蛋”样菌落（图4-1）。

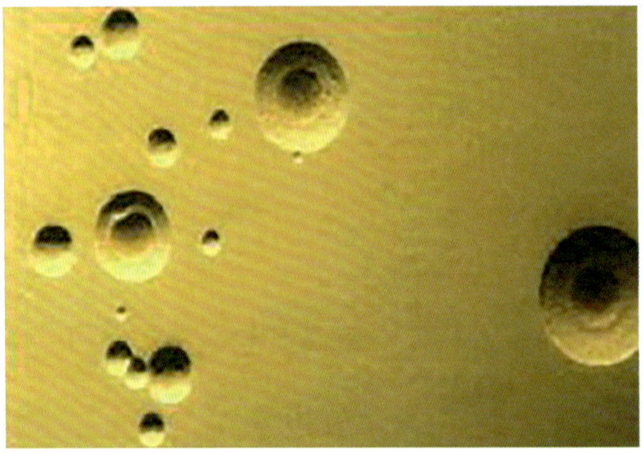

图4-1　支原体油煎蛋样菌落（光学显微镜，×100）

支原体不耐热、不耐干燥，加热50℃ 30分钟可灭活，对酸及破坏胆固醇的物质等敏感；但对碱、乙酸铊、甲紫有抵抗力，可用于除去杂菌。容易被脂溶剂及苯酚、甲醛灭活。对干扰细胞壁合成的抗生素（如青霉素）不敏感，对干扰蛋白质合成的抗生素（如红霉素）敏感。

支原体在自然界分布广泛，种类繁多，大多数支原体不致病。与人类感染有关的支原体主要是肺炎支原体、人型支原体、生殖支原体、解脲支原体等。

### 一、肺炎支原体

肺炎支原体呈高度多形性，菌落呈“油煎蛋”状。该菌是引起下呼吸道感染重要的致病性支原体，引起的人类支原体肺炎约占非细菌性肺炎的50%左右，其病理变化以间质性肺炎为主，有时并发支气管肺炎，又称为原发性非典型性肺炎。传染源是患者或带菌者，主要经飞沫传染，多发生于夏末秋初，青少年多见。临床表现为头痛、咽痛、发热、咳嗽、淋巴结肿大等，重者可出现心血管、中枢神经系统症状，病后免疫力不强，可重复感染。由于支原体有传染性，应注意隔离。目前肺炎支原体感染多采用大环内酯类药物如罗红霉素、阿奇霉素或喹诺酮类药物，如氧氟沙星等治疗。血清学检查是诊断肺炎支原体感染最好的方法。

## 二、泌尿系统感染支原体

引起泌尿系统感染的支原体包括人型支原体、生殖支原体、解脲支原体，这三者是引起非淋球菌性尿道炎的常见病原体。

人型支原体是寄居于泌尿生殖道的一种支原体，主要通过性接触传播，在男性可引起附睾炎，女性主要引起盆腔炎、宫颈炎和产褥热，新生儿可引起肺炎、脑炎及脑脓肿。生殖支原体可黏附于泌尿生殖道上皮细胞上，通过性接触传播，主要引起急性尿道炎，还可引起慢性尿道炎、子宫内膜炎和盆腔炎等疾病。解脲支原体是人类泌尿道常见的寄生微生物之一，在特定条件下，可作为机会致病微生物，引起尿路感染、尿路结石等，主要通过性接触传播。预防是加强宣传教育，注意性卫生，切断传播途径。治疗要选择敏感药物，防止耐药支原体的产生。

# 第 2 节　立克次体

立克次体是一类严格细胞内寄生、以节肢动物（如蚤、虱、蜱、恙螨）为传播媒介、革兰氏阴性的原核细胞型微生物。立克次体介于细菌与病毒之间，具有以下共同特点：①有细胞壁，呈多形态性（图 4-2）；②含有 RNA 和 DNA 两种核酸，专性细胞内寄生，二分裂繁殖；③节肢动物可作为传播媒介或储存宿主；④对多种抗生素敏感；⑤对人致病的立克次体多为人畜共患的病原体。

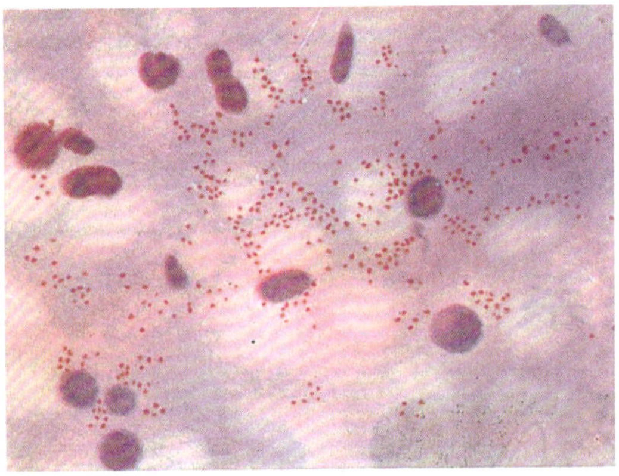

图 4-2　普氏立克次体（Giemsa 染色，油镜，×1000）

立克次体对低温、干燥的抵抗力强，在节肢动物粪便中传染性可保持半年以上。对氯霉素、四环素等敏感，但磺胺类药物能刺激其生长繁殖。

对人致病的主要有普氏立克次体、莫氏立克次体、恙虫病立克次体。其种类和致病特点见表 4-1。

表 4-1　主要致病性立克次体的致病特点

| 种类 | 传播方式 | 疾病名称 | 临床表现 |
|---|---|---|---|
| 普氏立克次体 | 人虱叮咬（虱—人—虱） | 流行性斑疹伤寒 | 高热、剧烈头痛、肌肉痛，皮疹，伴神经系统、心血管系统或其他实质脏器损害的症状 |
| 莫氏立克次体 | 鼠蚤叮咬 | 地方性斑疹伤寒 | 与流行性斑疹伤寒相似，症状较轻，病程较短 |
| 恙虫病立克次体 | 恙螨幼虫叮咬 | 恙虫病 | 高热、叮咬部位有焦痂，皮疹，全身淋巴结肿大，心血管系统以及肝、脾、肺等损害症状 |

立克次体病后多可获得持久的免疫力，以细胞免疫为主。

血清学检测诊断立克次体感染的“金标准”是用特异性外膜蛋白抗原或者脂多糖抗原通

过间接免疫荧光法检测特异性抗体。用已知变形杆菌的某些菌株代替立克次体作抗原，与患者血清做定量凝集反应，测定患者血清中相应的抗体及其含量，这种交叉凝集试验称为外斐反应，可辅助诊断立克次体病。

预防立克次体病的关键是灭虱、灭蚤、灭鼠、灭螨。注意个人卫生，改善环境卫生，加强个人防护。治疗原则是早期选用敏感抗生素对症治疗。

## 第3节 衣 原 体

衣原体是一类严格在细胞内寄生、有独特的发育周期，并能通过滤菌器的原核细胞型微生物。与革兰氏阴性菌有很多相似之处，其特性为：①直径 0.3 ～ 0.5μm，具有细胞壁，革兰氏阴性，呈圆形或椭圆形；②具有独特的发育周期，二分裂繁殖；③含有 RNA 和 DNA 两种核酸；④含有核糖体和较复杂的酶类，严格的细胞内寄生；⑤对多种抗生素敏感。

衣原体不同的发育周期其形态、大小和染色性不同，可分为：①原体，呈圆形、卵圆形或梨形，直径 0.2 ～ 0.4μm，小而致密，是发育成熟的衣原体，具有感染性，为细胞外形式，Giemsa 染色呈紫色；②始体，呈圆形或卵圆形，直径 0.5 ～ 1.0μm，大而疏松，是衣原体的繁殖型，无感染性，Giemsa 染色呈蓝色。原体吸附于宿主细胞后，经细胞的吞饮作用进入胞内，宿主细胞膜包绕于原体外形成空泡，原体在空泡内逐渐发育成为始体，在空泡内以二分裂方式繁殖，形成许多子代原体，聚集成各种形态的包涵体。成熟的子代原体从破坏的宿主细胞中释出，再感染新的易感细胞，每个周期为 48 ～ 72 小时（图 4-3）。

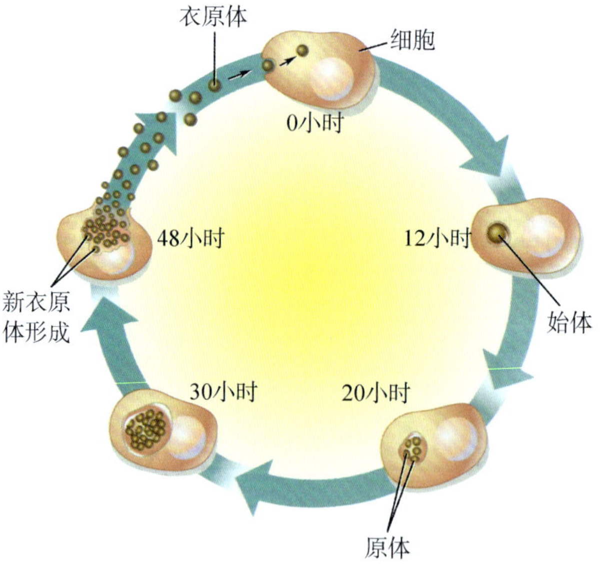


图 4-3 衣原体的生活周期（示意图）

衣原体耐冷不耐热，60℃ 5 ～ 10 分钟即可灭活，对紫外线敏感。75% 乙醇 0.5 分钟、2% 甲酚皂溶液 5 分钟、0.5% 苯酚 30 分钟均能杀死衣原体。对红霉素、利福平等抗生素敏感，对磺胺耐药。衣原体广泛寄生于人和动物，仅少数致病，能引起人类疾病的主要有沙眼衣原体、肺炎衣原体、鹦鹉热衣原体等，其中沙眼衣原体感染最常见。

医者仁心

**衣原体之父——汤飞凡**

汤飞凡是中国第一代微生物学家。在 1955 年他采用鸡胚卵黄囊接种法首次分离出沙眼衣原体 TE8（T 表示沙眼，E 表示鸡卵，8 即第 8 次试验）。为了证明该病原体能在人的眼睛里引起沙眼，在 1957 年除夕他将 TE8 接种进自己的左眼，造成了典型的沙眼，并且为了观察全部病程，坚持了 40 多天才接受治疗，无可置疑地证明了 TE8 对人类的致病性。汤飞凡为人类战胜沙眼做出了巨大的贡献，并成为世界上发现重要病原体的第一个中国人，被誉为“衣原体之父”

## 一、肺炎衣原体

肺炎衣原体呈梨形，其人生物型寄生于人类。其感染途径系人与人之间经飞沫或呼吸道分泌物传播。肺炎衣原体是呼吸道疾病的重要病原体，易引起肺炎、支气管炎、咽炎和鼻窦炎等。发病缓慢，临床症状与肺炎支原体相似，表现为咽痛、咳嗽、咳痰、发热等，一般症状较轻，具有散发和流行交替出现的特点。流行病学调查证实，肺炎衣原体与冠心病、动脉粥样硬化等慢性病的发生密切相关。肺炎衣原体尚无疫苗可预防，治疗首选四环素及红霉素。

## 二、沙眼衣原体

根据侵袭力和引起人类疾病部位不同，将沙眼衣原体分为三个生物型，即沙眼生物型、生殖生物型和性病淋巴肉芽肿生物型，主要引起以下疾病。

1. 沙眼　由沙眼生物型衣原体引起，在流行区，主要通过眼 - 眼或手 - 手 - 眼传播。当沙眼衣原体感染眼结膜上皮细胞后，增殖并在细胞质内形成包涵体。早期出现眼睑结膜急性或亚急性炎症，表现有流泪和黏液脓性分泌物、结膜充血等症状。后期出现结膜瘢痕、眼睑内翻、倒睫、角膜血管翳，严重者可导致失明。

2. 包涵体结膜炎　包括婴儿结膜炎和成人结膜炎两种。婴儿结膜炎经产道感染，引起急性化脓性结膜炎，不侵犯角膜，能自愈。成人结膜炎经两性接触、眼 - 手 - 眼或污染的游泳池水感染，引起滤泡性结膜炎，症状似沙眼，但无后遗症。

3. 泌尿生殖道感染　经性接触传播，由生殖生物型衣原体引起。男性多表现为非淋病性尿道炎，可合并附睾炎、前列腺炎等。女性表现为尿道炎、输卵管炎、宫颈炎、盆腔炎和不育症等。

4. 性病淋巴肉芽肿　由性病淋巴肉芽肿生物型衣原体引起，人是自然宿主，通过性接触传播，男性可侵犯腹股沟淋巴结，引起化脓性淋巴结炎和慢性淋巴肉芽肿。女性可侵犯会阴、肛门、直肠及盆腔淋巴结，出现会阴 - 肛门 - 直肠组织狭窄或梗阻。

沙眼衣原体是细胞内寄生病原体，以细胞免疫为主，免疫力不持久。预防应注意个人卫生，避免直接或间接接触传染，是预防沙眼的重要措施。泌尿生殖道衣原体感染的预防同其他性传播疾病一样。治疗可选用阿奇霉素、多西环素、红霉素、四环素等。

# 第4节　螺　旋　体

螺旋体是一类细长、柔软、弯曲呈螺旋状、运动活泼的原核细胞型微生物。其基本结构及生物学性状与细菌相似。该微生物细胞壁与细胞膜间有轴丝，轴丝的屈曲与收缩使其能自由活泼运动。螺旋体种类多，分布广泛，根据其大小、螺旋数目、螺旋规则程度和两螺旋的间距不同，将螺旋体分为9个属，其中对人致病的主要有3个属。①钩端螺旋体属：螺旋细密、规则，一端或两端弯曲呈钩状，如钩端螺旋体。②密螺旋体属：螺旋细密、规则，两端尖直，如梅毒螺旋体。③疏螺旋体属：螺旋稀疏、不规则，呈波浪状，如回归热螺旋体、伯氏螺旋体。

## 一、钩端螺旋体

钩端螺旋体（简称钩体）能感染人和动物，引起人畜共患的钩端螺旋体病（简称钩体病）。本病是自然疫源性疾病，分布广，世界各地均有发生，严重危害人们的健康，为我国重点防治的传染病之一。

### （一）生物学性状

菌体纤细，长短不一，螺旋细密而规则，一端或两端弯曲呈钩状，常使菌体呈问号状或C、S形。在暗视野显微镜下可见形如细小闪亮的珍珠串，运动活泼。常用镀银染色法将菌体染成棕褐色。营养要求较高，常用柯氏培养基培养。对热和酸均敏感，60℃ 1分钟即死亡，对常用化学消毒剂及青霉素敏感。但在中性的湿土和水中可存活数月。

### （二）致病性与免疫性

致病物质是钩体产生的溶血素、细胞毒因子和内毒素样物质。

钩体病为人畜共患传染病，夏、秋季节不少农村地区有该病流行。鼠类、猪为主要的传染源和储存宿主。动物感染后不发病，但钩体在肾脏中长期繁殖，并随尿液不断排出，污染水源和土壤。人在参加田间劳作、防洪等接触污染土壤或疫水时，钩体经完整或破损的皮肤、黏膜进入机体而感染。

临床上患者可出现畏寒发热、头痛、腰痛、腓肠肌痛、眼结膜充血等症状。由于钩体的毒力、数量不同以及机体免疫力强弱不同，病程发展和症状轻重差异很大，临床常见的为流感伤寒型、黄疸出血型、肺出血型、脑膜炎型等。孕妇感染钩体后，也可通过胎盘感染胎儿导致流产。病后或隐性感染后，可获得对同型钩体的持久免疫，且以体液免疫为主。

### （三）微生物学检查

发病1周内取血，第2周以后取尿，脑膜炎型则取脑脊液。标本用暗视野显微镜检查活体或用镀银染色，必要时做分离培养及动物接种。也可用ELISA或显微镜凝集试验检查患者血清抗体进行诊断。

### （四）防治原则

主要是做好防鼠、灭鼠工作，加强对带菌家畜的管理，保护好水源。钩体病发展快，对有接触疫水的人出现上呼吸道感染样症状时，要早诊断、早治疗，以防发展成危重的肺出血型。易感人群可进行多价钩体死疫苗接种，治疗首选青霉素。

## 二、梅毒螺旋体

梅毒螺旋体又称苍白密螺旋体，属于密螺旋体属，是人类梅毒的病原体。

### （一）生物学性状

梅毒螺旋体长 6 ～ 12μm，直径 0.1 ～ 0.2μm，螺旋数 8 ～ 14 个，螺旋致密而规则，两端尖直，运动活泼，常用丰塔纳（Fontana）镀银染色法，菌体被染成棕褐色。梅毒螺旋体抵抗力极弱，对冷、热、干燥特别敏感，血液中 4℃置 3 天可死亡，离体后干燥 1 ～ 2 小时死亡。对化学消毒剂敏感，对青霉素、四环素、红霉素、阿奇霉素等敏感。

### （二）致病性与免疫性

自然情况下，人是梅毒的唯一传染源。梅毒根据感染方式不同可分为胎传（先天性）梅毒和后天获得性梅毒两种。后天获得性梅毒又分为早期和晚期梅毒。早期梅毒指感染梅毒螺旋体 2 年内的梅毒，包括一期、二期和早期隐性梅毒（又称早期潜伏梅毒）。晚期梅毒的病程≥ 2 年，包括晚期良性梅毒、心血管梅毒、晚期隐性梅毒（又称晚期潜伏梅毒）等。

1. 一期梅毒　感染发生 2 ～ 10 周后，常在患者外生殖器出现无痛性硬结及溃疡，称硬下疳，其溃疡渗出物含有大量梅毒螺旋体，传染性极强。典型的硬下疳界线清楚、边缘略隆起，疮面较平坦、清洁（图 4-4A）。硬下疳常可自然愈合，经 2 ～ 3 个月无症状时期后进入第二期。

2. 二期梅毒　患者全身淋巴结肿大，全身皮肤黏膜出现铜红色皮疹，密集不融合，称梅毒疹，多见于躯干及四肢（图 4-4B）。在梅毒疹及淋巴结中有大量螺旋体。二期梅毒患者未经治疗，3 周～ 3 个月后症状可消退，其中多数患者发展进入第三期。

3. 三期梅毒　又称晚期梅毒。此期表现为皮肤黏膜的溃疡性损害或内脏器官的肉芽肿样病变（梅毒瘤）（图 4-4C）。严重患者引起心血管及中枢神经系统损害，导致动脉瘤、脊髓痨及全身麻痹等，危及生命。此期病灶中不易找到梅毒螺旋体，传染性小。

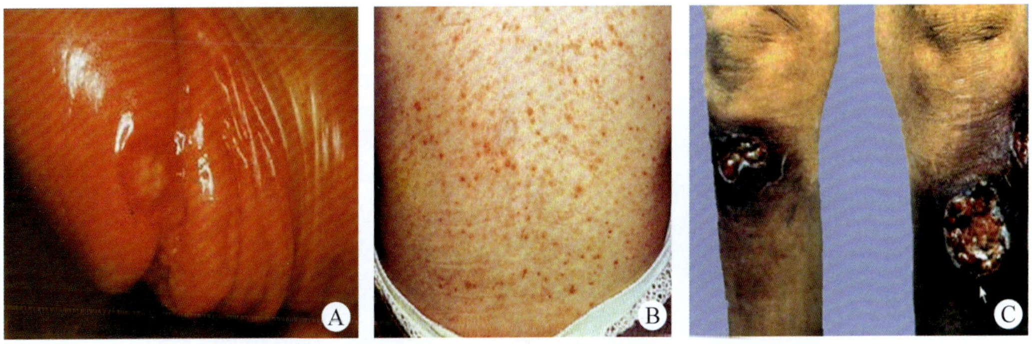


图 4-4　后天获得性梅毒

A. 一期梅毒；B. 二期梅毒；C. 三期梅毒

机体对梅毒螺旋体的免疫为传染性免疫，即机体有梅毒螺旋体感染时才有免疫力，以细胞免疫为主，但多数不能完全清除体内的梅毒螺旋体，若机体免疫力下降、不规范治疗，常转变为潜伏状态和出现反复发作。

**考点** 梅毒螺旋体的传播途径和致病特点

### （三）微生物学检查

一期梅毒患者取硬下疳渗出物，二期梅毒患者取皮疹、脓疮病灶组织渗出液，直接在暗视野显微镜下观察或镀银染色后镜检。诊断梅毒的血清学试验，一般在发病2周以上方出现阳性。

### （四）防治原则

梅毒是一种性传播疾病，预防的根本措施是加强性卫生宣传教育和社会管理，目前尚无疫苗预防。对患者应及早给予彻底治疗。治疗多采用青霉素类药物。

## 第5节 放 线 菌

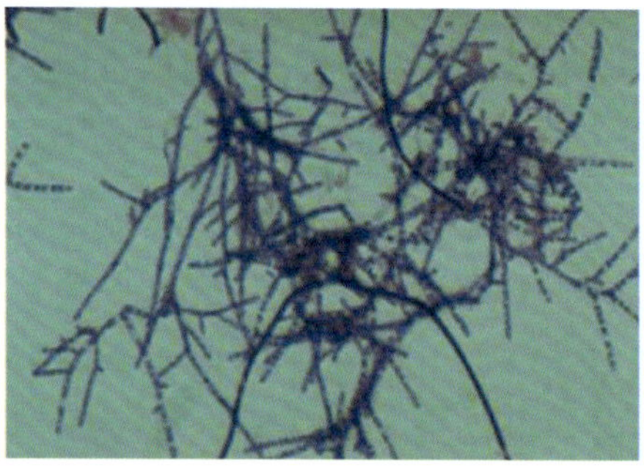

图 4-5 放线菌形态

放线菌是一类丝状或链状、呈分支生长的单细胞原核细胞型微生物。由于菌丝在感染组织中呈放射状排列，因此命名为放线菌（图 4-5）。放线菌自然界分布广泛，种类繁多，绝大多数放线菌为有益菌，对人不致病。至今已报道过的近万种抗生素中，约80%由放线菌产生。对常用的抗生素如青霉素敏感，但对抗真菌药物不敏感。

少数对人致病的放线菌主要是衣氏放线菌，常寄生于人和动物口腔、上呼吸道、胃肠道和泌尿生殖道，属正常菌群。在机体抵抗力减弱、口腔卫生不良、拔牙或外伤时引起内源性感染，导致软组织的化脓性炎症。感染多呈慢性无痛性过程，并常伴有多发性瘘管形成，瘘管排出的脓液中可找到肉眼可见的黄色小颗粒，称为硫黄样颗粒（图 4-6），实为放线菌在组织中形成的菌落。将颗粒压片镜检，呈菊花状（图 4-7），作为放线菌病辅助诊断的指标。

机体对放线菌的免疫主要靠细胞免疫。

注意口腔卫生，预防牙病发生和牙病，早日治疗是预防放线菌病的主要方法。对放线菌病的治疗可采取外科手术切除脓肿瘘管，同时用大剂量青霉素或磺胺类药做较长时间治疗。

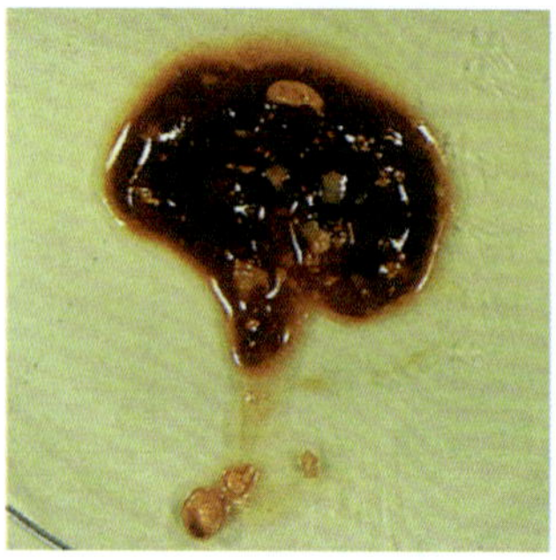

图 4-6 硫黄样颗粒

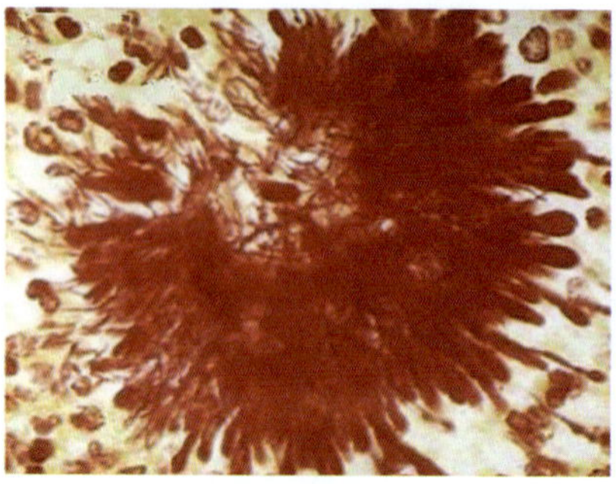

图 4-7 硫黄样颗粒压片呈菊花状

# 自 测 题

**单选题**

1. 能在无生命培养基上生长繁殖的最小微生物是
   A. 细菌　　B. 衣原体
   C. 支原体　　D. 立克次体
   E. 病毒
2. 人畜共患螺旋体病的病原体是
   A. 回归热螺旋体　　B. 奋森螺旋体
   C. 梅毒螺旋体　　D. 钩端螺旋体
   E. 莱姆病螺旋体
3. 引起原发性非典型肺炎的病原体是
   A. 肺炎支原体　　B. 肺炎衣原体
   C. 立克次体　　D. 肺炎链球菌
   E. 冠状病毒
4. 梅毒患者出现一期临床症状，检查梅毒螺旋体的最适标本是
   A. 局部淋巴结抽出液
   B. 梅毒疹渗出液
   C. 下疳渗出液
   D. 动脉瘤组织
   E. 脊髓痨组织
5. 下列哪种病原体不能通过性接触传播
   A. 梅毒螺旋体　　B. 钩端螺旋体
   C. 淋球菌　　D. 沙眼衣原体
   E. 溶脲脲原体

（王嘉琛）

# 第5章 真　菌

## 第1节　真菌概述

真核细胞型微生物只有真菌一类。真菌是一类不分根茎叶、不含叶绿素，具有典型细胞核和完整细胞器的真核细胞型微生物。真菌在自然界分布广泛，种类繁多，有10万余种。绝大多数对人类有益无害，如用于酿酒、制醋、发酵饲料、生产抗生素、生产酶制剂等。与人类疾病有关的真菌有300余种，对人类致病的真菌主要有浅部真菌和深部真菌，前者可侵犯皮肤、毛发、指甲，为慢性感染疾病，但对身体影响不大，后者可侵犯全身内脏，严重的可引起死亡。近年来，条件致病性真菌感染明显上升，这与滥用抗生素引起的菌群失调和长期应用激素、免疫抑制剂、抗肿瘤药物等导致机体免疫功能低下有关，应引起重视。

### 一、真菌的生物学性状

#### （一）形态结构

真菌形态分为单细胞真菌和多细胞真菌两类。

1. 单细胞真菌　主要为酵母型真菌和类酵母型真菌，呈圆形或椭圆形，这类真菌以出芽方式繁殖，芽生孢子成熟后脱离母细胞又成为一个新的个体，对人致病的主要有白假丝酵母菌和新型隐球菌。

2. 多细胞真菌　又称丝状菌和霉菌，由菌丝和孢子组成，如皮肤癣菌。不同种类的真菌菌丝和孢子不同，是鉴别真菌的重要依据。

（1）菌丝　真菌的孢子在环境适宜的条件下长出芽管，逐渐延长呈丝状称菌丝。菌丝可长出许多分支，交织成团称菌丝体。有的菌丝伸入培养基中吸取营养，称营养菌丝；有的菌丝向上生长，称气中（生）菌丝；部分气中菌丝可产生孢子，称生殖菌丝。按结构可分为无隔菌丝与有隔菌丝。菌丝有螺旋状、球拍状、结节状、鹿角状和梳状等（图5-1）。

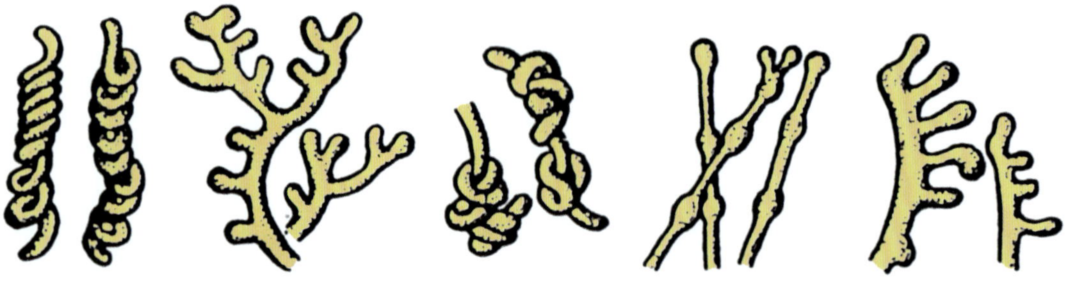


图5-1　真菌菌丝（示意图）

（2）孢子　为真菌的繁殖结构。真菌孢子分为有性孢子（由两个细胞融合再经减数分裂形成）和无性孢子（由菌丝上的细胞分化或出芽生成）。病原性真菌多形成无性孢子，根据形态分为叶状孢子（芽生孢子、厚膜孢子和关节孢子）、分生孢子和孢子囊孢子（图 5-2）。

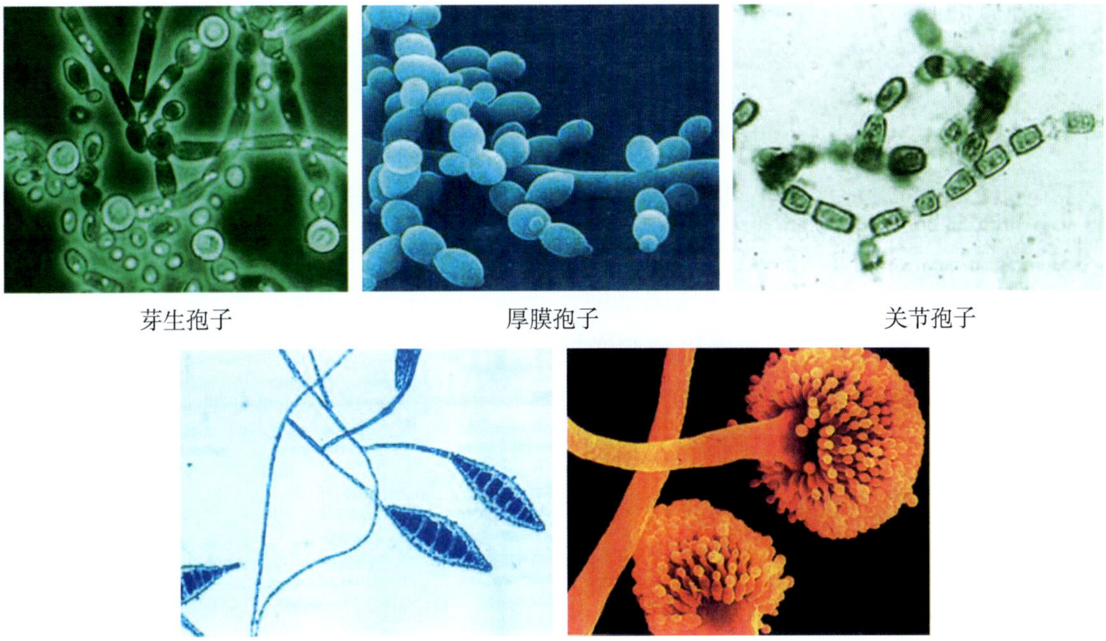


**图 5-2**　真菌的无性孢子形态

## （二）培养与繁殖

大多数真菌营养要求不高，常用沙保弱培养基（主要成分为蛋白胨和葡萄糖）培养。最适 pH 值为 4.0 ～ 6.0，浅部真菌最适温度为 22 ～ 28℃，深部真菌在 37℃生长最好。多数病原性真菌生长缓慢，培养 1 ～ 4 周才出现典型菌落，酵母型真菌一般 1 ～ 2 天可形成肉眼可见的典型菌落。真菌的菌落一般有三种类型。

1. 酵母型菌落　是单细胞真菌的菌落形式。菌落光滑、湿润，柔软而致密，如新型隐球菌菌落。

2. 类酵母菌落　外观似酵母型菌落，但可见伸入培养基中的菌丝，它是由伸长的芽生孢子形成，如白假丝酵母菌菌落。

3. 丝状菌落　多细胞真菌的菌落形式。由菌丝体组成，菌落呈棉絮状、粉末状或绒毛状，菌落可呈现不同的颜色。丝状菌落的这些特征，有助于真菌鉴别。

病原性真菌大多以出芽、分支、断裂或形成无性孢子等无性生殖方式进行繁殖。不少病原性真菌除无性生殖外，还具有有性生殖阶段，如孢子丝菌等。

**考点**　真菌的繁殖方式

## （三）真菌的变异与抵抗力

真菌容易发生变异，多次传代或孵育过久，可出现形态结构、菌落性状、色素及毒力等改变，用不同培养基或不同温度培养真菌，其性状不同。

真菌对干燥、日光、紫外线及一般消毒剂有耐受力，对 2.5% 碘酊、10% 甲醛及 2% 苯酚都敏感，一般可用甲醛熏蒸被真菌感染的房间。真菌对热敏感，一般 60 ～ 70℃ 1 小时可杀死真菌菌丝和孢子。对常用抗生素均不敏感，制霉菌素、两性霉素 B、克霉唑、酮康唑等对多种真菌有抑制作用。

## 二、真菌的致病性与免疫性

### （一）致病性

真菌的致病物质具有黏附、抗吞噬及内毒素样活性等作用。不同种类的真菌可通过下列几种形式致病。

1. 真菌性感染　主要是外源性真菌感染，浅部真菌有亲嗜表皮角质特性，侵犯皮肤、指甲及须发等组织，顽强繁殖，发生机械刺激损害，同时产生酶及酸等代谢产物，引起炎症反应和细胞病变。深部真菌可侵犯皮下、内脏及脑膜等处，引起慢性肉芽肿性炎症、溃疡、坏死等。

2. 条件致病性真菌感染　主要是内源性感染（如白假丝酵母菌），也有外源性感染（如曲霉菌、隐球菌和毛霉菌等）。此类感染与机体抵抗力、免疫力降低及菌落失调有关，常发生于长期使用抗生素、激素、免疫抑制剂、化疗和放疗的患者，给治疗带来很大困难。

3. 超敏反应性真菌病　过敏体质者在接触、吸入或食入某些真菌的菌丝、孢子或代谢产物时引起各种类型的超敏反应，如荨麻疹、哮喘、鼻炎和接触性皮炎等。

4. 真菌毒素中毒　有些真菌在粮食或饲料上生长可产生有毒的次级代谢产物，称为真菌毒素。人、畜进食后导致急、慢性中毒，称为真菌中毒症。根据真菌毒素作用的靶器官不同，可将其分为肝脏毒、肾脏毒、神经毒、造血器官毒和超敏性皮炎毒等。如黄曲霉菌可产生黄曲霉毒素，人进食该毒素污染的食物，如发霉的花生、玉米及大米等，可引起中毒性肝炎和肝硬化。真菌毒素中毒多受环境条件的影响，所以发病有地区性和季节性，但没有传染性，不引起流行。

5. 真菌毒素与肿瘤　已证实部分真菌毒素有致癌作用，研究最多的是黄曲霉毒素。黄曲霉毒素毒性很强，小剂量即有致癌作用，可引起原发性肝癌。

**考点** 真菌的致病性

### （二）免疫性

真菌的发病率较低，说明人体对真菌有较强的固有免疫力，感染过程中会产生适应性免疫，包括体液免疫和细胞免疫，但一般不强。

1. 固有免疫　人类对真菌感染有天然免疫力。最主要的是皮肤黏膜的屏障作用、正常菌群的生物拮抗作用和中性粒细胞与巨噬细胞的吞噬作用。

2. 适应性免疫　真菌感染中细胞免疫是机体排菌、杀菌的关键，真菌抗原刺激特异性淋巴细胞增殖，释放干扰素（IFN）和白细胞介素 -2（IL-2）等激活巨噬细胞、自然杀伤细胞（NK 细胞）和细胞毒性 T 淋巴细胞（CTL；Tc 细胞）等，参与对真菌的杀伤。体液免疫对部分真菌感染也有一定保护作用。

## 三、微生物学检查与防治原则

### （一）微生物学检查

真菌的形态结构及菌落有其一定的特殊性，一般可通过直接镜检和真菌培养进行鉴定。

1. 标本采集　浅部真菌感染应取病变部位的毛发、指（趾）甲及皮屑等；深部真菌感染应根据病情取痰液、血液、脑脊液等标本。

2. 直接检查　是最简单而重要的方法，浅部感染真菌的病变标本（毛发、皮屑、甲屑等）置于玻片上，滴加 10% 氢氧化钾加温处理，使被检标本软化，轻压盖玻片，使标本变薄透明，再用显微镜观察，若看到菌丝和成串的孢子可初步诊断为真菌感染，但不能确定菌种。深部感染真菌标本可做涂片，用革兰氏染色（白假丝酵母菌）或墨汁负染（新型隐球菌）观察形态特征。

3. 培养检查　直接镜检不能确诊时可用沙保弱培养基培养，以确定菌种。

4. 免疫学检查　用免疫学方法从血清或其他部位检测真菌抗原，对早期诊断具有重要意义。

### （二）防治原则

真菌感染尚无特异性预防措施，故强调一般性的预防措施。浅部真菌感染的预防主要是注意公共卫生和个人卫生，避免与真菌污染的物品直接接触，保持鞋袜干燥，防止真菌滋生，避免直接或间接与患者接触。预防深部真菌感染，首先要去除诱因，提高机体防御能力，增强细胞免疫力，对使用免疫抑制剂者、肿瘤及糖尿病患者、年老体弱者更应注意防止并发真菌感染。

浅部真菌感染的治疗多用酮康唑软膏、硝酸咪康唑霜、克霉唑软膏等抗真菌外用药，但较难根治，易复发。深部真菌感染的治疗药物可选用两性霉素 B、制霉菌素、酮康唑、伊曲康唑等作用较强的口服广谱抗真菌药。

# 第 2 节　常见致病性真菌

## 一、浅部真菌感染及其常见病原性真菌

### （一）皮肤癣菌

皮肤癣菌是寄生于皮肤角蛋白组织的浅部感染真菌，多因接触患者或病畜被感染，也可由于接触染菌物体感染。一般不侵犯皮下或深部组织和内脏，故不引起全身感染。皮肤癣菌在局部皮肤增殖及其代谢产物刺激机体时产生病理反应，引起感染部位多种癣病，包括体癣、足癣、手癣、甲癣和头癣等，其中手足癣是人类较常见的真菌病，并以足癣最为常见。皮肤癣菌大约包括 40 多种，分别属于毛癣菌、表皮癣菌和小孢子癣菌三个属。①毛癣菌：一般可引起皮肤、毛发和指（趾）甲感染。②表皮癣菌：是人类体癣、股癣、足癣和甲癣的主要病原菌，不侵犯毛发。③小孢子癣菌：主要侵犯毛发与皮肤，引起头癣和体癣。

### （二）皮下感染真菌

引起皮下组织感染的真菌一般存在于土壤和植物，为自然界中的腐生菌，主要着色真菌

和孢子丝菌。一般经外伤感染，在局部皮下组织繁殖，可缓慢向周围组织扩散，或经淋巴、血液向全身扩散。①着色真菌：由于本组真菌感染多发生在暴露部位，病损皮肤变黑，称着色真菌病。主要侵犯肢体皮肤，早期皮肤伤处发生丘疹，丘疹增大形成结节，结节融合成疣状或菜花状。随病情发展，老病灶结疤愈合，新病灶又在四周产生。日久瘢痕广泛，影响淋巴回流，形成肢体象皮肿。免疫功能低下也可侵犯中枢神经，或经血流扩散。②孢子丝菌：可经微小损伤侵入皮肤，然后沿淋巴管分布，引起亚急性或慢性肉芽肿，使淋巴管形成链状结节，称为孢子丝菌性下疳。

## 二、深部感染真菌

**案例 5-1**

一青年女性患阴道炎，曾因治疗其他疾病长期使用激素类药物。微生物学检查结果为：泌尿生殖道分泌物标本革兰氏染色后镜检可见有假菌丝的酵母型菌落，玉米粉培养基培养观察到厚垣孢子。

问题：引起阴道炎的病原菌是什么？怎样进行防治？

### （一）白假丝酵母菌

白假丝酵母菌俗称白念珠菌，为革兰氏染色阳性单细胞真菌，呈圆形或卵圆形，以出芽方式繁殖，在组织内形成芽生孢子和假菌丝，假菌丝长短不一，并不分支，假菌丝断裂又成为芽生孢子。

白假丝酵母菌通常存在于人的皮肤、口腔、呼吸道、肠道和阴道黏膜等部位，在正常机体中数量少，一般不引起疾病，当机体免疫功能或一般防御能力下降或菌群失调时，则本菌大量繁殖并改变生长形式侵入细胞引起疾病。近年来由于抗生素、激素和免疫抑制剂的大量使用，白假丝酵母菌的感染日益增多，引起的疾病主要包括：①皮肤黏膜感染，常见的有甲沟炎、甲床炎、新生儿鹅口疮、口角糜烂、外阴及阴道炎等；②内脏感染，主要有肺炎、支气管炎、食管炎、肠炎、膀胱炎、肾盂肾炎、关节炎、心内膜炎等，侵入血流引起败血症；③中枢神经系统感染，主要有脑膜炎、脑膜脑炎、脑脓肿等，多由原发病灶转移而来，预后不良；④过敏性疾病，对本菌及其代谢产物过敏者，表现为湿疹样荨麻疹、哮喘、胃肠炎等。

鹅口疮和皮肤念珠菌感染的治疗以局部涂敷制霉菌素、甲紫和酮康唑等为主，内脏和中枢神经系统的念珠菌病应使用两性霉素 B 和 5- 氟胞嘧啶。

### （二）新型隐球菌

新型隐球菌广泛分布于自然界，土壤和鸽粪中均大量存在，也可存在于正常人体内。新型隐球菌为单细胞真菌，菌体为圆形或卵圆形，革兰氏染色阳性。常用墨汁负染后镜检，在黑色背景中可见折光性强、透亮、壁厚的圆形或卵圆形孢子，外绕透明的肥厚荚膜，菌细胞常有出芽，不生成假菌丝（图 5-3）。

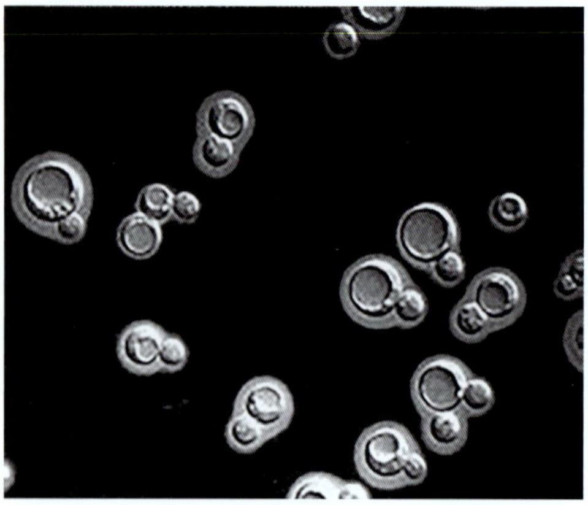

图 5-3 新型隐球菌墨汁负染镜下形态（×1000）

新型隐球菌为机会致病性真菌，可引起人或动物隐球菌病，多数为外源性感染，也可引起内源性感染。病原体主要来源于鸽粪，经呼吸道侵入机体后，首先感染的是肺部，在肺部引起轻度炎症或隐性感染。也可由破损皮肤或肠道进入。当机体免疫力下降时，可向全身播散，主要侵犯中枢神经系统，发生脑膜炎等，此外可侵入皮肤黏膜、骨骼、肌肉、淋巴结、内脏等，引起慢性炎症和脓肿。艾滋病、恶性肿瘤、血液病等患者，易继发新型隐球菌感染。预防本菌感染，除应增强机体免疫力之外，还要避免伤口感染土壤及鸽粪。

## 自测题

**单选题**

1. 下列属于真核细胞型微生物的是
   A. 细菌　B. 真菌
   C. 支原体　D. 衣原体
   E. 病毒
2. 下列与原发性肝癌发病有关的是
   A. 青霉素　B. 灰黄霉素
   C. 黄褐霉素　D. 黄曲霉毒素
   E. 串珠镰刀菌毒素
3. 下列哪种药物不能用于治疗真菌性疾病
   A. 制霉菌素　B. 克霉唑
   C. 灰黄霉素　D. 两性霉素
   E. 链霉素
4. 致病性真菌不包括
   A. 新生隐球菌　B. 酵母菌
   C. 黄曲霉菌　D. 皮肤丝状菌
   E. 白假丝酵母菌
5. 墨汁负染色法主要用于检测的菌是
   A. 新型隐球菌　B. 镰刀菌
   C. 黄曲霉菌　D. 皮肤丝状菌
   E. 白假丝酵母菌
6. 患者，女，28岁。近日因感外阴瘙痒、阴道分泌物增多就诊，妇科检查：白带呈豆渣样。阴道黏膜红肿并附有白膜，考虑感染的病原体是
   A. 支原体　B. 苍白密螺旋体
   C. 白假丝酵母菌　D. 阴道毛滴虫
   E. 淋病奈瑟球菌
7. 新型隐球菌的传染源主要是
   A. 鼠　B. 猪
   C. 猫　D. 鸽子
   E. 苍蝇
8. 引起癣病的病原体是
   A. 真菌　B. 细菌
   C. 立克次体　D. 螺旋体
   E. 衣原体

（潘保芬）

# 第6章 病毒概述

病毒（virus）是非细胞型微生物，其特征主要有：①体积微小，可通过细菌滤器，需借助电子显微镜观察；②结构简单，无完整的细胞结构；③一种病毒仅含一种核酸（DNA或RNA）；④因缺乏产生能量的酶系统，必须在易感的活细胞内寄生；⑤以自我复制的方式增殖；⑥对抗生素不敏感，但对干扰素敏感。

## 第1节　病毒的基本性状

### 一、病毒的大小与形态

#### （一）病毒的大小

病毒体积微小，以纳米（nm）作为测量单位，必须借助电子显微镜才能看到。不同种类的病毒大小不一，最大的病毒直径约为300nm，如痘病毒，而最小的病毒直径仅为20nm，如腺病毒。大多数病毒的直径在100nm左右，病毒与其他微生物大小的比较如图6-1。

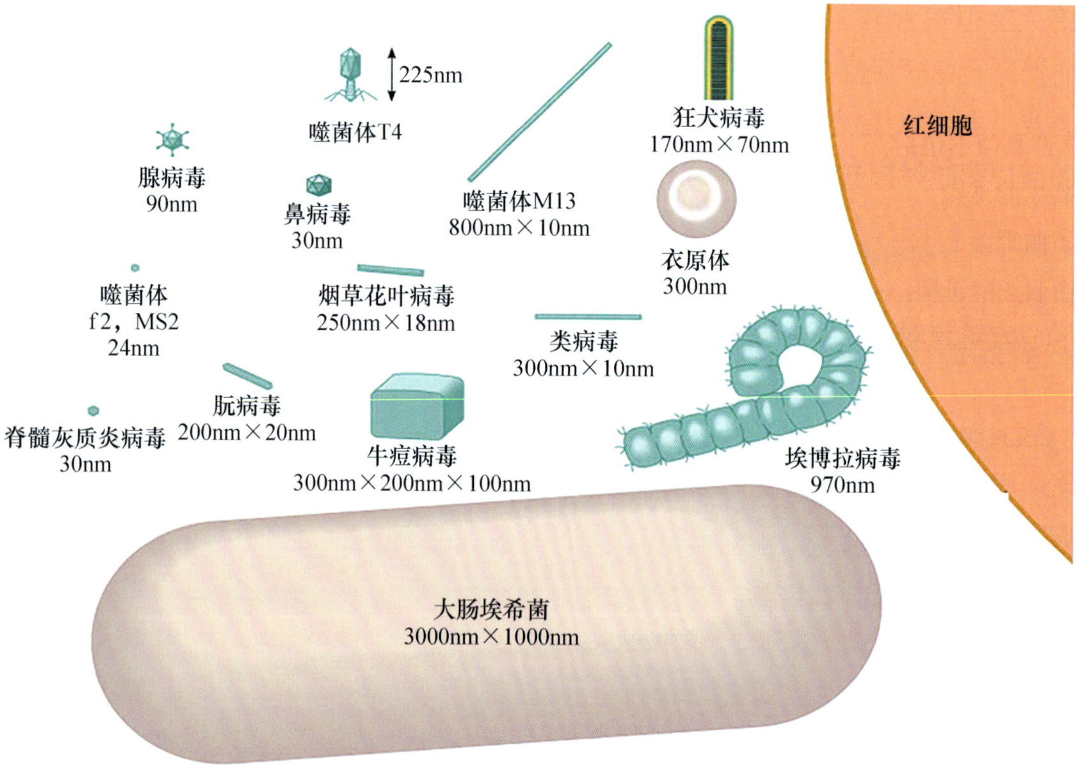


图6-1　病毒与其他微生物大小的比较

### （二）病毒的形态

病毒的形态多样，多数病毒形态为球形或近似球形，个别为砖块状（如痘病毒）或弹状（如狂犬病毒）；感染细菌的病毒（噬菌体）呈蝌蚪状；植物病毒（如烟草花叶病毒）多呈杆状（图 6-2）。

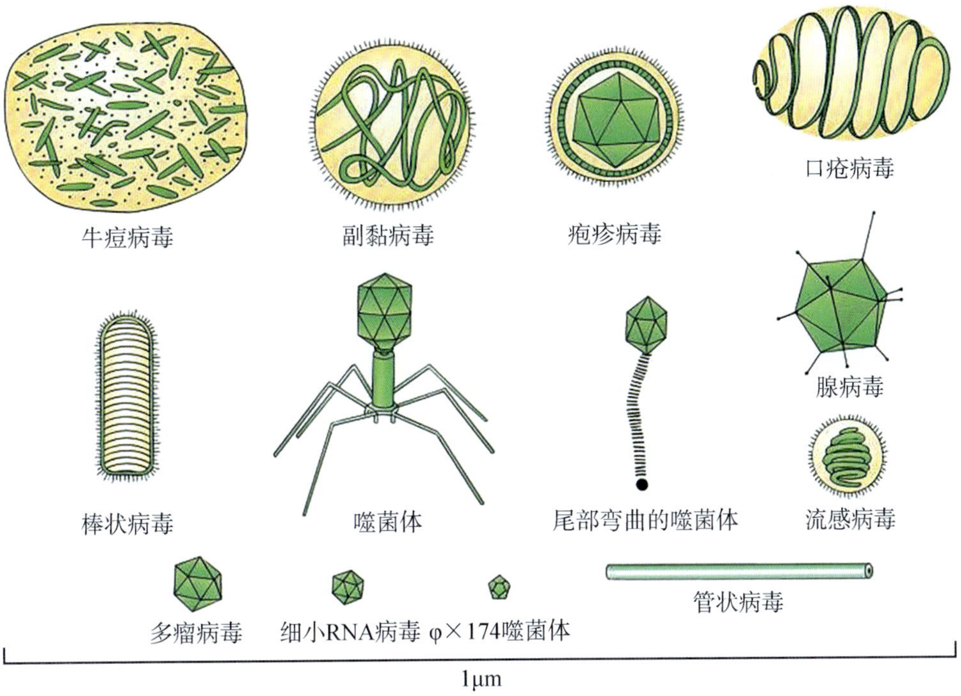


图 6-2 各种病毒的形态

## 二、病毒的结构、化学组成与功能

病毒的基本结构由核心和衣壳共同构成，称为核衣壳。有些病毒在衣壳外面还有一些辅助结构，如包膜、刺突等。没有包膜只有核衣壳的病毒体称为裸病毒，有包膜的病毒则称为包膜病毒（图 6-3）。病毒的主要化学成分为核酸（DNA 或 RNA）与蛋白质，少数有少量脂类和糖类。

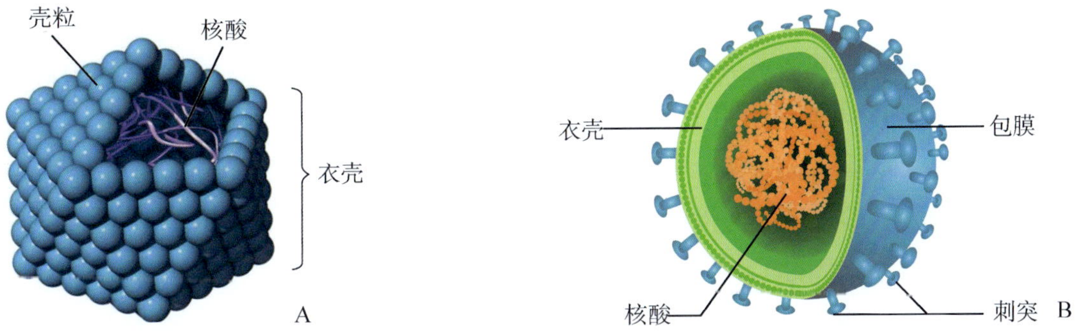


图 6-3 病毒体结构（模式图）

A. 裸病毒；B. 包膜病毒

### （一）核心

病毒的核心是其中心结构，内含一种核酸（DNA 或 RNA），构成病毒的基因组，是主导病毒感染、增殖、遗传和变异的物质基础，少数病毒核心还有少量非结构蛋白，如病毒核酸多聚酶、逆转录酶等，其主要功能有：①指导病毒复制；②决定病毒的特性；③具有感染性。根据核酸类型不同可将病毒分为 DNA 病毒和 RNA 病毒两大类。

### （二）衣壳

衣壳是包绕在病毒核心外面的蛋白质结构，是病毒体的主要抗原成分。由一定数量的亚单位壳粒聚合而成，主要排列成三种类型：①螺旋对称型，病毒核酸呈盘旋状，壳粒沿核酸走向形成螺旋对称排列；②二十面体立体对称型，病毒核酸浓集成球形或近似球形，外周衣壳排列成二十面体立体对称的球形体，见于大多数球形病毒；③复合对称型，即壳粒有螺旋对称也有立体对称，如痘病毒和噬菌体。

衣壳的主要功能是：①保护病毒核酸免受核酸酶和其他理化因素的破坏；②参与感染过程，通过病毒蛋白与易感细胞表面的受体结合，介导病毒进入宿主细胞；③具有抗原性，衣壳蛋白能刺激机体产生特异性免疫应答。

### （三）包膜

包膜是某些病毒在成熟过程中穿过宿主细胞，以出芽方式向细胞外释放时获得的一层膜结构，包膜中的蛋白几乎是由病毒基因编码的，但脂质和多糖成分则源于宿主细胞膜和核膜。包膜表面常有不同形状的呈放射状排列的钉状突起，称为刺突，主要成分是糖蛋白，如流感病毒的血凝素和神经氨酸酶。包膜对干、热、酸、脂溶剂敏感，乙醚可破坏病毒包膜，使其灭活而失去感染性，常用来鉴定病毒有无包膜。

包膜的主要功能：①保护病毒，对病毒核衣壳有保护作用，维护病毒的结构完整性；②参与感染过程，包膜中的糖蛋白可以与宿主细胞膜上的受体结合，有助于病毒的吸附和融合，同时脂蛋白也是引起发热、中毒症状的原因之一；③具有抗原性，包膜中的糖蛋白和脂质具有病毒种和型特异性，可诱导机体产生免疫应答，也可用于病毒的鉴定和分型。

**考点** 病毒的基本结构

## 三、病毒的增殖

病毒缺乏增殖所需的酶系统，只能在易感的宿主细胞内进行增殖。病毒的增殖以自我复制的方式进行，即以病毒基因组为模板，在 DNA 聚合酶或 RNA 聚合酶作用下，利用宿主细胞提供的原料、能量、场所等，经过复杂的生物合成过程，复制出病毒基因组，再经转录、翻译过程，合成大量的病毒结构蛋白，最后装配成熟释放子代病毒颗粒。

### （一）病毒的复制周期

从病毒进入宿主开始，经过基因组复制，到最后释放出子代病毒，称为一个复制周期（图 6-4），包括吸附、穿入、脱壳、生物合成、装配与释放五个步骤。

1. 吸附　病毒与易感活细胞接触，吸附在细胞膜表面相应的受体上。

2. 穿入　病毒通过胞饮、融合、直接穿入等方式进入易感细胞。

3. 脱壳 病毒在细胞内脱去衣壳，核酸游离出来。

4. 生物合成 以亲代病毒核酸为模板，利用宿主细胞提供的原料进行自我复制，合成许多子代病毒核酸与蛋白质。

5. 装配与释放 子代病毒核酸与蛋白质装配成大量的子代病毒颗粒，以出芽方式或细胞破裂的方式释放到细胞外。

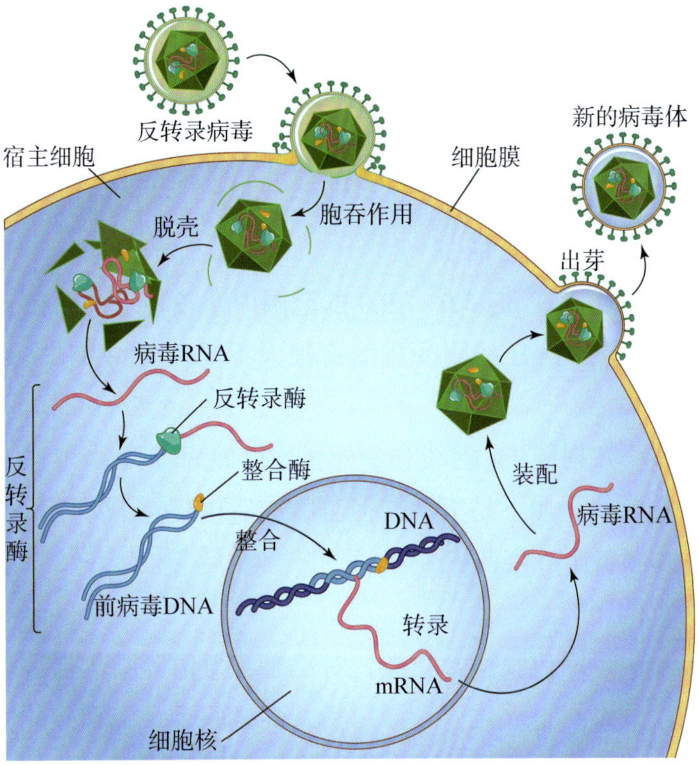


图 6-4 病毒复制周期（模式图）

考点 病毒的复制周期

### （二）病毒的异常增殖

在一般情况下，当病毒感染宿主细胞完成一个复制周期之后，仍能产生许多具有感染性的子代病毒。但是，病毒复制周期由于种种原因可发生障碍，致使病毒最终不能复制出具有感染性的子代病毒体，或是能合成病毒有关的成分，却不能组装和释放子代病毒，从而出现异常增殖，形成缺陷病毒或顿挫感染。

## 四、病毒的干扰现象

两种病毒同时或先后感染同一宿主细胞时，可发生一种病毒抑制另一种病毒增殖的现象，称为病毒的干扰现象。干扰现象可发生在异种病毒、同种、同型，甚至同株病毒间。常常是先进入的干扰后进入的，灭活的干扰活的，缺陷病毒干扰完整病毒。病毒之间的干扰现象能阻止发病，也可使感染终止。如减毒活疫苗诱生干扰素，能阻止毒力较强的病毒感染；毒力较弱的呼吸道病毒感染后，机体在一定时间内对呼吸道病毒不易感。机体同时使用两种或两种以上的病毒疫苗时，病毒的干扰现象可影响疫苗的接种效果，故需注意合理使用疫苗。

**考点** 病毒的干扰现象

## 五、病毒的抵抗力与变异

### （一）病毒的抵抗力

病毒受理化因素的作用而失去感染性，称为病毒灭活，灭活的病毒仍能保留其他特性，如抗原性、红细胞吸附、血凝和细胞融合等。

1. 物理因素对病毒的影响

（1）温度　大多数病毒耐冷不耐热，故病毒标本常在干冰温度（–70℃）和液氮温度（–196℃）下可长期保持其活性，56℃ 30 分钟或 100℃几秒钟即可灭活病毒，但有的病毒如乙肝病毒需 100℃ 10 分钟才能灭活。

（2）酸碱度　大多数病毒在 pH 5.0 ～ 9.0 的范围内比较稳定，而在 pH 5.0 以下或 pH 9.0 以上迅速灭活，但不同病毒对 pH 的耐受程度有很大不同，pH 3.0 ～ 5.0 时肠道病毒稳定，而鼻病毒很快被灭活。

（3）射线和紫外线　X 射线、γ 射线和紫外线均可使病毒灭活。

（4）干燥　病毒在常温干燥下易灭活，但若冷冻后再真空干燥则可使病毒长期存活，故常用于保存病毒毒种或制备干冻疫苗。

2. 化学因素对病毒的影响

（1）脂溶剂　包膜病毒因包膜富含脂类，对乙醚、氯仿等脂溶剂敏感。

（2）化学消毒剂　病毒对过氧化氢、漂白粉、高锰酸钾、碘和碘化物及其他卤素化学物质很敏感，可用作病毒灭活剂，酚及其衍生物可作为病毒的消毒剂。70% 乙醇能使大多数病毒灭活，但对乙肝病毒无效。次氯酸盐、过氧乙酸等对肝炎病毒有较好的消毒作用。甲醛能破坏病毒的感染性而对其抗原性影响不大，故常用于制备病毒灭活疫苗。

（3）抗生素和中草药　现有抗生素对病毒无抑制作用。近年来研究发现有些中草药，如板蓝根、大青叶、大黄、柴胡等对病毒的增殖有一定的抑制作用。

### （二）病毒的变异

病毒的变异是指病毒在复制过程中出现某些性状的改变。病毒的基因变异按其发生机制不同可分为基因突变、基因重组和基因整合。病毒变异可表现在多个方面，在医学实践中有重要意义的主要有以下两种。

1. 抗原性变异　大多数病毒的抗原结构比较稳定，不容易发生变异，少数病毒的抗原易发生变异形成新的变异株，从而引发病毒性疾病的流行，这种变异给疾病的预防、诊断和治疗都带来了困难。

2. 毒力变异　指病毒对宿主致病能力的变异。通常在自然条件下或采用人工的方法使病毒的毒力减弱或消失，制备成疫苗，用于病毒性疾病的预防。如目前已在临床使用的麻疹减毒活疫苗、甲型肝炎减毒活疫苗等。但病毒的毒力也能由弱变强，从而使病情加重。

# 第 2 节　病毒的感染与免疫

病毒侵入机体并在易感细胞内复制增殖，与机体发生相互作用的过程称为病毒感染。病毒感染的结果取决于宿主、病毒和其他影响免疫应答的因素，宿主因素包括基因背景、免疫状态、年龄以及个体的健康状况；病毒因素包括病毒株、病毒数量、感染途径等与病毒毒力相关的因素。

## 一、病毒的感染方式与途径

根据感染源的不同，病毒侵入人体可有人 - 人传播、动物 - 人传播、虫媒 - 人等传播方式。病毒在人群中的传播途径分为水平传播和垂直传播两大类。①水平传播：指病毒在人群中不同个体之间的传播（也包括由媒介、动物参与的传播），主要通过呼吸道、消化道或皮肤黏膜等途径进入人体，导致水平感染。②垂直传播：指病毒由宿主的亲代传给子代的传播方式，主要通过胎盘或产道传播，也可以通过其他方式，如乳汁传播，病毒的基因经生殖细胞的遗传等。垂直传播是病毒感染的特点之一，很多病毒都可通过垂直传播由母体传给胎儿。目前发现可通过垂直传播的病毒，以乙型肝炎病毒、风疹病毒、巨细胞病毒以及人类免疫缺陷病毒多见，可引起流产、早产、死胎或先天畸形等，被感染的子代也可没有任何症状而成为病毒携带者，如乙型肝炎病毒。常见病毒的传播途径见表 6-1。

**表 6-1　常见病毒的传播途径**

| 传播途径 | | 传播方式及媒介 | 病毒种类举例 |
|---|---|---|---|
| 水平传播 | 呼吸道传播 | 空气、飞沫、气溶胶、痰 | 流感病毒、副流感病毒、呼吸道合胞病毒、麻疹病毒、流行性腮腺炎病毒、冠状病毒 |
| | 消化道传播 | 污染的水或食物 | 肠道病毒、甲型及戊型肝炎病毒、脊髓灰质炎病毒、轮状病毒 |
| | 接触传播 | 直接或间接接触 | 水痘 - 带状疱疹病毒、人类免疫缺陷病毒、人乳头瘤病毒 |
| | 血液传播 | 血液制品、注射、输血 | 乙型肝炎病毒、丙型肝炎病毒、人类免疫缺陷病毒、巨细胞病毒 |
| | | 昆虫叮咬 | 登革病毒、黄热病毒、西尼罗病毒 |
| | 虫媒传播 | 动物咬伤或昆虫咬伤 | 狂犬病毒、流行性乙型脑炎病毒、出血热病毒 |
| 垂直传播 | 母婴传播 | 产道、胎盘 | 巨细胞病毒、人类免疫缺陷病毒、乙型肝炎病毒、风疹病毒 |

## 二、病毒的感染类型

病毒侵入机体后，由于病毒的种类、毒力及宿主免疫力的不同，故临床表现不同。从病毒进入机体到出现临床症状一般有一段间隔时期称为潜伏期。有些病毒潜伏期短，如流感病毒潜伏期为 2 ～ 4 天；有些病毒潜伏期长，如乙型肝炎病毒潜伏期为几周到几个月。根据有无临床症状可分为隐性感染和显性感染。

### （一）隐性感染

机体被病毒感染后未表现出明显临床症状，称为隐性感染。隐性感染虽无临床症状，但病毒仍在体内复制增殖并向体外排出，机体仍可获得免疫力而终止感染。有部分隐性感染者可一直不产生免疫力，成为病毒携带者。故隐性感染在流行病学上具有十分重要的意义。

### （二）显性感染

病毒侵入机体在宿主细胞内大量增殖引起细胞病变、死亡达到一定数量而产生组织损伤或在毒性产物积累到一定程度时，机体出现临床表现，称为显性感染。根据病情缓急、长短，显性感染又分为急性感染和持续性感染。

1. 急性感染　一般潜伏期较短，发病急，病程多为数日或数周。恢复后机体内不再存在病毒，如普通感冒、流行性感冒等多为急性感染。

2. 持续性感染　病毒可在体内持续存在数月至数年，甚至数十年。由于持续性感染的致病机制不同，又分为慢性感染、潜伏感染及慢发病毒感染。

（1）慢性感染　隐性或显性感染后，病毒未被完全清除，持续存在于血液或组织中并不断排出体外，或经输血、注射而传播。慢性感染病程长，症状长期迁延不愈。引起慢性感染的病毒有乙型肝炎病毒、丙型肝炎病毒、EB 病毒等。

（2）潜伏感染　原发感染后，病毒长期潜伏在宿主细胞中，形成潜伏状态，感染者无症状。一旦机体免疫功能低下，病毒基因活化并复制产生完整病毒，引起临床症状，并可反复发生。有的潜伏病毒甚至可诱发恶性肿瘤。引起潜伏感染的病毒有单纯疱疹病毒、水痘 - 带状疱疹病毒、巨细胞病毒等。

（3）慢发病毒感染　指显性或隐性感染后，病毒经历较长的潜伏期，通常为数月或数年，甚至数十年，在症状出现后呈进行性加重，最终导致死亡。如人类免疫缺陷病毒引起的获得性免疫缺陷综合征和麻疹病毒引起的亚急性硬化性全脑炎等。近年研究发现一些不明原因的疾病如多发性硬化、动脉硬化症和糖尿病等也可能与慢发病毒感染有关。

**考点** 病毒感染的类型

**案例 6-1**

患者，女，23 岁，因反复发作口唇黏膜处水疱就诊。患者发病时口唇周围常起针头大小成群的疱疹，自觉有轻度瘙痒和烧灼感，1 周左右可自愈，发作时常伴有口腔溃疡、咽炎、舌炎等。

问题：1. 目前患者初步诊断为什么疾病？

2. 可能的患病原因是什么？

## 三、病毒感染的致病机制

病毒感染的致病机制包括两方面：病毒对宿主细胞的直接作用和病毒感染引起的免疫病理损伤。

### （一）病毒对宿主细胞的直接作用

1. 杀细胞效应　病毒在宿主细胞内复制增殖过程中，阻断细胞自身的合成代谢，待病毒复制成熟后，在很短时间内，一次释放大量子代病毒，导致细胞裂解，这种作用称为病毒的杀细胞效应，主要见于无包膜、杀伤性强的病毒，如脊髓灰质炎病毒、腺病毒等。

2. 稳定状态感染　某些病毒在感染细胞内增殖不引起细胞溶解死亡，称为稳定状态感染。多见于有包膜的病毒，如流感病毒、疱疹病毒等。这类病毒感染细胞后不阻碍细胞代谢，不使细胞溶解死亡，病毒复制后，子代病毒以出芽方式从感染细胞中逐个释放出来，再感染邻近宿主细胞。稳定状态感染主要体现在两个方面：①细胞膜出现新抗原，由病毒基因编码的抗原可以出现在细胞膜表面，这种新抗原是引起免疫病理损伤的基础之一；②细胞融合，有些病毒在感染细胞内增殖，使细胞膜互相融合，形成多核巨细胞，如麻疹病毒等。

3. 包涵体形成　某些病毒在宿主细胞内增殖后，在胞质或核内形成光镜下可见的圆形或椭圆形斑块状结构，称为包涵体。病毒包涵体对诊断某些病毒感染具有重要意义，如狂犬病毒的内氏小体。

**考点** 包涵体的意义

4. 细胞的增生与转化　某些病毒感染细胞后将其核酸全部或部分插入到宿主细胞的染色体中，称为整合感染。整合可使宿主细胞遗传性状发生改变，导致细胞增生与转化。如果细胞转化为恶性细胞则引起肿瘤。目前已知与肿瘤密切相关的病毒有人乳头瘤病毒、乙型肝炎病毒、EB 病毒、人类嗜 T 淋巴细胞病毒 Ⅰ 型等，相关肿瘤分别是子宫颈癌、原发性肝癌、鼻咽癌、成人 T 细胞白血病和淋巴瘤。

5. 细胞凋亡　是一种由基因控制的程序性细胞死亡。有些病毒感染细胞后，可启动凋亡基因，导致宿主细胞凋亡，如正黏病毒、副黏病毒、小 RNA 病毒、人乳头瘤病毒和人类免疫缺陷病毒等在感染细胞后，均可引起细胞凋亡。

### （二）病毒感染引起的免疫病理损伤

病毒侵入机体后，病毒感染细胞表面除表达病毒抗原外，还会出现自身抗原，诱导机体产生免疫应答，除了引起免疫保护作用之外，还可引起免疫病理反应，造成机体损伤。此外，有些病毒可直接侵犯免疫细胞或免疫器官，破坏其免疫功能。

1. 体液免疫损伤　许多病毒如乙型肝炎病毒、流感病毒等能诱发细胞表面新抗原出现，当特异性抗体与细胞表面的新抗原结合后，在补体的参与下，破坏宿主细胞，造成组织损伤。

2. 细胞免疫损伤　特异性细胞免疫是清除胞内病毒的重要机制。特异性细胞毒性 T 细胞对靶细胞膜上的病毒抗原特异性识别后引起杀伤效应，可终止细胞内病毒的复制，对感染的恢复起关键作用，但也损伤了宿主细胞，造成功能紊乱。特异性辅助性 T 细胞（Th 细胞）通过释放多种淋巴因子引起组织损伤和炎症反应。

3. 抑制免疫系统功能　某些病毒感染可抑制免疫功能。这些病毒感染所致的免疫抑制，可激活体内潜伏的病毒或促进某些肿瘤的生长，亦可成为病毒持续性感染的原因之一。

## 四、机体抗病毒免疫

机体抗病毒免疫包括固有免疫和适应性免疫。对于机体而言，可通过屏障结构、吞噬细胞的作用、干扰素等固有免疫作用抑制病毒，同时也可通过体液免疫和细胞免疫来消除病毒，二者相互协同发挥着极其重要的抗病毒感染作用。

### （一）固有免疫

机体抗病毒的固有免疫包括皮肤黏膜的屏障作用、吞噬细胞与 NK 细胞的吞噬或杀伤作用及干扰素作用等。健康完整的皮肤黏膜是机体抗病毒感染的第一道防线；血脑屏障和胎盘屏障能阻止大多数病毒侵入中枢神经系统和胎儿；吞噬细胞、NK 细胞、树突状细胞等，其本身具有抗病毒作用，而且还能产生多种细胞因子发挥抗病毒效应并活化其他免疫细胞；干扰素在病毒感染早期即可产生，可干扰病毒的复制，阻止病毒在机体内的扩散。本部分主要介绍干扰素的作用机制。

干扰素（IFN）是病毒或其他干扰素诱生剂刺激人或动物细胞产生的一种具有抗病毒、抗肿瘤、免疫调节等多种生物活性的糖蛋白。人的干扰素分为Ⅰ型和Ⅱ型。Ⅰ型包括白细胞产生的 α 干扰素与成纤维细胞产生的 β 干扰素，Ⅱ型是 T 细胞产生的 γ 干扰素。干扰素具有广谱抗病毒作用，通过诱导宿主细胞合成抗病毒蛋白质而发挥抑制病毒的作用（图 6-5），此外干扰素还能激活 NK 细胞和吞噬细胞，增强其对病毒感染细胞的杀死作用。

**考点** 干扰素的概念及其抗病毒机制

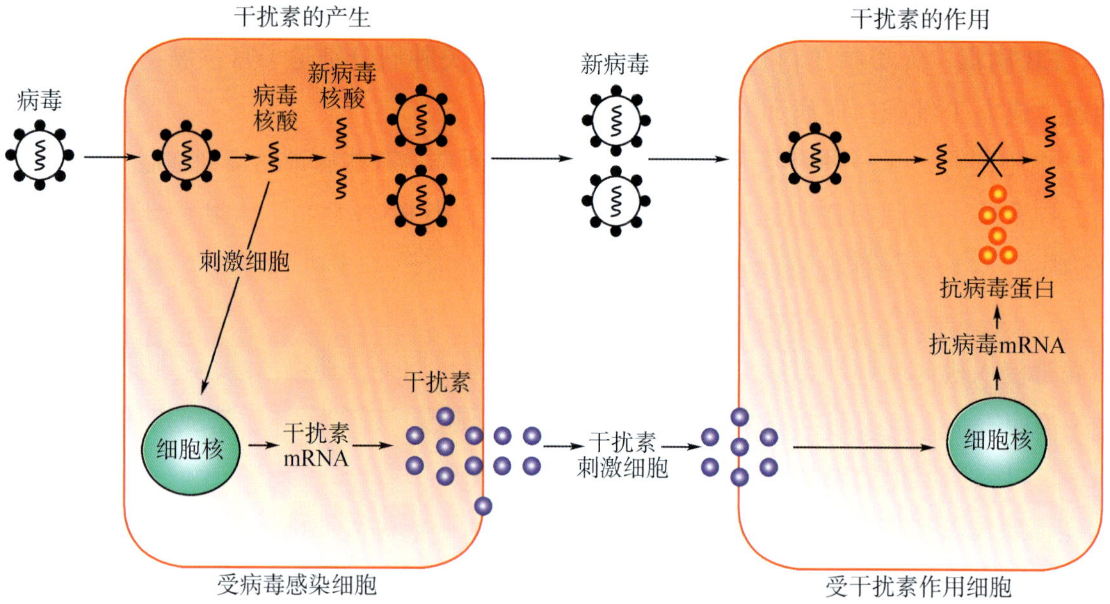


图 6-5 干扰素的产生及抗病毒作用（示意图）

### （二）适应性免疫

病毒抗原具有较强的免疫原性，病毒感染后能诱导机体产生适应性免疫应答，包括体液免疫和细胞免疫，前者主要作用于胞外的病毒，后者主要对胞内病毒发挥抗病毒作用。

1. 体液免疫的抗病毒作用　病毒抗原能刺激机体产生具有保护作用的抗病毒抗体，主要有中和抗体、血凝抑制抗体、补体结合抗体等，在抗病毒免疫中发挥特异性保护作用。

2. 细胞免疫的抗病毒作用　感染细胞内病毒的清除主要依赖于细胞免疫，虽然 NK 细胞和吞噬细胞具有杀死靶细胞的作用，但杀死或破坏病毒感染的靶细胞主要靠效应 T 细胞即 $CD4^+$Th1 细胞和 $CD8^+$Tc 细胞来发挥作用（详见第 9 章免疫学基础）。

# 第 3 节　病毒感染的检查与防治

## 一、病毒感染的检查方法

目前常用的病毒感染检查方法包括病毒的分离鉴定、血清学诊断、病毒蛋白和核酸的检测。

随着分子病毒学的发展相继建立了一些快速诊断方法，对提高病毒感染诊断水平起到了推动作用。

### （一）标本的采集与送检

病毒感染标本的采集处理及运送环节直接影响病毒感染的检查结果。

1. 标本采集

（1）标本采集时间　采集病程初期或急性期标本，病毒数量较多，检出率较高。血清学诊断的标本应在患者发病初期和病后 2 ～ 3周各取标本一份。

（2）标本采集部位　根据临床诊断、病程检查项目等采集不同标本。如呼吸道感染一般采集鼻咽拭子或痰液，肠道感染多采集粪便，皮肤感染可采取病灶组织，颅内感染可采取脑脊液，病毒血症可采集血液。

2. 标本的处理与运送

（1）标本的处理　标本采集应严格无菌操作。本身带有杂菌或可能被细菌污染的标本，应加入抗生素以抑制标本中的细菌和真菌生长繁殖。

（2）标本的运送　因病毒在室温中易失去活性，故标本应置于含有抗生素的 50% 甘油缓冲液中，低温保存并尽快送检。不能立即送检的标本需 –70℃保存。某些病毒，如呼吸道合胞病毒、单纯疱疹病毒对低温敏感，应床边接种，避免直接冷藏。对于高致病性病毒标本，应加金属套罐，做好标记，由专人送检。

### （二）病毒感染的分离培养与鉴定

病毒具有严格的细胞内寄生性，故应根据不同病毒选择敏感动物、鸡胚或组织细胞进行病毒的分离培养与鉴定，该方法是病毒病原学诊断的金标准，但其方法复杂，要求严格且耗时较长，不适合临床诊断，只适用于病毒的实验室研究或流行病学调查。

1. 病毒的分离培养　实验室分离培养病毒通常所用的方法包括动物接种、鸡胚培养、组织培养。其中最理想的是组织培养，可通过细胞发生的各种病变鉴定病毒的种类。

2. 病毒数量和感染性测定　对于已经增殖的病毒必须进行感染性和数量的测定。在单位体积中测定感染性病毒的数量称为滴定，常用的方法有：50% 组织细胞感染量测定（$TCID_{50}$）、红细胞凝集试验、空斑形成试验。

3. 病毒的鉴定　主要包括：①通过电子显微镜和免疫电镜进行病毒的形态观察和大小测定；②通过免疫标记法和血凝抑制试验，用已知抗体对病毒进行种、型和亚型的血清学鉴定；③通过核酸扩增、核酸杂交、基因芯片、基因测序等分子生物学技术进行分子生物学鉴定。

### （三）病毒感染的血清学诊断

应用血清学方法辅助诊断病毒性疾病，其原理是用已知的病毒抗原或抗体检测患者血清中有无相应抗原或抗体（详见第 11 章免疫学应用）。

### （四）病毒感染的快速检查方法

1. 形态学检查法　主要包括：①用光学显微镜观察病毒的包涵体及某些大病毒颗粒如痘类病毒的检查；②可通过电子显微镜和免疫电镜进行病毒的观察。

2. 病毒抗原检测法　近年来免疫标记技术已广泛应用于病毒抗原检查，具有特异性强、敏感度高、结果判断快速等优点，对病毒感染的早期诊断具有重要价值。

3. 病毒核酸检测　病毒核酸检测法主要有核酸杂交、聚合酶链反应（PCR）、基因芯片技术等。其中PCR技术在诊断病毒感染中，具有特异性强、灵敏度高、简便快速等优点，现已广泛用于病毒基因组检查。

## 二、病毒性疾病的防治

多种病毒性感染尚缺乏特异性药物，因此对病毒性感染的预防显得尤为重要。

### （一）病毒感染的预防

多数患者感染后可获得对同型病毒的特异性免疫力，对于整个人群而言，可应用适宜性免疫应答原理，给机体接种病毒抗原或特异性抗体，使机体主动或被动获得特异性免疫力，达到预防和治疗病毒性疾病的目的。

1. 人工主动免疫　将疫苗接种于人体，使之产生特异性免疫力，预防相应病毒感染性疾病。目前常用的疫苗有减毒活疫苗、灭活病毒疫苗、亚单位疫苗、基因工程疫苗和核酸疫苗等。

2. 人工被动免疫　常用含有特异性抗体的免疫血清、丙种球蛋白、细胞因子或致敏免疫细胞等注射入机体，使机体立即获得特异性免疫力，可用于急性传染病的紧急预防和治疗。其特点是立即生效，但维持时间短。

### （二）病毒感染的治疗

病毒为严格细胞内寄生的微生物，故要求抗病毒药物既能穿入细胞选择性地抑制病毒增殖，又不损伤宿主细胞，迄今尚无十分理想的药物。近年来随着病毒分子生物学的深入研究，研制出一些抗病毒药物，但是大多数抗病毒药物的应用都有一定的限制。抗病毒药物治疗的作用机制是阻断病毒复制周期中的任一环节，抑制病毒感染，如抑制病毒穿入和脱壳、抑制病毒核酸和蛋白合成、抑制病毒的装配和释放等。

1. 抗病毒化学制剂　多数抗病毒化学制剂对机体细胞有一定损害作用，因此尚不能广泛应用于临床。目前疗效较好、不良反应较小的药物有阿昔洛韦、阿糖腺苷、拉米夫定等。

2. 干扰素及干扰素诱生剂　干扰素有广谱抗病毒作用且毒性小，对某些病毒性疾病的治疗有较好的效果，目前广泛用于治疗乙型病毒性肝炎、疱疹性角膜炎、疱疹性脑炎、艾滋病等。干扰素诱生剂有诱导机体产生干扰素和免疫促进作用，如聚肌胞对乙型肝炎等有一定疗效。

3. 中草药　大量实验研究证明，许多中草药对病毒性疾病有预防和治疗作用，其中有些是直接抑制病毒，有些可通过增强机体免疫力而发挥抗病毒作用。常用的有大青叶、板蓝根、金银花、贯众、苍术、艾叶等，对某些病毒性疾病有一定作用。有关中草药抗病毒作用机制尚待进一步深入研究。

## 自 测 题

**单选题**

1. 关于病毒的描述，下列错误的是
   A. 属于非细胞型微生物
   B. 结构简单
   C. 核酸为DNA和RNA
   D. 需在活的易感细胞内增殖

E. 测量单位是 nm

2. 测量病毒大小的单位是

A. pm　B. mm

C. μm　D. nm

E. m

3. 病毒的增殖方式是

A. 二分裂　B. 出芽

C. 复制　D. 断裂

E. 孢子

4. 病毒的基本结构是

A. 核衣壳　B. 核心

C. 核酸　D. 衣壳

E. 蛋白质

5. 构成病毒核心的主要化学成分是

A. 磷酸　B. 蛋白质

C. 类脂　D. 肽聚糖

E. 核酸

6. 病毒严格细胞内寄生是因为

A. 在细胞外抵抗力弱

B. 体积小、结构简单

C. 只含单一核酸

D. 缺乏完整的酶系统及细胞器，不能独立地进行代谢

E. 以上均不是

7. 病毒抵抗力的特点是

A. 耐冷又耐热　B. 耐冷不耐热

C. 耐热不耐冷　D. 不耐热、不耐冷

E. 以上均不是

8. 干扰素的作用机制是

A. 干扰病毒的吸附作用

B. 干扰病毒的穿入作用

C. 直接杀灭

D. 病毒诱导宿主细胞产生抗病毒蛋白质

E. 直接干扰病毒 RNA 的转录

9. 病毒在宿主细胞中增殖，受染细胞内出现具有鉴别意义的结构是

A. 核酸　B. 包涵体

C. 包膜　D. 病毒颗粒

E. 衣壳

10. 下列病毒结构中，在光学显微镜下可见的是

A. 包涵体　B. 衣壳

C. 包膜　D. 核酸

E. 病毒颗粒

11. 病毒的复制过程不包括

A. 吸附　B. 穿入

C. 组装和释放　D. 脱壳

E. 二分裂

12. 病毒的垂直感染是指通过哪种途径感染

A. 皮肤黏膜　B. 呼吸道

C. 消化道　D. 接触

E. 经过胎盘或分娩时经产道

13. 病毒侵入机体后，不出现明显临床症状的感染方式是

A. 慢性感染　B. 慢发病毒感染

C. 潜伏感染　D. 隐性感染

E. 亚急性感染

14. 病毒性疾病的特异性预防方法常用

A. 化学药物　B. 抗生素

C. 干扰素　D. 疫苗

E. 丙种球蛋白

15. 关于病毒标本的采集与保存，不正确的是

A. 及早采取标本

B. 污染标本要加消毒剂处理

C. 标本采取后应立即送检

D. 血清学检查应取急性期和恢复期双份血清

E. 可置于 50% 甘油盐水中送检

（秦　艳）

# 第7章 常见病毒

## 第1节　呼吸道病毒

呼吸道病毒是指主要以呼吸道为传播途径，能引起呼吸系统及全身感染的一类病毒。临床上 90% 以上急性呼吸道感染是由病毒所引起。多数呼吸道病毒具有传播快、潜伏期短、传染性强、发病急、病后免疫力不持久、易继发细菌性感染等特点。常见的呼吸道病毒包括流行性感冒病毒、麻疹病毒、腮腺炎病毒、呼吸道合胞病毒、冠状病毒、风疹病毒等。

### 一、流行性感冒病毒

流行性感冒病毒简称流感病毒，属于正黏病毒科，是流行性感冒（简称流感）的病原体，分为甲（A）、乙（B）、丙（C）三型。该病毒传染性强、潜伏期短、发病率高，已引起数次世界性大流行。

#### （一）生物学性状

1. 形态与结构　流感病毒多呈球形或丝状，直径为 80 ～ 120nm。有包膜，表面有刺突，病毒从外到内分为包膜和核心两部分，其特征见图 7-1。

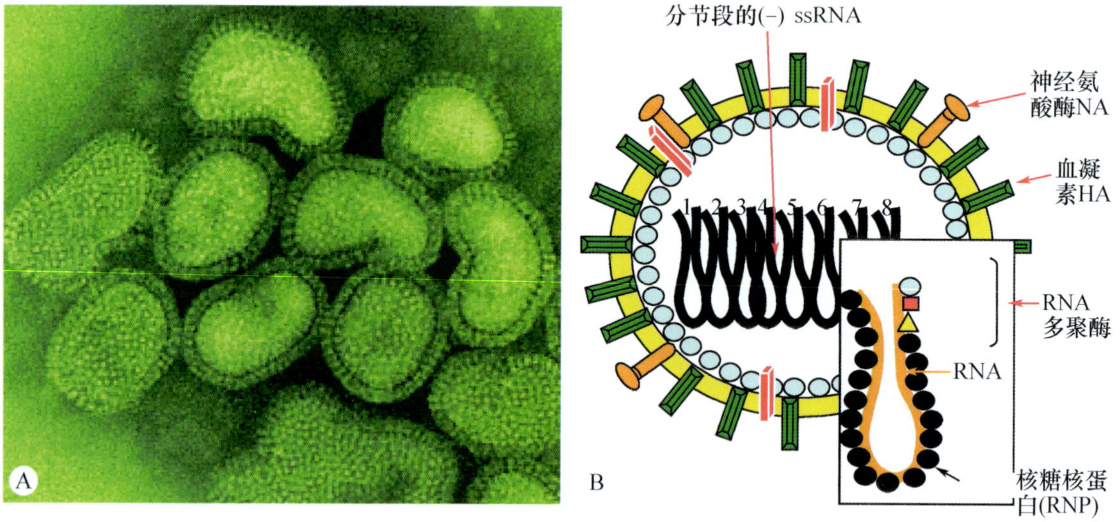


**图 7-1**　流感病毒的形态与结构

A. 流感病毒形态示意图；B. 流感病毒结构图

（1）核心　呈螺旋对称，包括核酸、核蛋白及 RNA 多聚酶组成。核酸分 7 ～ 8 个节段，与核酸节段结合的是核蛋白（NP），NP 为病毒的主要结构蛋白，抗原性稳定，很少发生变异。

每条 RNA 片段的末端连接着 RNA 多聚酶，它们共同构成病毒的核衣壳。

（2）包膜　分为两层，内层为病毒基因编码的基质蛋白（MP），抗原性较稳定；外层为脂质双层膜，来源于宿主细胞膜。病毒包膜上镶嵌有两种糖蛋白刺突，即呈柱状的血凝素（HA）和呈蘑菇状的神经氨酸酶（NA）。HA 与 NA 抗原极不稳定，易发生变异，是流感病毒亚型分型的重要依据。

**考点** 流感病毒的形态结构特征

2. 分型与变异

（1）分型　根据 NP 和 MP 抗原性不同，将流感病毒分为甲、乙、丙三型。根据表面 HA 和 NA 抗原性的不同，甲型流感病毒又分为若干亚型，迄今发现 HA 有 16 种（1 ～ 16）抗原，NA 有 9 种（1 ～ 9）抗原，乙、丙型流感病毒至今尚未发现亚型。

**链接**

**禽流感病毒**

近几年新出现的禽流感病毒是甲型流感病毒，可引起禽类的流行性感冒，故简称为禽流感。禽流感病毒根据致病性强弱分为高致病性、低致病性和非致病性三种，其中 H5N1、H7N9 亚型毒株属于高致病性禽流感病毒。世界各地的禽流感主要由高致病性的 H5 和 H7 两种亚型引起，而人对甲型流感病毒的 H1 和 H3 亚型易感。禽流感病毒与人流感病毒的受体有差异，不易感染人，但禽流感的流行可与人类毒株互换基因片段，使人类流感病毒发生基因重组，形成新的病毒毒株在人间传播。感染人的禽流感病毒主要有 H5N1、H5N2、H7N3、H9N2 等，2013 年在上海、江苏、安徽、浙江等地相继出现人感染 H7N9 禽流感病例。

（2）变异　甲型流感病毒表面抗原 HA 和 NA 易发生变异，HA 变异更快，两者之间可同时出现，也可单独发生，病毒变异的幅度与流感流行规模关系密切。流感病毒的抗原变异有两种形式。

1）抗原漂移：通常由基因点突变造成，变异幅度小，属量变，即亚型内变异，每 2 ～ 5 年出现一次，常引起中、小规模流感流行。

2）抗原转换：变异幅度大，属质变，常导致新亚型的出现。由于人群对新亚型缺乏免疫力，每次新亚型出现常伴随一次较大规模的流感流行。

**考点** 抗原漂移、抗原转换的概念

3. 抵抗力　流感病毒抵抗力较弱，耐冷不耐热，56℃ 30 分钟即可灭活，室温下传染性很快丧失，0 ～ 4℃可存活数周，–70℃或冷冻干燥可长期保存。对干燥、日光、紫外线、脂溶剂、氧化剂、酸等均敏感。

### （二）致病性与免疫性

1. 致病性　流感病毒引起流行性感冒（简称流感），多好发于冬春季节。传染源为患者或隐性感染者，被感染的动物也可能作为传染源。传染性强，人群普遍易感。病毒通过飞沫、气溶胶等侵入机体，在呼吸道黏膜上皮细胞内增殖，导致细胞变性、坏死、脱落使局部黏膜充血、水肿等。病毒仅在局部增殖，一般不入血。潜伏期为 1 ～ 4 天，临床表现为畏寒、头痛、发热、肌痛、乏力、鼻塞、流涕、咽痛及咳嗽等症状，发热可达 38 ～ 40℃。单纯性流感病程一般 3～4 天，但年老体弱者、婴幼儿、免疫低下和心肺功能不全者等可继发细菌感染（肺炎链球菌、金黄色葡萄球菌、流感嗜血杆菌等），使病程延长，甚至引起肺炎，导致死亡。

**考点** 流感的主要致病特点

2. 免疫性　病后机体对同型病毒可获得免疫力，主要是呼吸道局部的免疫球蛋白 SIgA 在预防感染和阻止疾病发生中发挥重要作用，一般维持 1～2 年。不同亚型流感病毒之间无交叉免疫。

### （三）微生物学检查

在流感流行期间，可根据典型症状做出初步临床诊断。实验室检查主要用于确诊和分型、流行监测，特别是检测新变异株的出现。主要检测包括病毒分离与鉴定、血清学诊断检测抗体、聚合酶链反应或序列分析检测病毒核酸和分型。

### （四）防治原则

每年接种流感疫苗是预防流感的有效手段，可以显著降低接种者罹患流感和发生严重并发症的风险。神经氨酸酶抑制剂奥司他韦、扎那米韦、帕拉米韦等和聚合酶抑制剂巴洛沙韦等是甲型和乙型流感的有效治疗药物，早期尤其是发病 48 小时之内应用抗流感病毒药物能显著降低流感重症和死亡的发生率。抗病毒药物应在医生的指导下使用。采取日常防护措施也可以有效减少流感的感染和传播，包括：保持良好的呼吸道卫生习惯，咳嗽或打喷嚏时，用纸巾、毛巾等遮住口鼻；勤洗手，尽量避免触摸眼睛、鼻或口；均衡饮食，适量运动，充足休息等；避免近距离接触流感样症状患者；流感流行季节，尽量减少去人群聚集场所。

**考点** 流感的主要预防措施

## 二、麻疹病毒

麻疹病毒是引起麻疹的病原体。麻疹是儿童常见的一种急性呼吸道传染病，以全身皮肤出现斑丘疹为临床特征，故称为麻疹。世界卫生组织（WHO）已将麻疹列为计划消灭的传染病之一。

### （一）生物学性状

麻疹病毒呈球形，为有包膜的 RNA 病毒。麻疹病毒抗原性较稳定，只有一个血清型。抵抗力较弱，对热、日光、紫外线、脂溶剂及一般消毒均敏感。

### （二）致病性与免疫性

1. 致病性　传染源为麻疹患者（自潜伏期至出疹期均有传染性），病毒经飞沫或污染的玩具、用具等传播，6 个月至 5 岁的婴幼儿发病率最高。病毒侵入机体后，先在呼吸道黏膜上皮细胞增殖，然后侵入血流，形成第一次病毒血症。病毒随血流侵入全身淋巴组织和单核巨噬细胞系统，在细胞内增殖后再次入血，形成第二次病毒血症。此时，皮肤、眼结膜、口腔黏膜、呼吸道黏膜、消化道黏膜、小血管等均受染而产生病变，表现为发热、畏光、流泪、眼结膜充血、流涕、咳嗽等症状，口腔黏膜出现中心灰白、周围红色的 Koplik 斑（科氏斑），有助于早期诊断。随后全身皮肤相继出现红色斑丘疹，从颈部、躯干至四肢，为麻疹的典型症状，病程约 1 周。年幼体弱患儿易发生并发症，以肺炎最常见，是麻疹患儿死亡的主要原因。最严重的并发症是亚急性硬化性全脑炎（SSPE），属于麻疹病毒急性感染后的迟发感染，表现为大脑功能渐进性衰退，一般在 1 ～ 2 年内死亡。

2. 免疫性　病后机体可获得牢固免疫力，一般为终身免疫。来自母体的抗体能保护婴儿，故 6 个月内婴儿不易感染。

**考点** 麻疹的易感人群、典型表现及并发症

### （三）微生物学检查

典型病例根据临床症状即可诊断。对于不典型病例可采集患者的咽拭子、血液、咽洗液，并经抗生素处理后接种于人羊膜细胞培养，进行病毒分离与鉴定。取患者急性期和恢复期双份血清进行血清学检测以检测病毒特异性抗体。抗体滴度增高 4 倍以上辅助诊断麻疹病毒感染。酶联免疫吸附试验检测 IgM 抗体有助于麻疹的早期诊断。采用核酸杂交或 PCR 等方法检测病毒核酸。

### （四）防治原则

预防麻疹的主要措施是隔离患者，对儿童接种麻疹减毒活疫苗进行特异性预防。对接触过麻疹患者的易感者，注射丙种球蛋白或胎盘球蛋白进行紧急预防，可防止发病或减轻症状。对患者以加强护理、对症治疗、预防感染为主。

**考点** 麻疹的主要预防措施

## 三、腮腺炎病毒

腮腺炎病毒是流行性腮腺炎的病原体，学龄儿童为易感人群。腮腺炎病毒仅有一个血清型，抗原性稳定，对热、紫外线、脂溶剂及一般消毒均敏感。腮腺炎病毒仅感染人，传染源是患者和病毒携带者，主要经飞沫传播。病毒侵入人体后，在呼吸道上皮细胞中增殖，随后入血引起病毒血症，扩散至唾液腺及其他器官，还可引起胰腺、睾丸、卵巢、肾脏和中枢神经系统等感染。临床表现主要为一侧或双侧腮腺肿大、疼痛，伴发热、乏力、肌肉疼痛等，病程约 1 ～ 2 周。青春期感染者，易并发睾丸炎或卵巢炎，少数患儿还可并发病毒性脑膜炎、脑炎，是导致男性不育和儿童获得性耳聋的常见病因。病后可获牢固的免疫力，6 个月内婴儿因从母体获得抗体，故很少患腮腺炎。预防流行性腮腺炎的主要是隔离患者，阻止传播。接种腮腺炎减毒活疫苗是唯一有效的预防措施。

**考点** 流行性腮腺炎的致病性

## 四、呼吸道合胞病毒

呼吸道合胞病毒是在婴幼儿中引起严重呼吸道感染的最重要的病毒，临床表现为细支气管炎和细支气管肺炎，但在较大儿童和成人主要引起上呼吸道感染。呼吸道合胞病毒通过手、污染物品和呼吸道传播，每年冬季均有流行。呼吸道合胞病毒感染后免疫力不强，至今未有安全有效的预防疫苗。

## 五、冠状病毒

冠状病毒是一类有包膜的 RNA 病毒，因包膜上有间隔较宽的突起，使其外形似日冕或

皇冠状，故名冠状病毒（图 7-2）。其广泛分布自然界，可感染人类、禽类和野生动物。

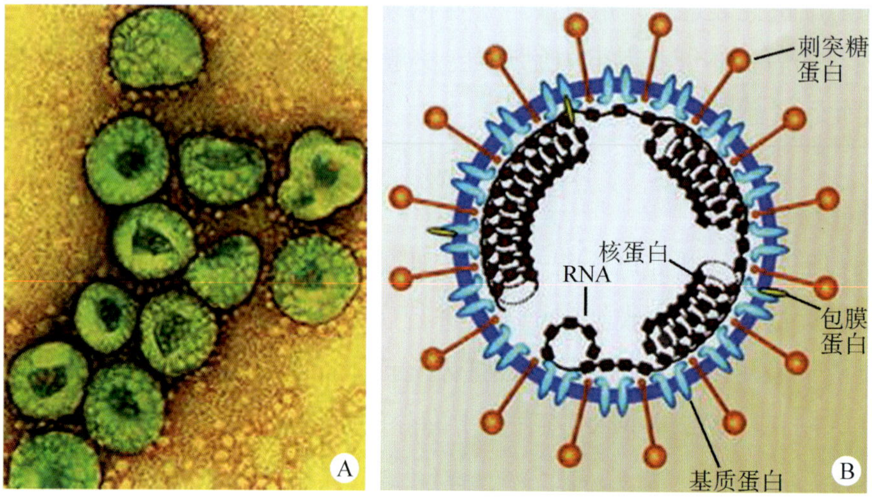


图 7-2 冠状病毒的形态与结构

A. 冠状病毒形态示意图；B. 冠状病毒结构图

### （一）生物学性状

病毒体呈球形，直径为 80 ～ 160nm，基因组为单正链 RNA，核衣壳为螺旋对称，包膜表面有 20nm 的长管状或纤维状刺突，呈花冠状突起。冠状病毒对理化因素的抵抗力较弱。对常用消毒剂、紫外线及热均敏感，56℃ 30min 或 37℃数小时可使病毒失去感染性。

### （二）致病性与免疫性

冠状病毒具有广泛的宿主范围，可感染人类、哺乳动物及禽类，引起呼吸道、胃肠道、肝脏等器官的疾病。常见的冠状病毒主要感染成人或较大儿童，引起普通感冒、咽喉炎或成人腹泻，病毒经飞沫传播，粪 - 口途径亦可以传播；主要在冬春季流行，疾病的潜伏期平均为 3 ～ 7 天。病后免疫记忆不强，再感染仍可发生。冠状病毒的某些毒株还可引起严重急性呼吸综合征（SARS）、中东呼吸综合征（MERS）和新型冠状病毒感染（COVID-19）等。SARS 的主要症状有发热、咳嗽、头痛、肌肉痛及呼吸道感染症状，病死率约 14%，尤以 40 岁以上或有潜在疾病者（如冠心病、糖尿病、哮喘以及慢性肺病）病死率高。蝙蝠可能是 SARS-CoV 的自然储存宿主。SARS 冠状病毒感染后，可引起特异性体液免疫和细胞免疫。冠状病毒感染一般呈现季节性流行。

### （三）微生物学检查

SARS 冠状病毒感染可结合临床症状及实验室检查进行诊断。可应用免疫荧光试验和 ELISA 检测患者血清中的 IgM 与 IgG 抗体，也可应用反转录 PCR（RT-PCR）快速检测 SARS 病毒的 RNA。SARS 相关样品处理、病毒培养和动物实验需在生物安全三级（BSL-3）实验室进行。

### （四）防治原则

隔离患者、切断传播途径、提高人群免疫力是主要预防措施。流行期间应尽量避免集会，公共场所保持空气畅通。目前尚无疫苗用于特异性预防。临床治疗主要采用综合性支持疗法和对症治疗。

## 六、风疹病毒

风疹病毒是引起风疹的病原体，除引起儿童和成人普通风疹外，还可引起胎儿畸形等先天性风疹综合征，危害严重。

### （一）生物学性状

风疹病毒颗粒呈球形，直径约60nm，核酸为单股正链RNA病毒，衣壳呈二十面体立体对称，病毒包膜表面刺突有凝血性。风疹病毒只有一个血清型，不耐热，对脂溶剂、紫外线敏感。

### （二）致病性与免疫性

人是风疹病毒唯一的自然宿主。风疹病毒感染最严重的危害是通过垂直传播引起胎儿先天性感染。若孕妇在妊娠3个月内感染风疹病毒，病毒可通过胎盘感染胎儿，影响胎儿的正常发育，导致流产、死产或先天性风疹综合征，主要表现为先天性心脏病、白内障、先天性耳聋、失明、智力低下、黄疸性肝炎、肺炎、脑膜炎等。风疹病毒还可经呼吸道传播，引起儿童和成人感染。病毒入侵后首先在呼吸道黏膜上皮细胞增殖，然后侵入血流，继而扩散全身。患者多表现为发热、耳后及枕下淋巴结肿大，随之面部出现浅红色斑丘疹，并迅速遍及全身。成人的症状较严重，除出疹外还有关节炎、血小板减少等。病程短，并发症少。风疹病毒感染病愈后机体可获得持久的免疫力，约95%以上的正常人血清中具有保护性抗体，孕妇体内的抗体可以保护胎儿免受风疹病毒感染。

### （三）微生物学检查

对孕妇感染风疹病毒进行早期诊断很重要，可减少畸形儿的发生。常用的方法有：①用血清学方法检测孕妇血清中的特异性IgM抗体进行早期诊断，或检测双份血清中病毒特异性抗体，抗体滴度4倍以上可辅助诊断；②检测胎儿羊水或绒毛膜中的病毒抗原或病毒核酸。

### （四）防治原则

接种风疹减毒活疫苗是预防风疹的有效措施，已经纳入国家免疫规划，通常使用三联疫苗（麻疹、腮腺炎、风疹三联减毒活疫苗）。接种对象是儿童和风疹抗体阴性的育龄妇女。风疹病毒感染尚无有效的治疗方法，若孕妇与风疹患者接触，应立即大剂量注射丙种球蛋白作为应急预防。

## 七、其他呼吸道病毒

其他呼吸道病毒的主要特征见表7-1。

**表7-1 其他常见呼吸道病毒的主要特征**

| 病毒名称 | 归属 | 所致疾病 | 免疫性 | 特异性预防 |
|---|---|---|---|---|
| 鼻病毒 | 小RNA病毒科 | 成人普通感冒、儿童上呼吸道感染和支气管炎 | 感染后所获免疫力不牢固 | 无疫苗 |
| 腺病毒 | 腺病毒 | 婴幼儿肺炎、婴幼儿上呼吸道感染 | 感染后同型可获牢固免疫力 | 无疫苗 |

# 第2节 肠道病毒

肠道病毒是一类生物学性状相似、形态最小的单正链 RNA 病毒。原发感染通常发生于消化道，但通常会引起重要的肠道外疾病。主要包括脊髓灰质炎病毒、柯萨奇病毒、埃可病毒、急性胃肠炎病毒。

肠道病毒在生物学性状和致病性方面有许多共同特征：①体积较小，直径 20 ～ 30nm，呈球形，基因组为单股正链 RNA，衣壳为二十面体立体对称，没有包膜；②对理化因素的抵抗力较强，耐酸、耐乙醚；③经消化道传染，隐性感染多见，临床表现多样化，在易感细胞中增殖，有明显致细胞病变效应；④病毒在肠道上皮细胞内增殖，引起多种肠道以外的感染性疾病，如脊髓灰质炎、无菌性脑膜炎、心肌炎、急性出血性结膜炎等（表 7-2）。

表 7-2　人类肠道病毒及所致疾病

| 病毒 | 所致疾病 |
|---|---|
| 脊髓灰质炎病毒 | 无菌性脑膜炎、脊髓灰质炎 |
| 柯萨奇病毒 | A 组：无菌性脑膜炎、麻痹、疱疹性咽炎、手足口病、急性出血性结膜炎、婴幼儿腹泻等<br>B 组：无菌性脑膜炎、麻痹、腹泻、胸痛、心肌炎、心包炎等 |
| 埃可病毒 | 无菌性脑膜炎、麻痹、出血性疾病、腹泻、胸痛、心肌炎、心包炎等 |
| 新型肠道病毒 | 无菌性脑膜炎、麻痹、疱疹性咽炎、手足口病、急性出血性结膜炎、婴儿肺炎等 |

## 一、脊髓灰质炎病毒

脊髓灰质炎病毒是脊髓灰质炎的病原体。脊髓灰质炎是儿童的一种急性传染病，流行于全世界。病毒侵犯脊髓前角运动神经细胞，导致弛缓性肢体麻痹，多见于儿童，俗称小儿麻痹。

### （一）生物学性状

脊髓灰质炎病毒（图 7-3）分为三个血清型，即Ⅰ型、Ⅱ型和Ⅲ型，型间无交叉免疫。该病毒对理化因素有较强抵抗力，在污水和粪便中病毒可存活数月，不易被胃酸和胆汁灭活，耐乙醚、耐乙醇，但对紫外线、干燥、热敏感，湿热 56℃ 30 分钟可被灭活，对碘酊、漂白粉等化学消毒剂敏感。

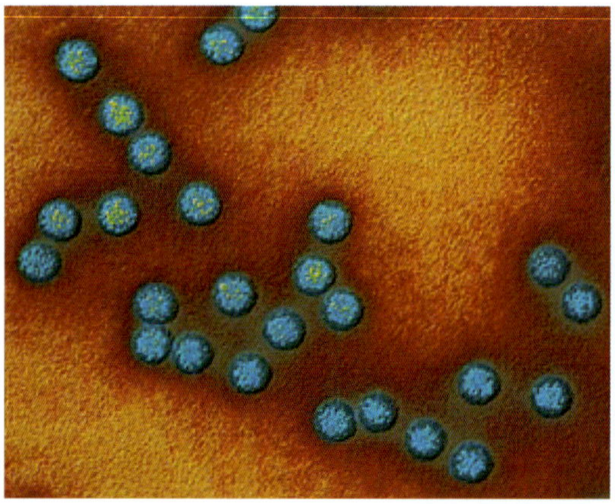

图 7-3　脊髓灰质炎病毒示意图

### （二）致病性与免疫性

1. 致病性　引起脊髓灰质炎。传染源为患者或无症状的带毒者，主要经粪 - 口途径传播，儿童为易感者。病毒通过口咽喉和肠道侵入机体，先在局部黏膜和咽、肠道集合淋巴结中增殖，由于机体免疫力较强，病毒仅限于肠道，不进入血流，不出现症状或仅有轻微发热、咽痛、腹部不适等，表现为隐性感染；少数人感染后，局部增殖的病毒经淋巴系统进入血流，形成第一次病毒血症，出现发热、头痛、恶心等全身症状；当病毒随血流播散至全身淋巴组织进一步增殖后，再次侵入血流形成第二次病毒血症，此时免疫系统若能阻止病毒，则病程终止；若免疫力较低，则病毒沿周围神经轴突蔓延至中枢神经系统，在脊髓前角运动神经细胞中增殖，导致细胞变性坏死，轻者引起暂时性肢体麻痹，重者造成肢体永久弛缓性麻痹，以四肢尤其是下肢多见，极少数患者可发生延髓麻痹，导致呼吸、循环衰竭而死亡。

2. 免疫性　病毒感染后机体对同型病毒可获得持久的免疫力，以体液免疫为主，6个月内的婴儿可从母体获得被动免疫，很少发病。

**考点** 脊髓灰质炎病毒感染途径、致病特点

### （三）微生物学检查

取粪便标本经抗生素处理后，接种原代猴肾细胞进行病毒分离与鉴定。取患者发病早期和恢复期双份血清做中和试验，抗体滴度4倍以上有诊断价值。血清中特异性IgM可辅助诊断。也可用核酸杂交、PCR等分子生物学方法检测病毒基因组进行快速诊断。

### （四）防治原则

预防应及时隔离患者、消毒排泄物、加强饮食管理。口服脊髓灰质炎减毒活疫苗糖丸是预防脊髓灰质炎的最有效措施。对未接种疫苗又与脊髓灰质炎患者密切接触者，可注射丙种球蛋白作紧急预防，以预防疾病的发生或减轻症状。对患者主要采取对症治疗，恢复期根据患者的肢体萎缩、畸形等后遗症进行手术矫正。

**考点** 脊髓灰质炎的特异性预防

## 二、柯萨奇病毒

柯萨奇病毒是1948年从美国纽约柯萨奇镇两名疑似麻痹型脊髓灰质炎儿童粪便中分离出来的，故因此而得名。其生物学性状与脊髓灰质炎病毒相似。人是柯萨奇病毒唯一的天然宿主，传染源为患者和无症状带病毒者，主要经粪-口途径传播，也可经呼吸道侵入，以隐性感染为主，因其可侵犯胃肠道、呼吸道、皮肤、肌肉、心脏和中枢神经系统等不同靶器官，故临床表现多样，可引起无菌性脑膜炎、疱疹性咽峡炎、心肌炎、心包炎、婴幼儿腹泻、手足口病和肝炎等。

## 三、埃可病毒

埃可病毒是1951年在脊髓灰质炎流行期间，偶然从健康儿童粪便中分离出来的，因当时对其与人类疾病关系不清楚，故称之为人类肠道病毒致细胞病变孤儿病毒。该病毒致病机制与柯萨奇病毒相似，可侵犯多种脏器，引起无菌性脑膜炎、呼吸道感染、婴幼儿腹泻等。

## 四、急性胃肠炎病毒

引起急性胃肠炎的病毒主要有轮状病毒、杯状病毒、星状病毒、肠道腺病毒等。这些病毒均通过粪-口途径引起病毒性胃肠炎，主要表现为5岁以下的小儿腹泻和与年龄无关的暴

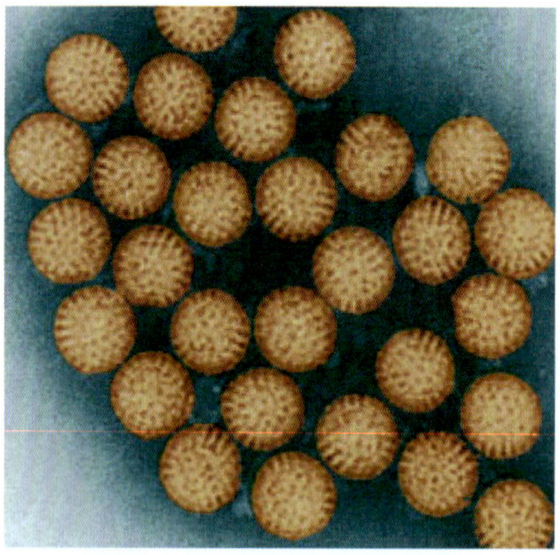
图 7-4 轮状病毒示意图

发流行。本部分主要介绍轮状病毒。

轮状病毒是引起婴幼儿急性腹泻（急性胃肠炎）的主要病原体。病毒呈球形，基因组为双股 RNA，由 11 个长度不一的基因片段组成，具有双层衣壳，内衣壳子粒呈放射状排列，如车轮，故命名为轮状病毒（图 7-4）。该病毒对理化因素有较强的抵抗力，在粪便中可存活数天到数周，耐酸碱，耐乙醚、氯反复冻融。传染源是患者和无症状带病毒者，主要经粪 - 口途径传播，因好发于秋冬季节，是 6 个月至 2 岁婴幼儿腹泻的最主要病原体，占病毒性胃肠炎的 80% 以上。临床表现为突然发病，发热、水样腹泻、呕吐、腹痛等，一般为自限性，可完全恢复，重者可出现脱水、酸中毒而导致死亡。预防主要通过控制传染源，切断传播途径为主，特异性疫苗正在研制中。对患者的治疗主要是对症治疗，及时补液，纠正水和电解质紊乱。

## 第3节 肝炎病毒

引起人类肝炎的病毒有甲型肝炎病毒（HAV）、乙型肝炎病毒（HBV）、丙型肝炎病毒（HCV）、丁型肝炎病毒（HDV）和戊型肝炎病毒（HEV）等。其中，经消化道传播的是甲型和戊型肝炎病毒，其他肝炎病毒均以血液传播为主。

### 一、甲型肝炎病毒

甲型肝炎病毒（HAV）于 1973 年通过免疫电镜技术在急性期肝炎患者的粪便中发现，是引起甲型肝炎的病原体。甲型肝炎呈世界性分布，污染食品和水源可引起流行或散发感染，主要感染儿童和青少年。人类感染 HAV 后，大多数表现为隐性感染或亚临床感染，仅少数人发生急性甲型肝炎。

#### （一）生物学性状

HAV 的形态与肠道病毒相似，但病毒核酸序列有明显差异，因此 1993 年将其单列为小 RNA 病毒科嗜肝病毒属。病毒呈球形，无包膜，基因组为单股正链 RNA（图 7-5）。病毒抗原稳定，仅发现一个血清型。该病毒有较强的抵抗力，尤其耐酸、耐热、耐有机溶剂，但对紫外线、甲醛和氯敏感。水、泥沙及水生贝类中可存活数日，在粪便和污水中可存活数月或更久，故可通过水源引起暴发流行。

#### （二）致病性与免疫性

1. 致病性　传染源为患者和隐性感染者，尤其是无黄疸性肝炎患者，潜伏期为 15 ～ 50 天，平均为 30 天，儿童和青少年多见。在潜伏期末、临床症状出现前，即有大量病毒从感染者粪便排出。发病后 2 周，随着体内抗体的出现，粪便中不再排出病毒。HAV 主要经粪 - 口途径传播，传染性极强。HAV 随粪便排出体外，通过污染食物、水源、海产品、食具等传播而造成散发流行或暴发流行。HAV经口侵入人体，先在口咽部及唾液腺中增殖，然后到达肠黏膜及局部淋巴结中大量增殖，并侵入血流形成病毒血症，最终侵犯靶器官肝脏，临床表现为发热、疲倦、食欲减退，继而出现肝大、压痛、肝功能损伤，黄疸较多见。甲型肝炎一般预后良好，绝大多数患者都能完全恢复，无慢性病例或慢性病毒携带者。

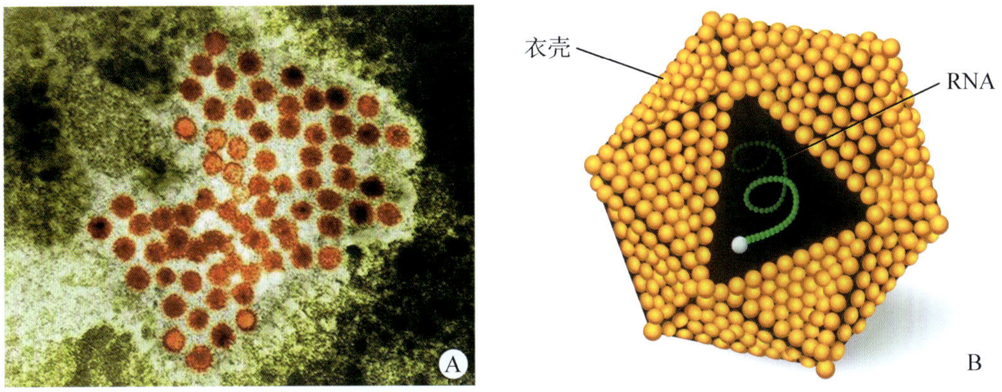


图7-5 甲型肝炎病毒示意图

A. 形态示意图；B. 结构模式图

2. 免疫性　HAV显性或隐性感染后均可诱导机体产生抗体，血中抗HAV的IgM、IgG及局部的SIgA均可阻止HAV的再感染，获得持久免疫力。

**考点** HAV的传染源、传播途径、所致疾病及临床表现

### （三）微生物学检查

目前常用ELISA法检测患者血清中抗-HAV IgM和IgG。抗-HAV IgM有助于甲型肝炎的早期诊断。用RT-PCR法检测HAV RNA，用ELISA法检测HAV抗原，疾病早期可取患者粪便标本，用免疫电镜检查病毒颗粒或抗原。

### （四）防治原则

加强卫生宣教工作和饮食卫生管理，严格管理粪池，保护水源，是预防甲型肝炎的重要环节。患者的排泄物、食具、物品和床单衣物等，要彻底消毒。特异性预防使用的疫苗有两种，包括甲型肝炎减毒活疫苗、甲型肝炎纯化灭活疫苗。凡是对甲肝病毒易感者，年龄在1周岁以上的儿童、成人均应接种。接种HAV减毒活疫苗或灭活疫苗进行异性预防。对有接触史的高危人群，尽早注射丙种球蛋白或胎盘球蛋白进行紧急预防。

**考点** HAV的特异性预防措施

## 二、乙型肝炎病毒

乙型肝炎病毒（HBV）是引起乙型肝炎的病原体。乙型肝炎为一种世界性疾病，是我国重点防治的严重传染病之一。

### （一）生物学性状

1. 形态与结构　HBV在感染者血清中主要以三种形式存在（图7-6）。

（1）大球形颗粒　即完整的HBV颗粒，也称Dane颗粒（图7-7）。直径约42nm，由双层衣壳和核心组成。①外衣壳：相当于一般病毒的包膜，包括脂质双层和HBV表面抗原

（HBsAg）。②内衣壳：呈二十面体立体对称结构，相当于一般病毒的核衣壳，含有 HBV 核心抗原（HBcAg）。③核心：含有双股环状非闭合的 DNA 和 DNA 聚合酶。Dane 颗粒具有感染性。

（2）小球形颗粒　直径约 22nm，为一中空型颗粒，是病毒装配过程中过剩的衣壳蛋白，主要成分是 HBsAg，不具有感染性。

（3）管形颗粒　直径约 22nm，长度 100 ～ 500nm，成分与小球形颗粒相同，由小球形颗粒串联而成，亦无感染性。

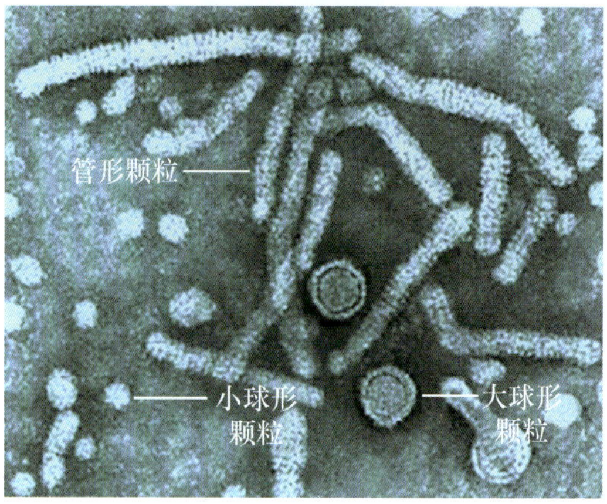

图 7-6　HBV 三种颗粒形态图（电镜，×10000）

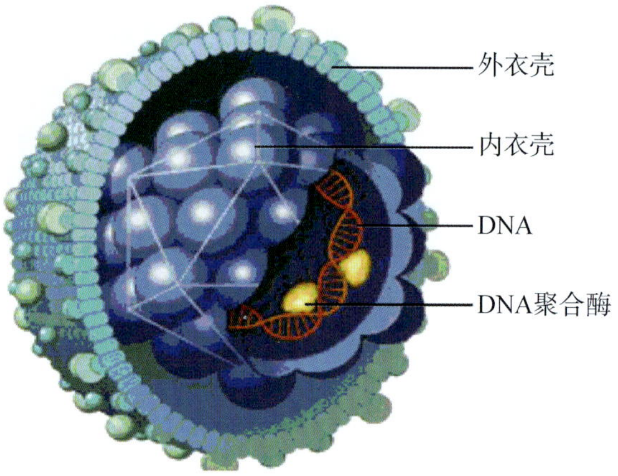

图 7-7　HBV（Dane 颗粒）结构模式图

**考点** HBV 的形态结构特点

2. 抗原组成

（1）表面抗原（HBsAg）　存在于三种颗粒的表面。HBsAg 大量存在于感染者的血液中，是 HBV 感染的主要标志。HBsAg 能刺激机体产生抗体，即抗 -HBs。抗 -HBs 为中和抗体，具有防御 HBV 感染的作用，患者血清中出现抗 -HBs，是既往感染恢复或注射疫苗产生的免疫效应。

（2）核心抗原（HBcAg）　存在于 Dane 颗粒核心结构的表面，为内衣壳成分，其外被 HBsAg 所覆盖，在血液中不易被检测到（仅存在于受染的肝细胞核内）。HBcAg 能刺激机体产生抗体（抗 -HBc），血清中查到抗 -HBc，提示 HBV 正处于复制状态，此抗体无保护作用。

（3）e 抗原（HBeAg）　是 HBcAg 被蛋白酶裂解后形成的可溶性抗原，仅见于 HBsAg 阳性的血清，比 HBsAg 在血清中存在的时间短，其消长与 Dane 颗粒及 DNA 聚合酶基本一致，故 HBeAg 阳性可作为 HBV 复制及血液具有传染性的一个指标。HBeAg 可刺激机体产生抗 -HBe，抗 -HBe 能与受染肝细胞表面的 HBeAg 结合，对机体有一定保护作用，抗 -HBe 出现表明预后良好。

**考点** HBV 的抗原抗体组成及其意义

3. 抵抗力　HBV 对外界环境的抵抗力较强。对低温、干燥、紫外线及一般消毒剂均有抵抗力，也不被 70% 乙醇灭活。高压蒸汽灭菌法、100℃煮沸 10 分钟或干热 160℃ 1 小时等方法可将其灭活。0.5% 过氧乙酸、3% 漂白粉溶液、5% 次氯酸钠和环氧乙烷等均可灭活

HBV，消除其传染性。

**考点** 乙肝病毒的抵抗力特点

## （二）致病性与免疫性

1. 传染源　HBV 的传染源主要是患者和病毒携带者。乙型肝炎潜伏期较长（30 ～ 160 天），潜伏期、急性期或慢性活动期的患者血清都具有传染性。无症状的 HBV 携带者，血液中长期含有 HBV，是更危险的传染源。

2. 传播途径　①经血液或血制品传播：HBV 大量存在于患者及无症状病毒携带者的血液中，输血、输液、注射、外科或牙科手术、针刺、共用剃刀或牙刷、皮肤黏膜的微小损伤等均可造成传播；HBV 污染的医疗器械也可导致医院内感染。②性接触传播：阴道分泌物、精液、唾液、月经血中均可含有病毒，HBV 可通过破损黏膜进入密切接触者的体内。③母婴传播：又称垂直传播。人群中约有 50% 的 HBV 携带者来自母婴传播。母体若为 HBV 携带者，孕期可致胎儿宫内感染，HBV 也可通过分娩、哺乳传播。故乙型肝炎表现家庭聚集倾向。

**考点** 乙肝病毒的传播途径

3. 致病机制　其致病机制除了 HBV 对肝细胞的直接损伤外，病毒感染后引起的免疫病理反应是肝细胞损伤的主要原因，免疫应答的强弱与疾病的临床表现密切相关。由于病毒侵入数量不同，机体免疫反应的差异，乙型肝炎病毒感染者临床表现呈多样性，可表现为无症状的病毒携带者、急性肝炎、慢性肝炎、重症肝炎，少数慢性肝炎可转变为肝硬化或肝癌。

4. 免疫性　HBV 感染机体后，部分受染者体内可产生抗 -HBs，为中和抗体，对机体有重要保护作用，主要是清除细胞外病毒，可使机体免受 HBV 的再感染；抗 -HBe 对机体有一定的免疫保护作用；而清除细胞内病毒，则主要依赖适应性细胞免疫及干扰素、NK 细胞的协同作用。

## （三）微生物学检查

1. HBV 抗原抗体检测　主要采用血清学方法检测，包括 HBsAg、抗 -HBs、HBeAg、抗 -HBe、抗 -HBc 五项，简称“乙肝五项”或“乙肝两对半”。检测结果需结合临床综合分析各项指标，方能做出明确诊断（表 7-3）。

**表 7-3　HBV 抗原抗体检测结果的临床分析**

| HBsAg | HBeAg | 抗 -HBs | 抗 -HBe | 抗 -HBc | 结果分析 |
|---|---|---|---|---|---|
| + | – | – | – | – | HBV 感染者或无症状携带者 |
| + | + | – | – | – | 急性或慢性乙型肝炎，或无症状携带者 |
| + | + | – | – | + | 急性或慢性乙型肝炎（传染性强，“大三阳”） |
| + | – | – | + | + | 急性感染趋向恢复或慢性肝炎（“小三阳”） |
| – | – | + | + | –/+ | 乙型肝炎恢复期 |
| – | – | + | – | – | 既往感染或接种过疫苗，有免疫力 |
| – | – | – | – | + | 既往感染 |

检测 HBV 抗原抗体主要有以下用途：①筛选供血员，通过检测 HBsAg，去除 HBsAg 阳性的供血者；②诊断乙型肝炎及判断预后；③用于乙型肝炎的流行病学调查，了解各地人群对 HBV 的感染情况；④判断人群对 HBV 的免疫水平，了解注射疫苗后的免疫效果；⑤对医务人员、餐饮人员、血液透析者、药瘾者等高危人群定期进行健康检查。

2. 血清 HBV-DNA 检测　常用 PCR 或核酸杂交技术进行检测。HBV-DNA 阳性表明血清中存在完整的 HBV 颗粒，HBV 正在复制，传染性强。

**考点** 乙肝两对半检测结果分析

**案例 7-1**

患者，男，被一家公司录用。他按公司要求在医院进行了体检，乙肝抗原抗体（两对半）检测结果均为阴性。找到工作之后的患者很快与公司里的女青年恋爱结婚。婚后不久，患者参加无偿献血，被告知血液检验不合格，体内有乙肝病毒，不能献血。后来得知妻子及其父母都是乙肝病毒携带者。血液检验结果为：① HBsAg（+）；②抗 -HBs：（–）；③ HBeAg（–）；④抗 -HBe：（+）；⑤抗 -HBc：（+）。

问题：1. 患者目前处于 HBV 感染的何种状态？（提示：是“大三阳”还是“小三阳”）

2. 患者体内的 HBV 是从何种途径感染的？

### （四）防治原则

乙型肝炎的预防应针对其传播途径采取综合性防治措施。

1. 一般预防　严格筛选献血员；对医疗器械严格消毒，防止医源性传播；患者的血液、分泌物和排泄物等均须严格消毒；加强育龄妇女 HBsAg 的监测，阻断母婴传播；加强对 HBsAg 携带者的检出和随访，控制传染源。

2. 人工主动免疫　接种乙肝疫苗是预防乙型肝炎的最有效方法。接种对象为：新生儿、医护人员、HBsAg 阳性者的配偶和子女等高危人群。

3. 人工被动免疫　对接触 HBV 的易感者，注射含高效价抗 -HBs 的人血清免疫球蛋白（HBIg）进行紧急预防和用于阻断母婴传播。

4. 治疗　常用的治疗方法是抗病毒药物和免疫调节药物的联合治疗。常用抗病毒药物如干扰素、索磷布韦、维帕他韦以及清热解毒、活血化瘀的中草药等。

**考点** 乙型肝炎的预防措施

## 三、丙型肝炎病毒

丙型肝炎病毒（HCV）是引起丙型肝炎的病原体，丙型肝炎的临床特点类似乙型肝炎，但临床症状较轻，易演变为慢性，部分患者可发展为肝癌。

HCV 颗粒呈球形，核酸为单股正链线状 RNA，其最大特点是基因的高度变异（图 7-8）。HCV 抵抗力弱，对脂溶剂敏感，100℃ 5 分钟、甲醛、20% 次氯酸等可灭活病毒。该病毒感染呈全球性分布，主要传染源为丙型肝炎患者和无症状病毒携带者，HCV 的传播途径与 HBV 相同，主要经输血、血制品、破损的皮肤黏膜传播。HCV 的致病机制与病毒的直接致病作用、免疫病理损伤有关，临床表现为急性肝炎、慢性肝炎或无症状携带者。HCV 感染极易转为慢性化，急性期后易于发展成慢性肝炎，部分患者演变为肝硬化、肝癌。HCV 感染后不能诱导有效的免疫保护性反应。HCV RNA 检测是判断 HCV 感染及传染性的可靠指标，用 ELISA 法或放射免疫分析（RIA）法检测血清中 HCV 抗体是诊断 HCV 感染的常规方法，可用于诊断丙型肝炎、筛献血人员和进行流行病学调查。目前，国际上治疗丙型肝炎的索非布韦片，被视为治疗丙肝的突破性药物，在此之前，首选干扰素和利巴韦林联合治疗丙型肝炎。

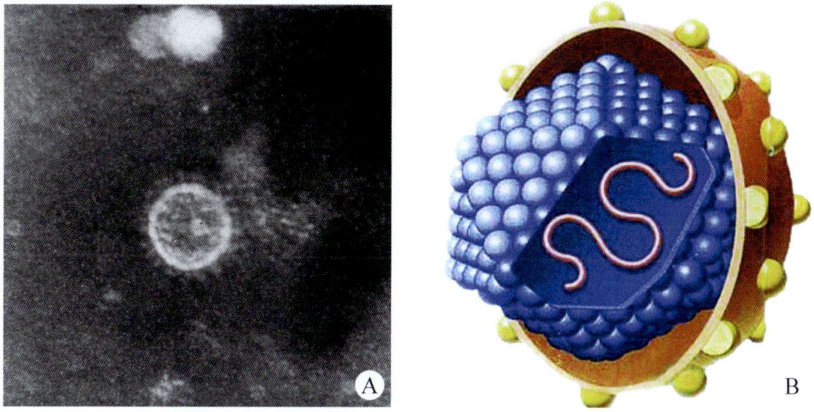


图 7-8 丙型肝炎病毒电镜图与模式图

A. 丙型肝炎病毒电镜图；B. 丙型肝炎病毒模式图

## 四、丁型肝炎病毒

丁型肝炎病毒（HDV）是一种基因缺陷病毒，病毒颗粒呈球形，核酸为单股负链环状 RNA，衣壳呈二十面体立体对称，有 HBsAg 和丁肝抗原（HDAg）。HDV 是已知动物病毒基因组最小的病毒。该病毒感染呈全球性分布，传染源主要是丁型肝炎患者，其传播途径与 HBV 相同，主要经血液、血制品传播。由于 HDV 是一种缺陷病毒，需在 HBV 协助或其他嗜肝病毒的辅助下才可复制。因此，HDV 的感染方式有两种：一种是联合感染，即同时感染 HBV 和 HDV；另一种是重叠感染，即已受 HBV 感染的乙型肝炎患者或病毒携带者再发生 HDV 感染。HBV 和 HDV 的联合感染和重叠感染都可使感染者病情恶化，病死率高，故在发现重症肝炎时，应予以高度重视。HDV 可刺激机体产生抗体，但无保护性作用，其抗体持续高效价，可作为慢性 HDV 感染的指标。

微生物学检测常用 HDV 抗原检测、HDV 抗体检测手段，尤其是检测血清或肝组织中 HDV RNA 是诊断 HDV 感染最直接的依据。目前尚无特异性预防丁型肝炎的方法，由于 HDV 传播途径与 HBV 相同，且需在 HBV 等病毒的辅助下才能复制，故其防治原则与乙型肝炎基本相同。

## 五、戊型肝炎病毒

戊型肝炎病毒（HEV）是引起戊型肝炎的病原体，过去称为非甲非乙型肝炎病毒，1989 年获得该病毒基因组，才正式命名为戊型肝炎病毒。HEV 主要通过粪 - 口途径传播，潜伏期为 2 ～ 9 周，平均 6 周。病毒随粪便排出，通过污染食物和周围环境而发生传播。临床患者多为急性戊型肝炎、重症肝炎以及胆汁淤积性肝炎，多数患者病后6周即痊愈，不发展为慢性。孕妇感染后病情较重，常发生流产或死胎。戊型肝炎病后有一定免疫力，但免疫力维持时间不长。戊型肝炎在15～39岁的青年和成人高发，可通过病毒核酸检测或血清学进行检测。其预防主要以切断传播途径为主。

# 第4节 虫媒病毒

虫媒病毒是一大类通过吸血的节肢动物（蚊、蜱、白蛉等）叮咬人、家畜及野生动物而传播的病毒。病毒能在节肢动物体内增殖，并可经卵传代，因此节肢动物即是病毒的传播媒介，又是储存宿主。节肢动物通过叮咬自然界的脊椎动物或人而传播疾病，并维持在自然界中病毒的循环，因此，多数虫媒病毒病为人畜共患病，也是自然疫源性疾病。在我国，主要的虫媒病毒有乙脑病毒、登革病毒和森林脑炎病毒，其中森林脑炎病毒仅在东北和西北林区偶有发生。

## 一、流行性乙型脑炎病毒

流行性乙型脑炎病毒简称乙脑病毒，是流行性乙型脑炎（乙脑）的病原体。乙脑病毒经蚊虫叮咬传播，引起的疾病乙脑是我国夏秋季流行的主要传染病之一，病毒主要侵犯中枢神经系统，临床症状轻重不一，严重者死亡率高，幸存者常留有不同程度的神经系统后遗症。

### （一）生物学性状

流行性乙型脑炎病毒呈球状，衣壳为二十面体立体对称型，直径30～40nm。核酸为正链RNA，衣壳外有包膜。乙脑病毒在地鼠肾、幼猪肾等原代细胞及C6/36蚊传代细胞中均能增殖，并引起明显的细胞病变。最易感动物是乳鼠，病毒经脑内接种后，可出现典型神经系统兴奋性增高，肢体痉挛，最后转为麻痹而死亡。乙脑病毒抵抗力弱，56℃ 30min可灭活。对酸、乙醚和氯仿等脂溶剂敏感。病毒抗原性稳定且单一，因此疫苗预防效果较好。

### （二）致病性与免疫性

1. 流行环节

（1）传染源　家畜（特别是幼猪）、家禽、野生鸟类是乙脑病毒的中间宿主和传染源。动物感染乙脑病毒后，虽不出现明显症状，但有短暂的病毒血症期，可成为更多蚊虫感染病毒的传染源。人感染病毒后，仅表现短暂的病毒血症，且血中病毒滴度不高，所以患者不是主要传染源。研究发现，蝙蝠可作为乙脑病毒的传染源和长期宿主。

（2）传播媒介　在我国，乙脑病毒的主要传播媒介是三带喙库蚊。蚊子可携带乙脑病毒越冬，并经卵传代，故蚊子不仅是传播媒介，也是病毒的长期储存宿主。

（3）易感人群　人被带毒的蚊子叮咬后，绝大多数表现为隐性感染，只有少数引起中枢神经系统症状，发生脑炎。好发人群为10岁以下的儿童。近年来由于儿童中普遍接种乙脑疫苗，所以成人和老年人的发病率相对较高。

2. 致病性　当带病毒的蚊子叮咬人体后，首先在局部血管内皮细胞和淋巴结等处增殖，随后有少量病毒释放入血，引起短暂的第一次病毒血症。病毒随血流播散到肝、脾的单核巨噬细胞中继续增殖，经 4 ～ 7 天潜伏期后，在体内增殖的大量病毒再次侵入血流，引发第二次病毒血症，临床表现为发热、寒冷、头痛、全身不适等流感样综合征。绝大多数感染者病情不再继续发展，成为隐性感染。少数免疫力低下的患者，病毒可穿过血 - 脑屏障而进入脑组织细胞内增殖，造成脑实质和脑膜病变，临床表现为高热、头痛、呕吐、抽搐、惊厥或昏迷等，病死率可达 10%，幸存者 5% ～ 20% 留下神经系统后遗症，表现为痴呆、失语、瘫痪等。

**考点** 乙脑病毒的传播媒介及引起的疾病

3. 免疫性 乙脑病后免疫力持久而稳定，隐性感染也可获得牢固免疫力。机体对乙脑病毒的免疫包括体液免疫、细胞免疫和完整的血 - 脑屏障。其中体液免疫起主要作用，感染后机体可产生具有中和作用的特异性 IgM 抗体、IgG 抗体和血凝抑制抗体。

### （三）微生物学检查

从血液或脑脊液分离病毒极为困难，不宜用于临床诊断。常采用 ELISA 技术检测急性期患者血清或脑脊液中的特异性 IgM 抗体，阳性率可达 90% 以上，可做出早期快速诊断。近年来，利用 RT-PCR 技术检测乙脑病毒特异性核酸片段的方法，也广泛用于乙脑的早期快速诊断。

### （四）防治原则

目前乙脑尚无特效治疗药物，所以预防特别重要。预防乙脑的关键措施是防蚊灭蚊、疫苗接种和动物宿主管理。

我国目前使用的乙脑疫苗有地鼠肾灭活疫苗和减毒活疫苗两大类，免疫保护率较高。

猪是乙脑病毒的主要传染源和中间宿主，给幼猪接种疫苗，减少幼猪感染乙脑病毒，从而降低乙脑发病率。

## 二、登革病毒

登革病毒是登革热、登革出血热 / 登革休克综合征的病原体。该病流行于热带、亚热带 100 多个国家和地区，其中以东南亚、西太平洋及中南美洲的流行最为严重。我国在广东、广西、海南、福建、浙江、河南等地区也有本病的流行，而广东省是主要流行区。近年来，由于全球气候变暖和国际人口大量流动的原因，登革病毒的感染范围有不断扩大的趋势。

### （一）生物学性状

登革病毒形态结构与乙脑病毒相似，为一种球形颗粒，直径 45 ～ 55nm，具有包膜。依抗原性不同分为 1、2、3 和 4 四个血清型，同一型中不同毒株也有抗原差异。

### （二）致病性与免疫性

登革病毒经伊蚊传播。患者及隐性感染者是本病的主要传染源，而丛林中的灵长类动物是维护病毒在自然界循环的动物宿主。人对登革病毒普遍易感，潜伏期为 4 ～ 8 天。病毒感染人体后，先在毛细血管内皮细胞及单核巨噬细胞系统中增殖，然后经血流播散，引起发热，头痛，乏力，肌肉、骨骼和关节痛，约半数伴有恶心、呕吐、皮疹或淋巴结肿大。部分患者可于发热 2 ～ 4 天后症状突然加重，发生出血和休克。临床上根据上述症状分为登革热和登革出血热 / 登革休克综合征两个类型。后者多发生于再次感染异型登革病毒后，病情较重，死亡率高。登革病毒感染后对同型登革病毒有持久免疫力。

### （三）微生物学检查

实验诊断中，应用 ELISA、斑点免疫测定法检测患者血清中特异性 IgM 抗体，是最常用的早期诊断技术。应用 RT-PCR 技术检测登革病毒核酸，用于病毒的分型及快速诊断。

### （四）防治原则

目前本病尚无特异防治办法。防蚊、灭蚊是预防登革热的主要手段。

# 第 5 节　疱疹病毒

## 一、单纯疱疹病毒

### （一）生物学性状

单纯疱疹病毒（HSV）是疱疹病毒的典型代表，病毒颗粒呈球形，直径 120 ～ 150nm，核酸为双股线性 DNA，核衣壳呈二十面体立体对称，有包膜。感染 HSV 的细胞可出现核内嗜酸性包涵体和细胞融合，细胞融合是 HSV 在细胞与细胞间扩散的有效方式。HSV 有 HSV-1 和 HSV-2 两种血清型。

### （二）致病性与免疫性

人群中 HSV 感染常见，大多数为隐性感染，传染源为患者和病毒携带者。单纯疱疹病毒感染分为三种。

1. 原发感染　多发生于 6 个月至 2 岁的婴幼儿。仅少数表现为显性感染，主要表现为黏膜与皮肤的局部疱疹，浆液中充满感染性病毒颗粒。HSV-1 经飞沫或直接接触传播，HSV-1 的原发感染以腰部以上部位感染为主，多发于口咽部，主要疾病有口龈炎、唇疱疹、疱疹性角膜结膜炎和脑炎等。HSV-2 经性接触传播，原发感染以腰以下及生殖器感染为主，主要引起生殖器疱疹。HSV-2 还可经宫内、产道和接触感染，引起新生儿疱疹；重症患儿表现为疱疹性脑膜炎；病毒可经胎盘感染胎儿，引起胎儿的流产、早产、死胎或先天畸形。

2. 潜伏感染和复发　原发感染后，少数未被清除的病毒可长期潜伏在神经节中的神经细胞内，与机体免疫处于相对平衡，不引起临床症状。HSV-1 潜伏于三叉神经节和颈上神经节，HSV-2 潜伏于神经节。在潜伏期，带毒者不出现临床症状。当机体受热、冷、日晒、情绪紧张或者其他细菌、病毒感染时，潜伏的病毒被激活，在其神经支配的上皮细胞中复制，局部出现复发性疱疹，可反复发作。复发性感染病程短，可自愈。复发期排出具有传染性病毒。

3. 新生儿感染和先天性感染　HSV-1 通过胎盘感染，易发生流产或引起胎儿畸形、智力低下等先天性疾病。分娩时通过产道也可感染 HSV-2，引起新生儿疱疹，严重时可累及心脏，死亡率高达 50% 以上。另外 HSV-1 和 HSV-2 分别与唇癌及子宫颈癌有关。

### （三）微生物学检查

刮取宫颈黏膜、皮肤、口腔、角膜等疱疹病损组织的基底部材料做涂片，进行细胞学诊断。

用 PCR 或原位杂交技术检测标本中 DNA 是诊断 HSV 感染的标准方法。采集水疱液、唾液、角膜拭子、阴道拭子或脑脊液等标本，常规处理后接种易感细胞进行病毒分离。常用 ELISA 和间接免疫荧光法检测 HSV 抗体。

### （四）防治原则

避免与患者接触，切断传播途径是有效的预防措施。孕妇产道有 HSV-2 感染者，分娩后新生儿立即注射人免疫球蛋白进行紧急预防。治疗 HSV 感染主要用阿昔洛韦、更昔洛韦。

## 二、水痘 - 带状疱疹病毒

### （一）生物学性状

水痘 - 带状疱疹病毒（VZV）生物学性状与 HSV 相似，具有典型的疱疹病毒形态与结构，只有一个血清型。受 VZV 感染的细胞可产生核内嗜酸性包涵体和形成多核巨细胞。

### （二）致病性与免疫性

人是 VZV 唯一宿主。VZV 感染人有两种类型，即原发感染水痘和复发性感染带状疱疹。儿童患水痘病愈后可获得持久的免疫力，但不能阻止带状疱疹的发生。

1. 水痘　是儿童常见传染病。入侵病毒先在局部淋巴结增殖后，释放入血到达全身单核吞噬细胞系统内大量增殖后，病毒再次入血形成第二次病毒血症，随血流最终定位于靶细胞即皮肤细胞，全身皮肤出现向心性分布的丘疹、水疱、脓疱疹，躯干部较多，常伴有发热。儿童水痘病情轻，预后好，新生儿、成年人患水痘时病情较重，孕妇患水痘，病情严重者可致胎儿畸形、流产或死胎。细胞免疫功能缺陷者临床表现为重症水痘，易并发肺炎、脑炎等，病死率高。

2. 带状疱疹　仅发生于有水痘病史的人，成年人及老年人多见。儿童水痘康复后，少量病毒可潜伏于脊髓后根神经节或脑神经的感觉神经节中，当机体免疫功能下降时，潜伏的 VZV 被激活，沿感觉神经轴突到达其所支配的皮肤细胞，引起疱疹。疱疹沿神经支配的皮肤呈带状分布，故称为带状疱疹，患者疼痛剧烈，一般多见于胸、腹或头颈部（图 7-9）。

### （三）微生物学检查与防治原则

VZV 感染根据临床表现即可做出诊断。必要时采取细胞学检查或免疫学检查。

接种 VZV 减毒活疫苗是预防水痘的有效措施，阿昔洛韦是治疗水痘的有效药物，大剂量的干扰素能限制疾病的发展和缓解局部症状。

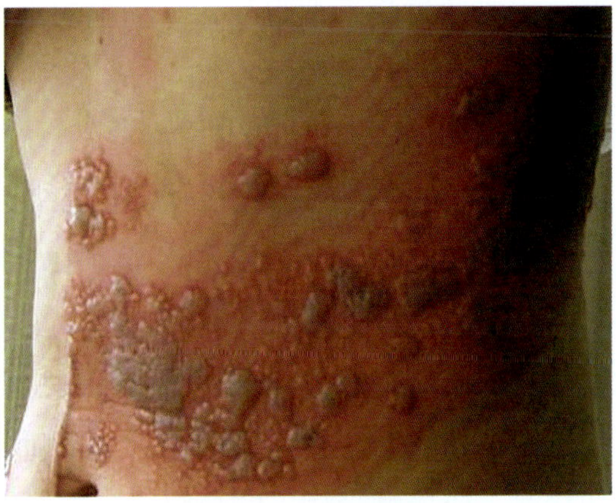

图 7-9　带状疱疹

## 三、EB 病毒

EB 病毒（EBV）首先在一名非洲儿童恶性淋巴瘤细胞培养物中发现，是一种新型人疱疹病毒，具有嗜 B 淋巴细胞的特性，故将其命名为 EB 病毒。与鼻咽癌的发生有关，EBV 是一种人类重要的肿瘤相关病毒。

EBV在人群中的感染广泛，尤其是3～5岁儿童感染率很高，EBV感染可表现为潜伏感染和增殖性感染。幼儿感染后多无症状，青春期原发感染后，约有50%出现传染性单核细胞增多症。EBV主要通过唾液传播，也可经输血传染。病毒在口咽部上皮细胞内增殖，然后感染B淋巴细胞，大量进入血液循环而造成全身感染。EBV可长期潜伏在人体淋巴组织中，当机体免疫功能低下时，潜伏的病毒被激活导致复发感染。由EBV感染引起或与EBV感染有关的疾病主要有以下三种。

1. 传染性单核细胞增多症　是一种急性全身淋巴细胞增生性疾病，见于青春期初次感染大量EBV。其临床症状为发热、咽炎、淋巴结炎、肝脾肿大、肝功能异常、血单核细胞和非典型淋巴细胞增多。病程可持续数周，预后良好。

2. 非洲儿童的恶性淋巴瘤（Burkitt淋巴瘤）　是一种低分化的单克隆B淋巴细胞瘤。在非洲中部和新几内亚、拉丁美洲等温热带林区呈地方性流行，该病多见于6岁左右的儿童，好发部位为颜面、腭部。所有患儿血清都含有EBV抗体，大多数抗体效价高于正常人，且在其肿瘤组织中可检出EBV基因组，故认为EBV感染与此病密切相关。

3. 鼻咽癌　我国广东、广西及东南亚等地是鼻咽癌的高发区，多发生于40岁以上的中老年人。

EBV感染与环境、气候及生活习惯、经济文化状况等因素密切相关。在鼻咽癌高发地区应进行血清学普查，并宣教鼻咽癌知识，对特异性抗体阳性者进行定期追踪检查。阿昔洛韦（无环鸟苷）和丙氧鸟苷治疗EBV感染有一定疗效。

## 四、巨细胞病毒

巨细胞病毒（CMV）是一类增殖缓慢、具有严格种属特异性的病毒，包括人、鼠、马、牛、猪等巨细胞病毒，引起人类疾病的称为人巨细胞病毒（HCMV）。HCMV只感染人，是引起先天性畸形的常见病原体。

### （一）生物学性状

HCMV具有典型疱疹病毒的形态结构，是疱疹病毒中最大的一种。受HCMV感染的细胞核内和细胞质内可见大型嗜酸性包涵体（宛如“猫头鹰眼”）。病毒感染后一般不释放出来，主要通过受染细胞与相邻细胞的直接接触进行传播。

### （二）致病性与免疫性

人群中HCMV感染非常广泛，原发感染多发生在2岁以下，常呈隐性感染或潜伏感染，少数人为显性感染。病毒潜伏部位主要是乳腺、唾液腺、肾脏、淋巴细胞、外周血单核细胞。潜伏病毒被激活可导致复发感染。在妊娠期间，潜伏的HCMV可被激活而从宫颈排出病毒。

HCMV的传染源为患者和隐性感染者，病毒可长期或间歇从感染者的尿液、唾液、泪液、乳汁、精液、宫颈及阴道分泌物排出。病毒可通过垂直或水平方式传播。①母婴传播：病毒可通过胎盘、宫颈逆行、产道、哺乳等垂直方式传播。②接触传播：通过人与人之间密切接触，或接触带病毒的分泌物或物品传播，在幼儿园里常见。③性传播：通过性接触传播。④医源性传播：包括输血和器官移植等。

HCMV 的感染类型主要包括以下几种类型。

1. 先天性感染　HCMV 是引起先天性感染的重要病毒之一。主要表现为小脑畸形、智力低下、耳聋、脉络膜视网膜炎等，严重者可致流产或死胎。

2. 围产期感染　分娩时新生儿可经产道、母乳或护理人员感染 HCMV，感染后多无症状或症状轻微，少数则表现为短期的间质性肺炎、肝脾轻度肿大、黄疸等。多数患儿预后良好。

3. 儿童和成人感染　主要通过人与人之间的密切接触传播。多数呈隐性感染，少数可出现单核细胞增多症、肝炎、肺炎等，临床症状轻微，预后良好。

4. 免疫功能低下者感染　免疫功能低下者或长期使用免疫抑制剂，潜伏的 HCMV 易被激活引起严重的显性感染，是器官移植、白血病、淋巴瘤和 AIDS 患者死亡的重要原因。

### （三）微生物检查与防治原则

目前常用 PCR 技术，进行快速诊断。目前尚无安全有效的 HCMV 疫苗，可用高滴度的抗 HCMV 免疫球蛋白及抗病毒药物更昔洛韦等联合应用治疗严重的 HCMV 感染。

# 第 6 节　出血热病毒

## 一、汉坦病毒

汉坦病毒是流行性出血热的病原体。是一种多宿主的自然疫源性疾病，有明显的地方性和季节性。本病的主要传染源、宿主均为黑线姬鼠、褐家鼠、大白鼠等啮齿类动物。病毒随动物的唾液、粪便、尿液等污染环境，人或动物通过呼吸道、消化道、伤口或直接接触等方式感染，也可垂直传播。人类对汉坦病毒普遍易感，多呈隐性感染，仅少数人发病，典型的临床表现为发热、出血和肾脏损害，常伴有三痛（头痛、腰痛、眼眶痛）及三红（面、颈、上胸部潮红）。典型的临床过程包括发热期、低血压休克期、少尿期、多尿期和恢复期。严重患者有明显的出血倾向、微循环障碍和多脏器损害，病死率较高。灭鼠、防鼠是预防的关键。加强饮食卫生、环境卫生管理，注意个人防护。接种双价肾综合征出血热灭活疫苗是最有效的预防措施。治疗以综合、对症治疗为主。

## 二、埃博拉病毒

埃博拉病毒是一种能引起埃博拉出血热的烈性传染病病毒。该病主要流行于非洲，是人类迄今为止所发现的致死率最高的病毒之一。埃博拉病毒具有高度传染性，由动物传染给人并在人群中传播，人类普遍易感，且病死率高。接触传播是其主要传播方式，其中患者的血液、排泄物、呕吐物感染性最强，在患者的乳汁、尿液、精液中也能发现病毒，唾液与眼泪有一定的传染风险。生物安全等级为 4 级。其主要临床表现是突然发病、高热、恶心、呕吐、腹痛、腹泻、头痛、肌肉关节酸痛、麻疹样斑丘疹、广泛性出血、多器官功能障碍。埃博拉出血热患者常因出血、休克、多器官功能障碍或严重并发症而死亡。预防主要采取严格的安全防御措施，包括及时发现可疑患者并及时隔离，严格消毒患者接触过的物品、分泌物、排泄物、血液等，尸体要立即火化。目前尚无有效的疫苗、药物或生物制剂，针对埃博拉病毒感染主要采用支持和对症治疗。

# 第7节 其他病毒和朊粒

## 一、人类免疫缺陷病毒

人类免疫缺陷病毒（HIV）是获得性免疫缺陷综合征（AIDS，艾滋病）的病原体。HIV于1983年被发现至今，已迅速蔓延至全世界。该病毒损伤人体的免疫系统，引起致死性机会致病菌感染或引发肿瘤，严重威胁着人类的健康，被称为“21世纪瘟疫”。目前AIDS已成为全球最严重的公共卫生问题之一，世界卫生组织（WHO）将每年的12月1日定为“世界艾滋病日”。

### （一）生物学性状

1. 形态结构　HIV为RNA病毒，电镜下呈球形，直径100～120nm。核衣壳呈圆锥状，包含两条相同的单正链RNA基因组、逆转录酶、整合酶、蛋白酶。衣壳由p24结构蛋白组成，具有高度特异性，是确定HIV感染的指标。病毒外层为脂蛋白包膜，镶嵌有gp120和gp41两种特异的糖蛋白，前者为包膜糖蛋白刺突，后者为跨膜糖蛋白刺突（图7-10）。

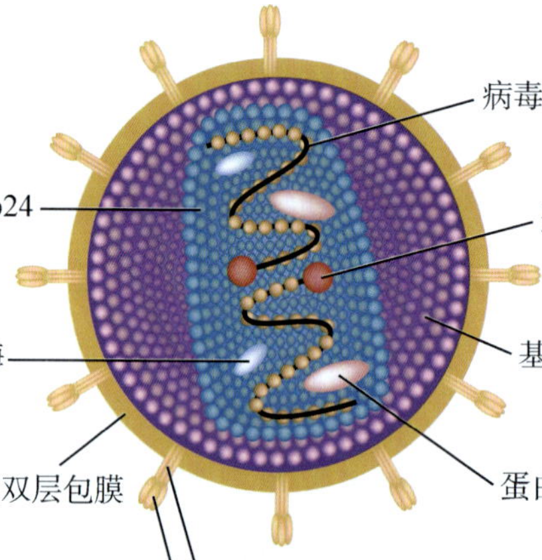


图7-10　HIV病毒的结构模式图

2. 病毒的复制　HIV感染的第一步是与宿主细胞表面的受体结合。HIV需要CD4分子作为受体，而CD4分子主要表达于T淋巴细胞，在巨噬细胞、神经胶质细胞表面也有少量表达，因此HIV可以感染T淋巴细胞、巨噬细胞和神经胶质细胞。HIV依靠gp120分子与易感细胞上的受体（即CD4分子）结合，导致gp120构象发生改变，暴露跨膜蛋白gp41，触发病毒包膜与宿主细胞膜发生融合，使HIV穿入细胞内进行复制。由于gp120和gp41易发生变异，故HIV容易逃避免疫系统的识别清除而潜伏体内，同时也给疫苗的研制带来极大困难。

**考点** HIV的形态结构特征

3. 抵抗力　HIV对理化因素的抵抗力较弱，56℃ 30分钟可被灭活，在20～22℃室温下的液体环境中病毒活性可保持15天。0.5%次氯酸钠、0.1%漂白粉，0.3%过氧化氢、

70% 乙醇等对病毒均有灭活作用。WHO 推荐对 HIV 灭活加热 100℃持续 20 分钟或高压蒸汽灭菌 20 分钟。

考点 HIV 的抵抗力特点

### （二）致病性与免疫性

1. 传染源与传播途径　传染源主要是 HIV 携带者以及 AIDS 患者。前者是一群容易被忽视的重要传染源。病毒主要存在于血液、精液、唾液、尿液、阴道分泌液、眼泪、乳汁中。主要传播途径包括以下几种。①性接触传播：通过异性或同性之间的性接触而感染，是 AIDS 传播的主要途径。②血液传播：通过输入带有 HIV 的血液或血制品、移植 HIV 感染者的组织器官或体外受精、与 HIV 感染者共用注射器和针头、污染 HIV 的医疗器具（内镜、手术器械）或理发美容工具等。③母婴传播：感染 HIV 的女性在怀孕、分娩或哺乳时可将病毒经胎盘、产道或母乳传播给胎儿或婴儿。

考点 AIDS 的传播途径

2. 致病机制与临床表现

（1）所致疾病　即获得性免疫缺陷综合征（AIDS），简称为艾滋病。AIDS 是由 HIV 引起的以侵犯 $CD4^+$ 细胞为主，造成细胞免疫功能缺损，并继发以体液免疫功能缺损为基本特征的传染病。

（2）致病机制　HIV 感染最主要的特点是 $CD4^+$T 淋巴细胞的损耗。HIV 主要侵袭 $CD4^+$T 淋巴细胞和单核巨噬细胞，从而引起机体免疫系统的进行性损伤。病毒感染后潜伏于细胞内以较低水平增殖形成慢性或持续性感染状态，当机体受到某些因素刺激，则激发潜伏的病毒增殖，引起大量免疫细胞受损，造成机体免疫功能严重低下，诱发各种机会性感染和肿瘤。

（3）临床表现　从 HIV 感染到发病有一个完整过程，临床上将此过程分为四个时期，即急性感染期、无症状潜伏期、AIDS 相关综合征、典型艾滋病期。①急性感染期：HIV 初次感染机体后病毒大量复制引起病毒血症。患者出现淋巴结肿大、发热、咽炎、皮疹、肌肉疼痛等类似感冒的症状，一般 2 ～ 3 周症状自然消失，转入无症状感染期。②无症状潜伏期：此期可长达半年至 10 年或更长（平均 6 ～ 8 年）。感染者无临床症状或症状轻微，有无痛性淋巴结肿大，患者外周血中 HIV 数量处于较低水平，血中 HIV 抗体检测阳性。③ AIDS 相关综合征：随着病毒大量复制，免疫系统进行性损伤，各种症状开始出现，如全身持续性淋巴结肿大、低热、盗汗、乏力倦怠、腹泻等，症状逐渐加重。④典型艾滋病期：患者血中 HIV 数量多，$CD4^+$ T 细胞数量明显下降，合并各种致命性机会性感染和恶性肿瘤。常见的机会性感染有：白念珠菌、卡氏肺孢子菌等真菌感染；结核分枝杆菌等细菌感染；巨细胞病毒、单纯疱疹病毒、水痘 - 带状疱疹病毒引起的感染。常见的恶性肿瘤有恶性淋巴瘤、卡波西（Kaposi）肉瘤等。由于机体免疫系统全面崩溃，患者出现严重的综合征，死亡多发生于临床症状出现后的 2 ～ 3 年。

考点 HIV 所致 AIDS 的临床表现

3. 免疫性　HIV 感染机体后可产生多种抗体，包括抗 gp120 抗体等中和抗体，在感染初期可降低血清中病毒抗原含量，但不能控制病情。HIV 感染可刺激机体产生细胞免疫应答，但细胞免疫也不能清除HIV感染的细胞，这与病毒导致免疫逃避有关。

### （三）微生物学检查

HIV检测已经被列入常规医疗检测范围。HIV检测主要用于AIDS的诊断，指导用药、筛查或确认HIV感染，以阻断HIV的传播途径。HIV感染的检查包括：①HIV抗体检测：先用ELISA法进行初筛，再用特异性高的免疫印迹试验检测血清中HIV的p24抗体和gp120、gp41抗体进行确认。②抗原检测：用ELISA法检测血浆中的p24抗原，仅适用于AIDS的早期诊断。③核酸检测：临床常用PCR方法监测HIV感染者的病情发展及评价药效。

链接

**何谓AIDS的窗口期?**

人体感染HIV后，一般需要2周左右才能逐渐产生HIV抗体。窗口期是指从人体感染HIV后到血清中能够检测出HIV抗体的这段时间，一般为2周～3个月。在此期间，血液中检测不到HIV抗体，但是血液中因有病毒而具有传染性。只有等到窗口期过后，血液中才能检测到HIV抗体。但是不能忽视的是，不同个体对HIV的免疫反应不一，抗体出现的时间也不一致，尤其对近期具有高危行为的人，一次实验结果阴性不能轻易排除HIV感染，应隔2～3个月再检查一次。

### （四）防治原则

AIDS是一种全球性疾病，由于AIDS具有惊人的蔓延速度和高致死性，故应采取综合措施预防HIV感染，主要包括：①开展全民预防控制HIV感染的宣传教育，普及AIDS知识，增强自我保护和防病意识，消除对HIV感染者和AIDS患者的歧视；②严厉打击卖淫、嫖娼、贩毒、吸毒行为，倡导自尊自重、自爱自强，遵守性道德是预防性接触传播艾滋病的基础；③建立HIV感染的监测系统，及时掌握疫情，加强对高危人群的监测，严格管理AIDS患者和HIV感染者；④坚决取缔地下采血交易，确保血液和血液制品的安全性，对献血者、献器官者和献精液者必须进行严格的HIV抗体检测；⑤HIV抗体阳性的女性应避免怀孕或哺乳；⑥禁止共用注射器、注射针、牙刷及剃须刀等；⑦严格执行医疗器械的消毒灭菌，防止医源性感染。

对于HIV的治疗，目前采用多种抗HIV药物的联合治疗。多种HIV疫苗尚处于研发中。

**考点** AIDS的综合预防措施

## 二、狂犬病毒

狂犬病毒是引起狂犬病的病原体。是一种人畜共患的自然疫源性传染病。我国是狂犬病流行较为严重的国家，目前尚无有效的治疗方法，所以预防狂犬病的发生尤其重要。

### （一）生物学性状

狂犬病毒呈弹头状，为有包膜的RNA病毒。狂犬病毒具有嗜神经细胞性，病毒经伤口进入人体后，主要沿神经系统传播和扩散。病毒在易感动物或人的中枢神经细胞内增殖时，在胞质内形成包涵体，称内氏小体（图7-11），可作为狂犬病的辅助诊断。

病毒抵抗力不强，对热敏感，60℃经30分钟或100℃经2分钟即可灭活。易被强酸、强碱、乙醇、乙醚等灭活。肥皂水、去垢剂对其也有灭活作用。

### （二）致病性与免疫性

带有病毒的犬、猫是人发生狂犬病的主要传染来源。另外，狐、狼、蝙蝠等野生动物、家畜等也可发生狂犬病毒的自然感染与传播，也可成为本病的传染源。

患病动物通过咬伤、抓伤或密切接触等形式感染人类而引起狂犬病。人被狂犬咬伤，发病率为 30% ～ 60%。咬伤后能否发病，与受伤部位、伤势程度及病畜唾液中的病毒量有关。潜伏期通常为 3 ～ 8 周。短者 10 天，长者可达数年。

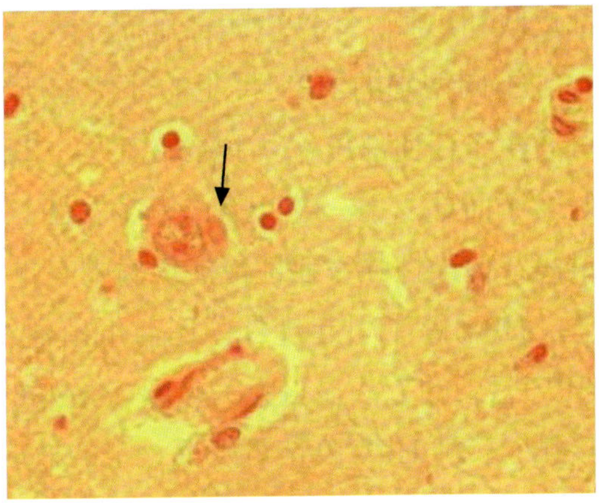

图 7-11 狂犬病毒内氏小体（1000×，HE 染色，箭头所示）

在潜伏期感染者没有任何症状。患者在发病初期，会有发热、头痛、乏力、周身不适等症状，对痛、声、光等刺激较敏感，并有咽喉紧缩感，有些患者伤口周围会有麻木或蚁走感。

发作期临床表现为神经兴奋度增高，如躁动不安，部分患者出现特殊的恐水症状，在饮水、见水、流水声或谈及饮水时，出现咽喉肌痉挛、呼吸困难等，故又称为“恐水症”。随后，部分患者出现精神失常、幻觉、谵妄等，病程很快进入麻痹期，患者的痉挛减少或停止，出现弛缓性瘫痪，神志不清，最终因呼吸麻痹和循环衰竭而死亡。死亡率接近 100%。

### （三）微生物学检查

人患狂犬病，根据被动物咬伤史并结合典型的临床症状可做出诊断。因此，对患者进行微生物学诊断的实际意义不大。被犬或其他动物咬伤后，可将动物隔离观察 7 ～ 10 天。如在观察期间动物发病，可将其杀死取脑组织做切片或涂片，用免疫荧光抗体法检查病毒抗原，同时做组织切片检查内氏小体。

**考点** 狂犬病的预防原则

### （四）防治原则

1. 犬类管理　捕杀野犬，加强家犬管理，接种犬用狂犬疫苗，是预防狂犬病的主要预防措施。

2. 人被动物咬伤后，应采取下列措施。①伤口处理：立即以 20% 肥皂水或 0.1% 苯扎溴铵或清水彻底清洗。冲洗后涂以 75% 乙醇或 2% ～ 3% 碘酊，且伤口不宜缝合。②疫苗接种：因狂犬病潜伏期较长，及时接种狂犬病灭活疫苗，使机体产生抗体，可以预防发病或减轻症状。③被动免疫：用高效价抗狂犬病毒血清于伤口周围及底部注射。本病目前尚缺乏有效的治疗手段。

## 三、人乳头瘤病毒

人乳头瘤病毒（HPV）呈球形，二十面体立体对称，直径 45 ～ 55nm，病毒基因组为双股环状 DNA，无包膜，现已发现 100 多个型。HPV 具有宿主和组织特异性，只感染人的皮肤和黏膜，引起上皮增殖，形成良性乳头状瘤或疣，某些型别感染后具有潜在的致癌性。HPV 的传播主要通过直接接触感染者病损部位或间接接触污染的物品而被感染。生殖器感染主要通过性接触传播，新生儿可在通过产道时受感染，病毒侵入人体后，仅停留于感染局部皮肤和黏膜，不产生病毒血症。

不同型别的 HPV 侵犯的部位和所致疾病不尽相同，临床主要有 4 种类型。①寻常疣：可发生于任何部位，以手部最多见。②趾疣：生长在胼胝下面，行走易引起疼痛。③扁平疣：好发于面部、手、臂、膝，为多发性。④尖锐湿疣：好发于温暖潮湿部位，以生殖器发病率最高，传染性强，在性传播疾病中有重要地位，且有恶性的报道（图 7-12）。

HPV 除了引起疣外，还与生殖器细胞恶变（如宫颈癌）的发生有关，因此建立和控制 HPV 感染的方法显得尤为重要。最好的预防 HPV 感染的方法仍然是避免与感染组织的直接接触。接种 HPV 疫苗可发挥一定的效应。局部药物治疗或冷冻、电灼、激光、手术等疗法，可用于皮肤、黏膜的寻常疣和尖锐湿疣的治疗。

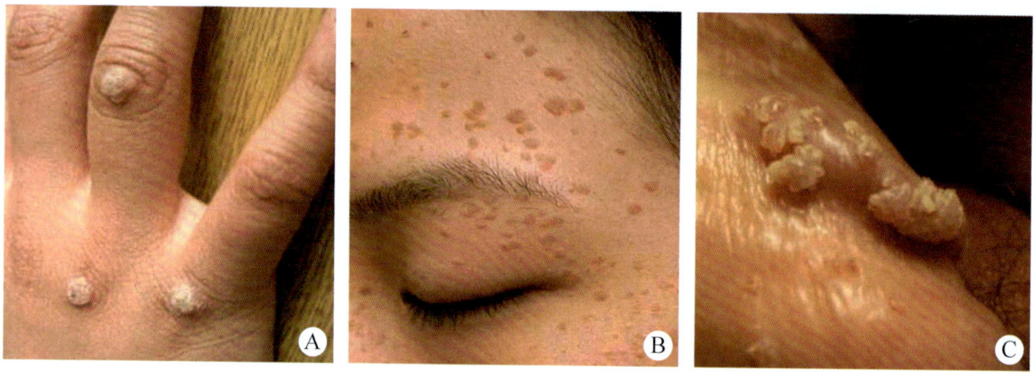


图 7-12 疣

A. 寻常疣；B. 扁平疣；C. 生殖器尖锐湿疣

## 四、朊 粒

朊粒，又称朊蛋白（PrP），是一种由宿主细胞基因编码的、构象异常的蛋白质，不含核酸，具有自我复制能力和传染性。朊粒对理化因素有很强的抵抗力，目前常用 1mol/L NaOH 溶液作用 1 小时后，再置高压蒸汽灭菌器（134℃，≥ 2 小时）中灭活。朊粒是人和动物传染性海绵状脑病（TSE）即朊粒病的病原体。朊粒病是一类累及人和动物中枢神经系统的退行性脑病，其潜伏期长，致死率达 100%。常见的动物朊粒病有疯牛病和羊瘙痒症等，已知的人类朊粒病有库鲁病和克 - 雅病（CJD）等。

**考点** 朊粒的概念

## 自测题

**单选题**

1. 麻疹病毒最常见的并发症是
   A. 喉炎 B. 肺炎
   C. 心肌炎 D. 脑炎
   E. 胸膜炎

2. 造成流感世界性大流行的原因是
   A. 流感病毒型别多，毒力强
   B. 流感病毒抗原性弱，免疫力不强
   C. HA 和 NA 之间易发生基因重组
   D. 甲型流感病毒易形成新的亚型

E. 病毒核蛋白

3. 对于脊髓灰质炎病毒易感者的预防措施是

A. 注射亚单位疫苗 B. 注射减毒活疫苗

C. 口服减毒活疫苗 D. 注射人免疫球蛋白

E. 口服灭活疫苗

4. 下列哪种病毒是引起人心肌炎的主要病原体

A. 脊髓灰质炎病毒 B. 柯萨奇病毒

C. 轮状病毒 D. 埃可病毒

E. 甲肝病毒

5. 最常引起儿童疱疹性咽炎的是

A. 轮状病毒 B. 埃可病毒

C. 柯萨奇病毒 A 组 D. 单纯疱疹病毒

E. 柯萨奇病毒 B 组

6. 可引起婴幼儿急性病毒性腹泻的病毒是

A. 脊髓灰质炎病毒 B. 柯萨奇病毒

C. 轮状病毒 D. 埃可病毒

E. 甲肝病毒

7. 下列哪种病毒的核酸类型为 DNA

A. HAV B. HBV C. HCV

D. HDV E. HEV

8. HAV 的主要传播途径是

A. 粪 - 口 B. 血液

C. 母婴垂直传播 D. 蚊子

E. 呼吸道

9. 目前最常引起输血后肝炎的是

A. HAV B. HBV C. HCV

D. HDV E. HEV

10. 抗 HBV 感染的主要抗体是

A. 抗 -HBs IgA B. 抗 -HBs IgG

C. 抗 -HBc IgM D. 抗 -HBc IgG

E. 抗 -HBe IgA

11. 关于抗 -HBc IgM 的说法，正确的是

A. 阳性具有早期诊断价值

B. 有 HBV 感染的作用

C. 在血清中可长期存在

D. 阳性表示疾病开始恢复

E. 无临床意义

12. HDV 常与下列哪种病毒共同或重叠感染

A. HAV B. HBV C. HCV

D. HDV E. HEV

13. 下列哪种病毒能引起潜伏感染

A. 甲型肝炎病毒 B. 狂犬病毒

C. 单纯疱疹病毒 D. 流感病毒

E. 腺病毒

14. 下列哪种病毒与鼻咽癌的发生有关

A. 单纯疱疹病毒 B. 水痘 - 带状疱疹病毒

C. 巨细胞病毒 D. EB 病毒

E. 麻疹病毒

15. 引起水痘的病原体是

A. 单纯疱疹病毒 B. 巨细胞病毒

C. EB 病毒 D. 水痘 - 带状疱疹病毒

E. 流感病毒

16. 可通过性传播的病毒是

A. CMV B. HSV C. HBV

D. HIV E. 以上都是

17. 下列哪种病毒可导致胎儿畸形

A. 单纯疱疹病毒 B. 水痘 - 带状疱疹病毒

C. 汉坦病毒 D. 狂犬病毒

E. 巨细胞病毒

18. 流行性乙型脑炎的传播媒介是

A. 蚊 B. 蜱 C. 白蛉

D. 幼猪 E. 鼠

19. 下列哪种病毒通过直接接触传播

A. 乙脑病毒 B. 狂犬病毒

C. 登革病毒 D. 人乳头瘤病毒

E. 汉坦病毒

20. 被狂犬病毒感染的中枢神经细胞内可检出

A. 核糖体 B. 内氏小体

C. 异染颗粒 D. 芽孢

E. 荚膜

（周 雪 秦 艳 裴 明）

# 第8章 常见人体寄生虫

人体寄生虫是一大类营寄生生活的多细胞的无脊椎的低等动物和单细胞的原生动物，是病原生物学的重要组成部分。寄生于人体的寄生虫有200余种，主要由单细胞原虫、多细胞蠕虫和节肢动物组成，即包括医学原虫、医学蠕虫和医学节肢动物三部分。

## 第1节 医学原虫

### 一、概　　述

原虫是一类能具有完整生理功能的真核单细胞低等动物，种类繁多，分布广泛，与人体有关的原虫称医学原虫。

原虫个体微小，介于2～200μm之间，外形多样，常随虫种或生活期不同而异，其基本结构由胞膜、胞质和胞核组成，原虫具有运动、摄食、生殖等生理功能。原虫的运动细胞器有伪足、鞭毛、纤毛，是原虫分类的依据。根据运动细胞器的有无和类型，可将原虫分为：①叶足虫纲，以伪足为运动细胞器，如溶组织内阿米巴；②鞭毛虫纲，以鞭毛为运动细胞器，如阴道毛滴虫；③纤毛虫纲，以纤毛为运动细胞器，如结肠小袋纤毛虫；④孢子虫纲，无明显运动细胞器，如疟原虫。致病性原虫侵入宿主，可引起宿主组织细胞的损伤，其致病严重程度与虫种、毒力、寄生部位、宿主的免疫状态等有关。除寄生虫对宿主的损害表现为机械、化学和生物性的一般损害外，原虫的致病还具有增殖致病、毒素致病、播散致病和机会性致病的特点。

### 二、常见医学原虫

#### （一）溶组织内阿米巴

溶组织内阿米巴又称痢疾阿米巴，其滋养体侵入人体组织可引起阿米巴病，包括阿米巴结肠炎和肠外阿米巴病，阿米巴病是仅次于疟疾和血吸虫病的第三种致死性寄生虫病。

1. 形态　溶组织内阿米巴有滋养体和包囊两个发育阶段（图8-1）。

（1）滋养体　滋养体具有侵袭性，分大、小滋养体，其形态多变且不规则，直径在20～40μm之间，以二分裂法繁殖，内外质分界清楚，从脓肿或溃疡中分离的滋养体常有被吞噬的红细胞，而生活在肠腔的则不含红细胞。虫体活动时伸出伪足，可做定向阿米巴运动，静止时多呈圆形，寄生于组织。小滋养体较小，圆形，内有吞入的细菌，主要寄生于肠腔内。

（2）包囊　圆球形，分成熟包囊和未成熟包囊。未成熟包囊含有1～2个核，胞质内可见糖原泡和拟染色体，具有鉴别虫种的意义。糖原泡和拟染色体随包囊的成熟而逐渐消失。

成熟包囊含有 4 个核，为感染期，仅存在于宿主的粪便内。

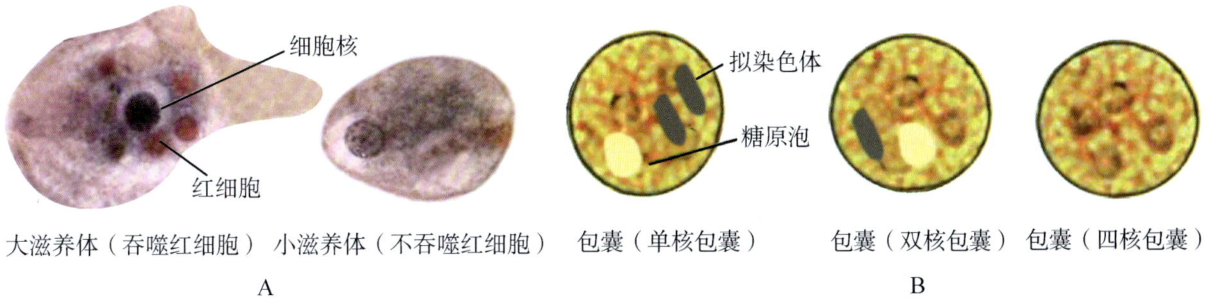


图 8-1　溶组织内阿米巴

A. 滋养体；B. 包囊

2. 生活史与致病性　溶组织内阿米巴生活史比较简单，包括滋养体和包囊两个阶段。其生活史基本过程：包囊→滋养体→包囊。四核包囊为溶组织内阿米巴的感染期。

人误食或误饮受污染的食物或饮水后，四核包囊经胃进入小肠下段，受肠内碱性消化液的作用，囊壁变薄，囊内虫体脱囊而出，成为四核的滋养体迅速再分裂为 8 个滋养体。回盲部的厌氧环境和酸碱度非常适合阿米巴的繁殖，故虫体脱囊多发生在此部位。脱囊后的滋养体摄食肠黏液和细菌，以二分裂法进行繁殖。部分滋养体随肠蠕动下移，因营养及水分减少，滋养体停止活动，虫体团缩而形成圆形的包囊，并随着宿主粪便排到体外。包囊在外界可存活并保持感染性数日至 1 个月，但在干燥环境中容易死亡。

当宿主免疫力下降，肠功能出现紊乱或肠壁受损时，结肠内的滋养体凭借伪足的机械性运动，同时分泌组织酶和毒素，侵入肠壁黏膜组织内，进行分裂增殖，吞噬组织细胞或红细胞，破坏肠壁组织，致使肠黏膜局部坏死，形成典型的口小底大的“烧瓶状”溃疡，即肠阿米巴病。在引发宿主肠壁组织炎症损害的同时，部分滋养体可随坏死肠黏膜组织、炎症渗出物和血液一起脱落入肠腔，形成黏液脓血便排出体外，在临床上表现为阿米巴痢疾。侵入肠黏膜下层及肌层的滋养体可侵入血管，随血流播散至肝脏、肺脏、脑等部位，引起肠外阿米巴病。最常见的途径是通过门静脉血流入肝脏，导致阿米巴肝脓肿（图 8-2）。

溶组织内阿米巴病呈世界性分布，多见于热带和亚热带，其发生主要与卫生条件、社会经济状况和气候的关系密切，人体感染的方式主要是经口感染。

**考点**　溶组织内阿米巴的致病性

3. 实验室诊断

（1）病原学检查　常用的方法有粪便检查、肠镜活组织检查、体外培养、穿刺物涂

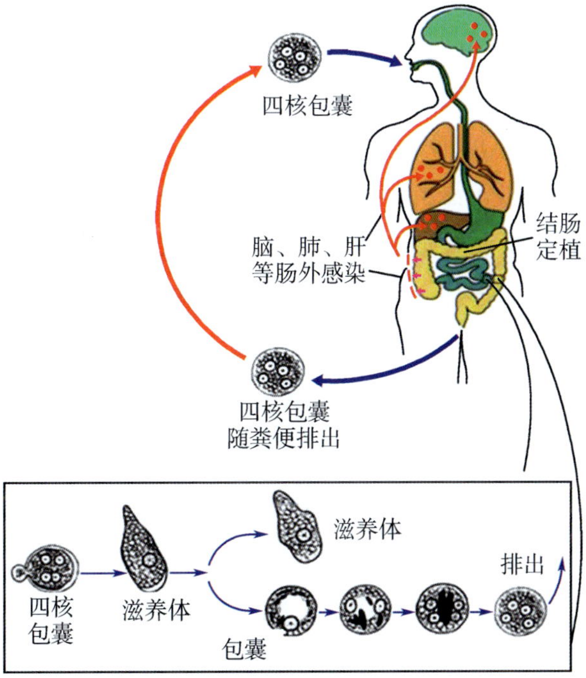


图 8-2　溶组织内阿米巴生活史（示意图）

片检查和核酸诊断，对肠阿米巴病而言，粪便检查是最有效的手段。

（2）免疫学检查　常用的方法有间接血凝抑制试验、酶联免疫吸附试验等检测相应抗体，特异性高，辅助诊断价值大。

4. 防治原则

（1）控制传染源，治疗患者和带虫者，治疗药物首选甲硝唑，加强对饮食行业工作人员的定期检查。

（2）阻断传播途径，管理好粪便，保护好水源，消灭苍蝇及蟑螂。

（3）加强卫生宣传，注意个人卫生及饮食卫生，防止病从口入。

**案例 8-1**

患者，男，36 岁，南方某市菜农。因腹痛、腹泻伴排出咖啡色样稀烂粪便 2 天而就诊。此前 4 天曾有腹泻病史，但症状轻，卫生所按胃肠炎给吗丁啉、吡哌酸等药服用，未见明显好转。体检发现右下腹明显压痛，但无固定位置。在查体中，患者因排便难忍要求上厕所，医生嘱其家属取其排出的粪便送检。粪便量不多，为果酱色的脓血黏液便，有特殊的腥臭味；涂片染色镜检可见多个吞噬有红细胞的虫体。

问题：1. 根据病历资料最可能的诊断是什么？有何依据？

2. 对该病如何进行防治？

### （二）疟原虫

疟原虫引起的疾病称为疟疾。WHO 将其列为严重危害人类健康的热带病，也是我国重点防治的寄生虫病。疟疾由按蚊传播。寄生于人体的疟原虫共有 4 种，即间日疟原虫、恶性疟原虫、三日疟原虫、卵形疟原虫，在我国主要流行的是间日疟和恶性疟。

1. 形态　疟原虫的形态包括人体肝细胞内的形态、红细胞内的形态以及按蚊体内的各期形态。其中红细胞内的形态最重要。除了疟原虫本身的形态特征不同之外，被寄生红细胞的形态有无变化以及变化的特点，对鉴别疟原虫种类很有帮助。在瑞氏或吉姆萨染色的标本中，细胞质呈蓝色，细胞核呈红色，疟色素为棕黄色。以间日疟原虫为例，其在红细胞内的形态包括以下阶段。

（1）滋养体　滋养体为疟原虫在红细胞内摄食和生长、发育的阶段。按发育先后，滋养体有早、晚期之分。早期滋养体，胞质较少，中间有空泡，胞核小，位于虫体的一端，虫体似环形指环，故称环状体，又称小滋养体；以后虫体长大，细胞核也增大，细胞质增多，有时伸出伪足，形态多变，胞质中开始出现空泡和褐色烟丝状的疟色素，此时称为晚期滋养体又称大滋养体（图 8-3A）。

（2）裂殖体　滋养体胞质增多变圆，其内空泡消失，核开始分裂即称为裂殖体。裂殖体核经过数次分裂形成数个，胞质中疟色素增多，但胞质尚未分裂，此时称为早期裂殖体或未成熟裂殖体。核分裂到一定数量后胞质开始分裂，每一个核都被部分胞质包裹，形成裂殖子，疟色素集中成团块状，此时称为成熟裂殖体，被寄生的红细胞开始胀大（图 8-3B）。

（3）配子体　疟原虫在红细胞内经过数次裂体增殖后，部分裂殖子进入新的红细胞后发育长大，核增大不再分裂，胞质增多而无伪足，最后发育成为圆形、卵圆形或新月形的个体，称为配子体。配子体有雌、雄（或大小）之分。雌（大）配子体虫体较大，充满整个红细胞，胞质致密，疟色素多而粗大，核致密偏于虫体一侧或居中；雄（小）配子体虫体较小，胞质稀薄，疟色素少而细小，核质疏松，多位于虫体的中央（图 8-3C）。

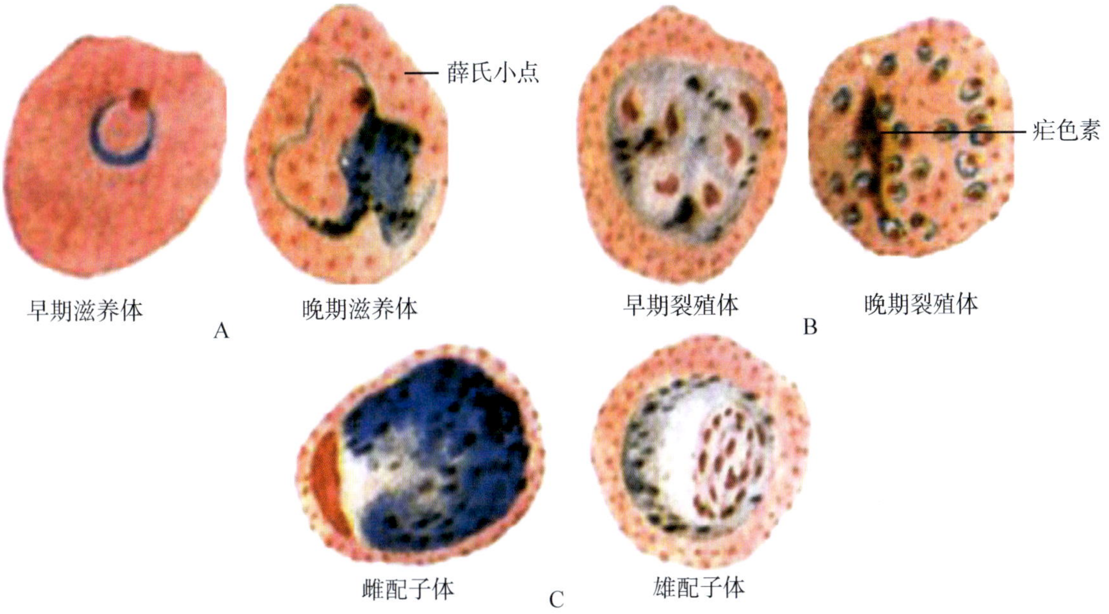


**图 8-3**　间日疟原虫红细胞内期各期形态

A. 滋养体；B. 裂殖体；C. 雌、雄配子体

2. 生活史　四种疟原虫的生活史基本相同，需要人和按蚊两个宿主，人为其中间宿主，在按蚊体内完成有性生殖期，按蚊为其终宿主。在人体内先后寄生于肝细胞和红细胞，进行裂体增殖和配子体的形成，在蚊体内完成配子生殖和孢子增殖。现以间日疟原虫生活史介绍如下（图 8-4）。

（1）在蚊体内的发育　雌性按蚊刺吸患者或带虫者血液时，疟原虫红细胞内各期原虫随血液入蚊胃内，仅雌、雄配子体能在胃内继续发育，其余各期均被消化。雌、雄配子受精形成合子，合子变长，能活动，成为动合子。动合子穿过胃壁上皮细胞或其间隙，在胃基底膜下形成囊合子。囊合子进行孢子增殖，形成数以万计的子孢子，子孢子即可随唾液进入人体，开始在人体内的发育。

（2）在人体内的发育　疟原虫在人体内的发育分为肝细胞的发育（红细胞外期）和红细胞内的发育（红细胞内期）两个阶段。

1）红细胞外期：当唾液中带有子孢子的按蚊刺吸人血时，子孢子随唾液进入人体，约 30 分钟后，随血流侵入肝细胞发育成红细胞外期裂殖体，其内含数以万计的裂殖子。裂殖子胀破肝细胞后释放出来，一部分被巨噬细胞吞噬，其余部分侵入红细胞，开始红细胞内期的发育。

2）红细胞内期：肝细胞释放的裂殖子进入血流，侵入红细胞，先形成小滋养体，逐渐发育为大滋养体、未成熟裂殖体，最后形成含有一定数量裂殖子的成熟裂殖体。红细胞破裂后，裂殖子释放出，其中一部分被吞噬，其余再侵入其他正常红细胞，重复红细胞内的裂体增殖过程。经过几代红细胞内裂体增殖后，部分裂殖子进入红细胞后不再进行裂体增殖而直接发育成雌、雄配子体，配子体成熟后开始出现于外周血液中。间日疟原虫完成一代红细胞内期裂体增殖约需 48 小时。

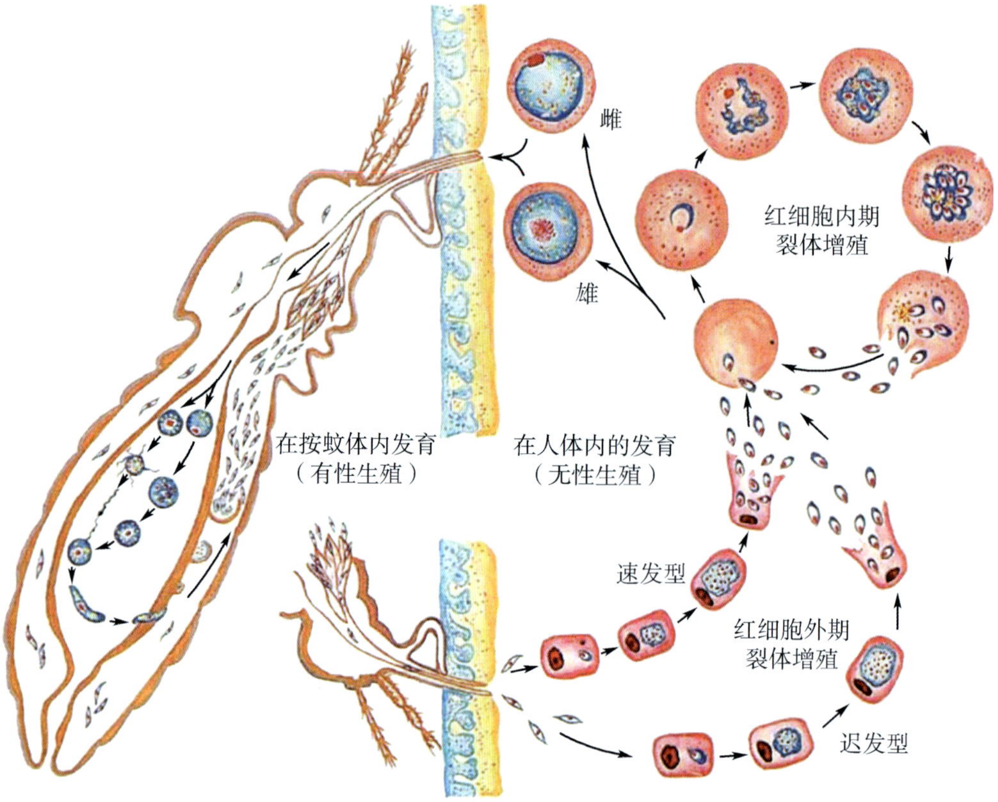


图 8-4 间日疟原虫生活史示意图

3. 致病性 疟原虫的主要致病阶段是红细胞内期的裂体增殖期。致病力强弱与侵入的虫种、数量和人体免疫状态有关。疟原虫增殖到一定数量，疟疾才会发作，疟原虫侵入人体到出现临床症状的间隔时间为潜伏期。

（1）疟疾发作 疟疾发作表现为周期性的寒战、发热、出汗退热三个连续阶段。发作是由红细胞内期的裂体增殖所致。典型的发作的周期与红细胞内期裂体增殖周期是一致的，间日疟和卵形疟隔日发作一次，三日疟隔两天发作一次，恶性疟隔日发作一次或不规则发作。若无重复感染，随着人体对疟原虫产生免疫力的逐步增强，发作会自行停止。

（2）疟疾的再燃与复发 疟疾初发停止后，患者若无再感染，仅由于红细胞内残留的少量疟原虫在一定条件下重新大量繁殖引起的疟疾发作，称为再燃。再燃与宿主抵抗力和抗原变异有关。疟疾复发是指疟疾初发患者红细胞内期疟原虫已被消灭，未被蚊媒传播感染，经过数周至数年，又出现疟疾发作，称为复发。

（3）贫血与脾肿大 疟疾贫血直接原因是疟原虫裂体增殖对红细胞直接破坏，因此贫血的程度与发作的次数和病程长短有关。脾肿大的原因与脾充血和单核巨噬细胞增多有关。

（4）重症疟疾 常发生在无免疫力或因各种原因延误诊治的重感染者。以脑型疟疾最常见，患者剧烈头痛，持续高热、昏迷、重症贫血、肾功能衰竭等；其来势凶猛，病死率高。

4. 实验室检查

（1）病原学检查 在外周血液中检出疟原虫是确诊的最可靠依据。常用血膜染色镜检法，即从患者的耳垂或手指采血涂成薄血膜和厚血膜，经吉姆萨或瑞氏染色后镜检查找疟原虫。

（2）免疫学检查 此法常用于临床疾病的辅助诊断、流行病学调查及输血源的筛选。可分为检测疟原虫抗体和抗原两大类。

（3）分子生物学检测 分子生物学技术为疟疾诊断提供了特异性强、敏感性高的检测方法。常用 PCR 技术检测。

5. 防治原则 预防措施有蚊媒防制和预防服药。蚊媒防制包括灭蚊、防蚊和驱蚊。预防服药是保护易感人群的重要措施之一。常用的抗疟药有乙胺嘧啶、氯喹、伯氨喹等。

医者仁心

**青蒿素——中国的骄傲**

中国科学家屠呦呦几十年来一直致力于疟疾的防治研究。她从中医药伟大宝库中寻找创新源泉，从浩瀚的古代医籍中汲取创新灵感，从现代科学技术中汲取创新手段。她领导的研究团队坚持不懈、克服重重难关，成功提取出青蒿素，其被 WHO 评价为治疗恶性疟疾真正有效的药物，被誉为治疗疟疾的中国神药。2015 年，屠呦呦获得诺贝尔生理学或医学奖。

## （三）阴道毛滴虫

阴道毛滴虫是寄生在人体阴道和尿道的鞭毛虫，主要引起阴道毛滴虫病。

1. 形态 阴道毛滴虫仅有滋养体期。活体无色透明，似水滴样，有折光性，活动力强，固定染色后呈梨形，大小为（10 ～ 15）μm×（7 ～ 32）μm。虫体前端 1/3 处有一个椭圆形细胞核，上有 4 根前鞭毛和 1 根后鞭毛，1 根纤细透明的轴柱纵贯虫体并于后端伸出体外。体外侧前 1/2 处有一波动膜，其外缘与向后延伸的后鞭毛相连。虫体借助前鞭毛摆动，以波动膜的波动做旋转式运动（图 8-5）。

2. 生活史 阴道毛滴虫生活史简单。滋养体主要寄生于女性的阴道，以阴道后穹隆多见，偶尔可侵入。男性感染者一般寄生于尿道、前列腺，也可侵犯睾丸、附睾及包皮下组织。虫体以纵二分裂法进行繁殖，滋养体既是繁殖阶段，也是感染和致病阶段。可通过直接或间接接触方式在人群中传播。

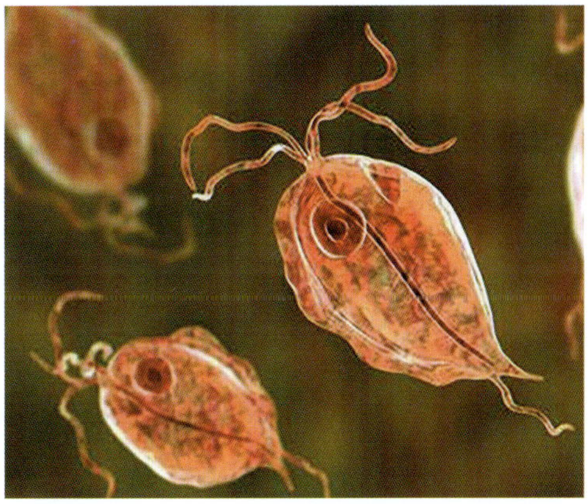

图 8-5 阴道毛滴虫滋养体示意图

3. 致病性 阴道毛滴虫的致病与宿主的生理状态有关，正常情况下，健康女性的阴道内由于乳酸杆菌的存在，使阴道维持在酸性环境，能够抑制滴虫及细菌的繁殖，称为阴道的自净作用。当宿主生理功能发生变化时，如妊娠期、月经期，有利于滴虫的繁殖，滴虫寄生后，影响乳酸杆菌的产酸作用，使阴道内正常的酸性环境变为中性或碱性，加之致病菌的生长、繁殖，造成阴道黏膜发生炎性病变。常见症状为白带增多、呈泡沫状，伴有臭味，阴部瘙痒或烧灼感，若累及尿道引起尿道炎，可有尿频、尿急和尿痛等症状。男性感染可引起尿痛、前列腺肿大等表现。

4. 实验室检查　取阴道后穹隆分泌物、尿液沉淀物、前列腺液做生理盐水涂片镜检活滋养体，冬季注意保温；也可在载玻片上涂成薄膜，经瑞氏、吉姆萨染色镜检，查见滋养体进行确诊。疑难病例可用培养法培养以提高检出率。

5. 防治原则　注意个人卫生和经期卫生，不使用公用泳衣和浴具，提倡淋浴，慎用公共马桶，提高自我保护意识。加大卫生宣传教育，开展普查普治；治疗无症状带虫者和患者，控制传染源。首选治疗口服药物为甲硝唑，治疗前可用 1 ∶ 5000 高锰酸钾溶液或 0.5% 醋酸冲洗阴道，效果更好。

### （四）刚地弓形虫

刚地弓形虫简称弓形虫，广泛寄生于人和多种脊椎动物和鸟类的有核细胞内，因虫体呈弓形而得名，引起人畜共患的弓形虫病。刚地弓形虫生活史比较复杂，除红细胞外，弓形虫可在任何有核细胞内寄生，全过程需要两个宿主，在猫科动物体内完成有性生殖，同时也进行无性生殖，因此猫科动物是弓形虫的终宿主兼中间宿主，在人或其他动物体内只能完成无性生殖，所以为中间宿主。

弓形虫的致病作用与虫株毒力和宿主免疫状态有关。刚地弓形虫可分为强毒株和弱毒株。弓形虫是重要的机会致病性寄生虫，随着免疫抑制剂的广泛使用及艾滋病患者的增多，其致病性日益凸显。弓形虫病呈世界性分布，人患先天性弓形虫病，可致胎儿畸胎、死胎，影响优生优育。

弓形虫病的传播方式为经口感染或经垂直感染。其感染率与养猫相关，大多数为隐性感染，但胎儿、婴幼儿、肿瘤和艾滋病患者感染常引起严重的弓形虫病。弓形虫病有获得性和先天性两种类型。①先天性弓形虫病：感染弓形虫的孕妇，可经胎盘将弓形虫传播给胎儿，造成流产、早产、畸胎或死产，严重影响出生人口素质。②获得性弓形虫病：食入被弓形虫污染的食物或饮水导致感染。淋巴结肿大是最常见的临床表现，多见于颌下和颈后淋巴结。弓形虫常累及脑和眼部，引起中枢神经系统损害，如脑炎、脑膜脑炎、癫痫和精神异常，弓形虫眼病以视网膜脉络膜炎为多见，也有出现斜视、虹膜睫状体炎等病变。艾滋病等各类免疫功能低下患者，常并发弓形虫脑炎而死亡。

加强卫生宣传，不吃未熟的肉类和乳品，不养猫等宠物，孕妇不接触猫，可预防本病。弓形虫病的治疗至今尚无理想的药物。

### （五）隐孢子虫

隐孢子虫是一种可引起腹泻的重要机会性致病原虫，在人类和大多数哺乳动物消化道感染的为微小隐孢子虫。由本虫引起的疾病称隐孢子虫病，是造成人体腹泻的重要病原体之一。

隐孢子虫生活史简单，整个发育过程无需宿主转换。感染隐孢子虫后，患者临床症状的严重程度与宿主免疫功能状态有关。免疫功能正常宿主的症状一般较轻，多为自限性腹泻，持续 1 ～ 2 周，少数患者迁延 1 ～ 2 个月或转为慢性反复发作。免疫功能低下宿主的症状较重，常为持续性霍乱样水泻，常伴剧烈腹痛，水、电解质紊乱和酸中毒。患者常并发肠外器官隐孢子虫病。隐孢子虫感染常为艾滋病患者并发腹泻的死亡原因。

防治隐孢子虫感染应防止患者、病畜及带虫者的粪便污染食物和饮水，注意粪便管理和个人卫生，保护免疫功能缺陷或低下的人，增强其免疫力，避免与患者和病畜接触。隐孢子虫病至今尚无特效治疗药。

## 第 2 节　医学蠕虫

蠕虫是低等的多细胞无脊椎动物，身体柔软，借其肌肉收缩而蠕动。蠕虫在自然界分布广泛，寄生于人体的蠕虫有 250 余种，我国已发现 40 余种，主要隶属于线形动物门、扁形动物门和棘头动物门，包括线虫、吸虫、绦虫和棘头虫。寄生于人体并能导致人体疾病的蠕虫称为医学蠕虫，由蠕虫感染所导致的疾病称为蠕虫病。

### 一、线　虫

#### （一）概述

线虫属于线形动物门的线虫纲，因虫体呈圆柱形或细线形而得名，其种类繁多，分布广泛，全球有一万余种，多数营自生生活，少数营寄生生活。寄生于人体的常见线虫有 10 余种，多数为肠道寄生虫，如蛔虫、钩虫、蛲虫和鞭虫，少数为组织寄生虫，如丝虫，或肠道兼组织寄生虫，如旋毛虫。

线虫成虫的共同特点：①虫体呈线状或圆柱状；②除个别虫种外均为雌雄异体，且雌虫大于雄虫；③消化道为简单直管，前端有口，末端有肛门；④生殖器官发达，雄性为单管型，雌性为双管型；⑤虫卵一般为椭圆形，无卵盖，卵壳多为淡黄色、棕黄色或无色，排出体外的线虫卵内含有一个尚未分裂的卵细胞（如蛔虫卵）、正在分裂的卵细胞（如钩虫卵），或已发育成一个胚蚴（如蛲虫卵）。

线虫的发育过程经过卵、幼虫、成虫三个阶段，其特征为幼虫发育有蜕皮现象，幼虫一般蜕皮 4 次后发育为成虫。虫卵在外界适宜条件下发育为感染期卵，或孵出幼虫发育为感染期幼虫，或成虫产出幼虫进入中间宿主体内发育成感染期幼虫再感染新宿主。线虫生活史分为两大类。①不需要中间宿主：大多数线虫在发育过程中不需要中间宿主，称直接发育型，为土源性线虫，如蛔虫、钩虫等；②需要中间宿主：少数线虫在发育过程中需要中间宿主，称间接发育型，为生物源性线虫，如丝虫、旋毛虫等。

**案例 8-2**

患儿，男，13 岁，家住农村。因发烧右上腹痛伴恶心、呕吐 2 天来院诊治。病史：平时有进食瓜、果不洗涤等不良卫生习惯。常有脐周痛，排便偶见圆形虫体排出。查体：体温 38℃，痛苦面容。眼结膜、皮肤略黄染，腹部柔软，剑突下有压痛。解痉镇痛治疗后，进行十二指肠引流，引流液检查蛔虫卵（++）。粪便检查蛔虫卵（++）。诊断：胆道蛔虫病。

问题：1. 粪便、十二指肠引流液中可能会见到哪种蛔虫卵？各有何形态结构特点？
2. 蛔虫成虫常寄生在什么部位？为什么会钻入胆道？

## （二）似蚓蛔线虫

似蚓蛔线虫，俗称蛔虫，是人体常见的寄生虫之一，成虫寄生于小肠，可引起蛔虫病。

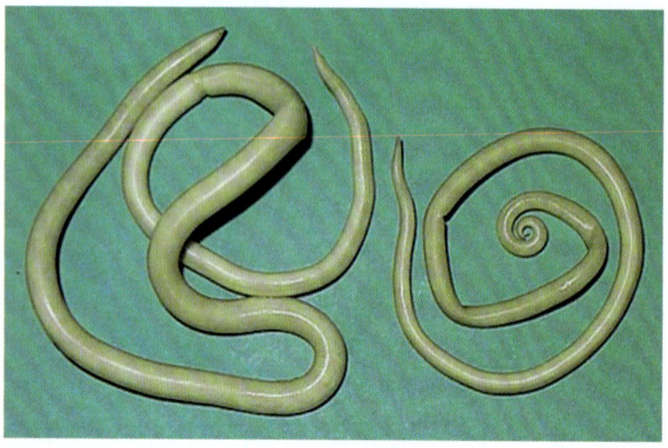

图 8-6　蛔虫成虫

1. 形态

（1）成虫　形似蚯蚓，呈乳脂色或粉红色，死后呈灰白色。体表光滑有微细环纹，两侧侧线明显。雌虫粗长约 30cm，雄虫较细短，约 20cm，尾部向腹面卷曲（图 8-6）。

（2）虫卵　虫卵分受精卵和未受精卵（图 8-7），受精卵呈宽椭圆形、棕黄色，大小约 60μm×45μm，卵壳厚而透明，卵壳外常有波浪状，深棕色的蛋白质膜，卵壳内含一个大而圆的卵细胞，其两端有新月形空隙。未受精卵呈长椭圆形、棕黄色，大小约 90μm×40μm，卵壳及蛋白质膜均比受精卵薄，卵壳内含许多大小不等的屈光颗粒。受精卵和未受精卵的蛋白质膜有时均可脱落，而呈无色透明，注意与钩虫卵区别。

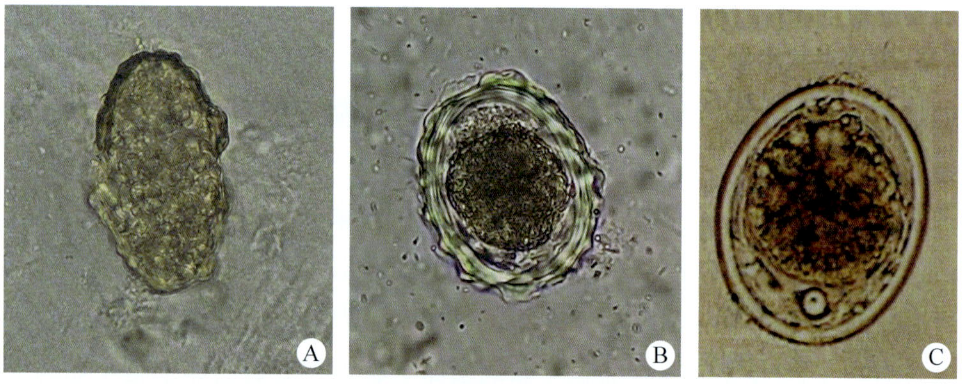


图 8-7　蛔虫卵（×400）

A. 未受精蛔虫卵；B. 受精蛔虫卵；C. 脱蛋白质膜蛔虫卵

2. 生活史　蛔虫的生活史不需要中间宿主，可分为两个阶段：在外界土壤中发育过程和在人体内发育过程（图 8-8）。

（1）在外界土壤中发育过程　成虫寄生于人体小肠内，以肠内容物为食，雌雄交配后产卵，虫卵随粪便排出体外，在潮湿、氧气充足及适宜温度下，约经 3 周发育为含幼虫的感染期虫卵。

（2）在人体内发育过程　感染期虫卵被人误食后，幼虫在小肠内孵出，侵入肠壁微血管或淋巴管，经血液循环到达右心、肺，并穿过肺泡毛细血管至肺泡腔，再次进行第二和第三次蜕皮，然后再沿支气管、气管上行至咽，被宿主吞咽后，经食管、胃到小肠，在此进行第四次蜕皮，经数周发育为成虫。自食入感染期虫卵到成虫产卵需 2 ～ 2.5 个月，成虫寿命 1 年左右。每条雌虫每日排卵 24 万个，宿主体内的成虫数目一般为一条至数十条。

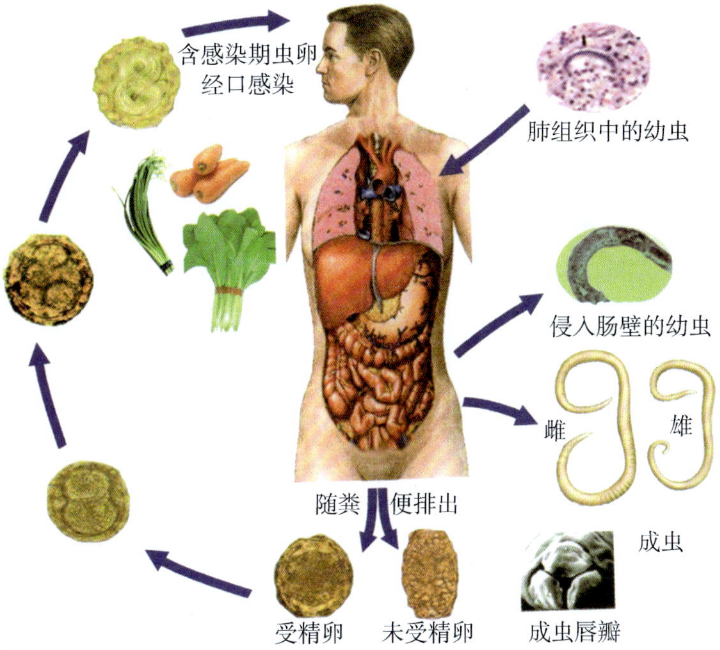


图 8-8　蛔虫生活史示意图

3. 致病性

（1）幼虫致病性　幼虫在体内移行时，因机械性损伤、蜕皮、虫体自身及代谢产物作用，可导致蛔蚴性肺炎及过敏反应等。

（2）成虫致病性　成虫寄生于人体小肠，夺取营养，损伤肠黏膜，可引起营养不良、肠炎等。临床表现为食欲不振、脐周疼痛、恶心、呕吐，儿童感染可出现发育障碍。

（3）蛔虫并发症　蛔虫有钻孔习惯，人体发热、食入刺激性食物、驱虫不当时，可钻入胆道、胰管、阑尾、腹腔等，引起胆道蛔虫病、蛔虫性胰腺炎、阑尾炎、肠穿孔、腹膜炎等。

**考点**　蛔虫的并发症

4. 实验室诊断　粪便或呕吐物中查到虫卵，即可确诊，常用粪便直接涂片检查，饱和盐水漂浮法或沉淀集卵法可提高检出率。

5. 防治原则

（1）加强卫生知识宣教，注意饮食卫生。

（2）加强粪便管理和粪便无害化处理。

（3）常用驱虫药物为阿苯达唑、左旋咪唑、甲苯达唑等。

## （三）蠕形住肠线虫

蠕形住肠线虫，又称蛲虫。成虫寄生于人体肠道的回盲部引起蛲虫病。本病分布遍及全球，以小儿感染为多见。

1. 形态

（1）成虫　形似白线头，长约 1cm，雌虫为针形，雄虫为“6”字形（图 8-9）。

（2）虫卵　无色透明，呈柿核形，大小约 55μm×25μm，卵壳厚，内含一幼虫（图 8-10）。

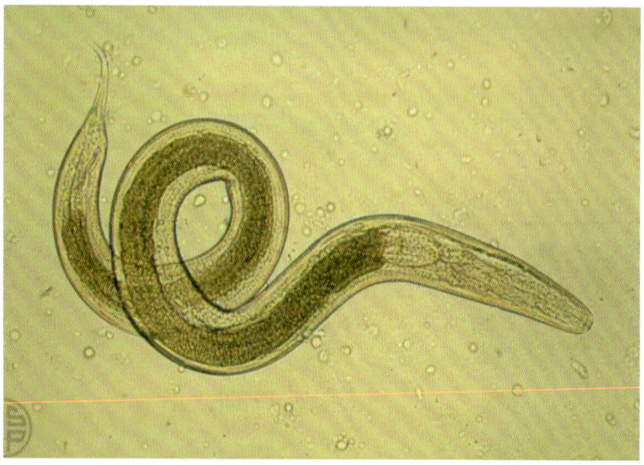

图 8-9 蛲虫成虫（×400）

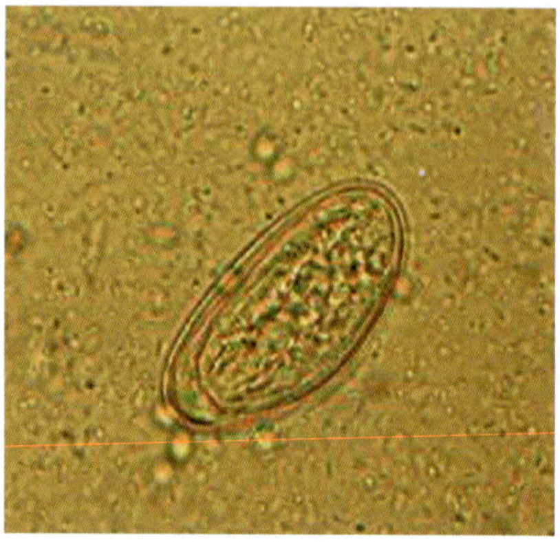

图 8-10 蛲虫虫卵（×400）

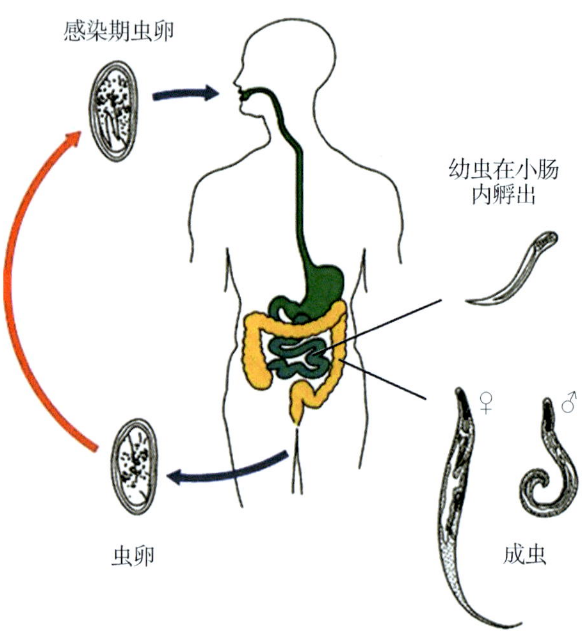


图 8-11 蛲虫生活史示意图

2. 生活史 成虫寄生于回盲部，以肠内容物为食。雌雄交配后，雄虫死亡，雌虫下行至直肠。当人入睡后，爬到肛周产卵。虫卵经 6 小时发育为感染期虫卵。此卵经口或随呼吸吸入再到达消化道，在小肠内孵出幼虫，下行至回盲部发育为成虫。从误食虫卵到发育为成虫产卵约需 2 ～ 4 周，雌虫寿命一般 2 ～ 4 周（图 8-11）。

3. 致病性 肛周奇痒是蛲虫病的主要症状。患儿肛周及会阴部因奇痒而抓破后引起炎症。患儿有烦躁不安、夜间啼哭、磨牙、食欲减退等症状。

4. 实验室诊断 在患儿睡眠后在肛周或床单或裤裆检查成虫，或在清晨排便前，用棉拭子法或透明胶纸法在肛周取材检查虫卵。

5. 防治原则 ①集体普查普治患者、带虫者，常用药物有恩波吡维铵、甲苯达唑、阿苯达唑等。②注意个人卫生，培养儿童良好卫生习惯。

### （四）十二指肠钩口线虫和美洲板口线虫

寄生于人体的钩虫主要有十二指肠钩口线虫和美洲板口线虫，简称十二指肠钩虫和美洲钩虫，其成虫寄生在人体小肠引起钩虫病，是我国严重危害人体健康的寄生虫病之一。

1. 形态

（1）成虫 呈白线头状，长约 1cm。虫体前端有口囊，其两侧有头腺，能分泌抗凝素。口囊腹面有钩齿或板齿。雌虫较大、尾尖直。雄虫略小、尾部膨大呈伞状。十二指肠钩虫比美洲钩虫略大，口囊内有两对钩齿，虫体外形为 C 形。美洲钩虫口囊内有一对板齿，虫体外形为 S 形（图 8-12）。

（2）虫卵 两种钩虫卵形态相似，椭圆形、无色透明、大小约 60μm×40μm，内有 4 ～ 8 个卵细胞，卵细胞与卵壳之间有明显的空隙（图 8-13）。

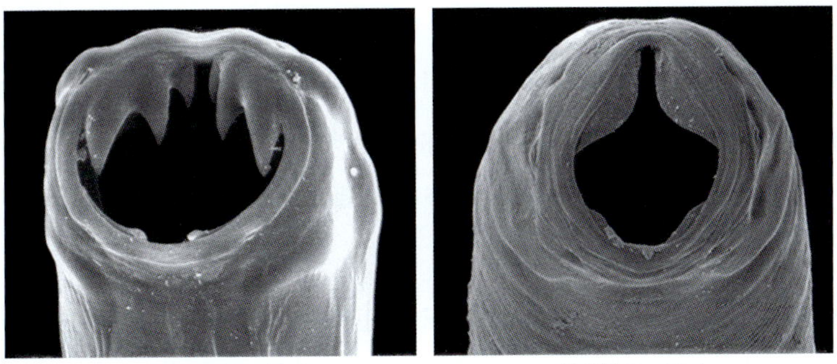


图 8-12　钩虫口囊

2. 生活史　两种钩虫生活史基本相同。成虫寄生于小肠上段，借钩齿或板齿吸附在肠黏膜上，以血液及肠黏膜为食。虫卵随粪便排出体外，在适宜温度土壤中孵出幼虫，再发育至丝状蚴，即为感染期。丝状蚴在土壤中与人体皮肤接触时钻入皮下，进入血管或淋巴管内，随血液循环至右心、肺，穿过肺泡毛细血管壁进入肺泡腔。沿支气管、气管上行至咽部，随吞咽进入食管、胃至小肠发育为成虫。从丝状蚴侵入皮肤到发育成虫产卵需 5 ～ 7 周，成虫寿命为 3 ～ 5 年（图 8-14）。

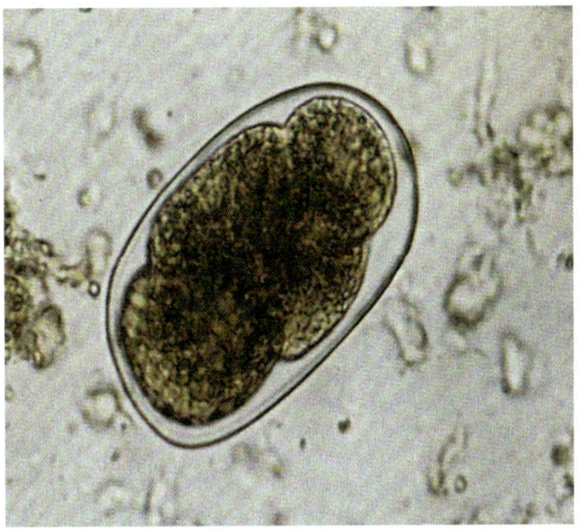

图 8-13　钩虫虫卵（×400）

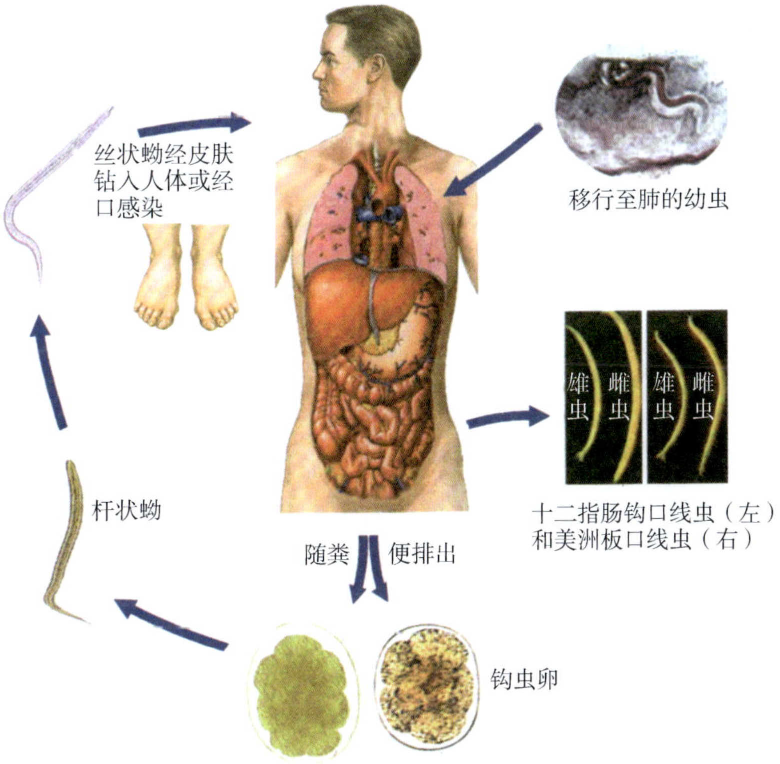


图 8-14　钩虫生活史示意图

3. 致病性

（1）幼虫致病性　丝状蚴从毛囊、汗腺口、皮肤薄嫩或破损处钻入，因机械损伤及异物刺激，可引起局部皮肤奇痒、灼痛、丘疹，称为钩蚴性皮炎，俗称粪毒、着土痒等。大量幼虫经肺移行时可引起肺内点状出血及炎性病变，出现咳嗽、痰中带血、发热甚至哮喘等症状，称为钩蚴性肺炎。

（2）成虫致病性　慢性缺铁性贫血是钩虫的主要致病作用。因成虫吸附肠黏膜、吸食血液，并经常更换吸附部位，且头腺分泌抗凝血物质导致原吸附伤口不断溶血，患者长期慢性失血，导致体内铁元素和蛋白质丢失，患者表现为皮肤黏膜苍白、头晕、乏力、心慌气短、异食癖、喜食生米、泥土、煤渣等物，严重者可出现贫血性心脏病，儿童可出现发育障碍，妇女出现闭经、流产等。

**考点** 钩虫引起贫血的原因

4. 实验室诊断　用饱和盐水漂浮法，显微镜下查到虫卵即可确诊。

5. 防治原则　加强粪便管理，用堆肥法发酵粪便。注意个人防护，流行季节减少皮肤接触泥土的机会，防止感染。普查普治患者，常用药物有左旋咪唑、噻嘧啶、甲基咪唑等。可采用透热疗法，即将患肢浸泡于53℃水中20分钟，治疗钩蚴性皮炎。

## 二、吸　虫

### （一）概述

吸虫属于扁形动物门的吸虫纲，种类繁多，吸虫的共同特点包括：①成虫多呈叶状或舌状，背腹扁平，两侧对称，少数呈圆柱形；②具有口吸盘与腹吸盘，无体腔；③除日本裂体吸虫外，均为雌雄同体；④消化系统不完整，有口无肛；⑤虫卵多呈椭圆形，除血吸虫外，均有卵盖，卵内含受精卵细胞、卵黄细胞或毛蚴，虫卵是临床病原学诊断的重要依据；⑥吸虫的生活史复杂，均需要中间宿主才可完成生活史过程。

寄生于人体的吸虫主要有华支睾吸虫、卫氏并殖吸虫和日本裂体吸虫等，其分布有一定地域性，前三者以囊尾蚴为感染期，经口感染，是重要的食源性疾病的病原体。日本裂体吸虫经皮肤感染。

### （二）华支睾吸虫

华支睾吸虫成虫寄生于人或哺乳动物的肝内胆管，引起华支睾吸虫病，俗称肝吸虫病。肝吸虫病是一种人畜共患寄生虫病，是我国目前食源性寄生虫病之一。该病主要分布于东亚及东南亚等地区，在我国除西北少数地区外均有不同程度流行。

1. 形态

（1）成虫　形似葵花籽仁，狭长而扁平，半透明，前端较窄，后端钝圆，有口、腹吸盘。因虫体内有一对前后排列的分枝状睾丸而得名（图8-15A）。

（2）虫卵　黄褐色，形似灯泡状，前端有卵盖，肩峰明显，后端有一小疣状突起，卵壳厚，内含1个成熟毛蚴，为人体常见寄生蠕虫卵中最小的一种（图8-15B）。

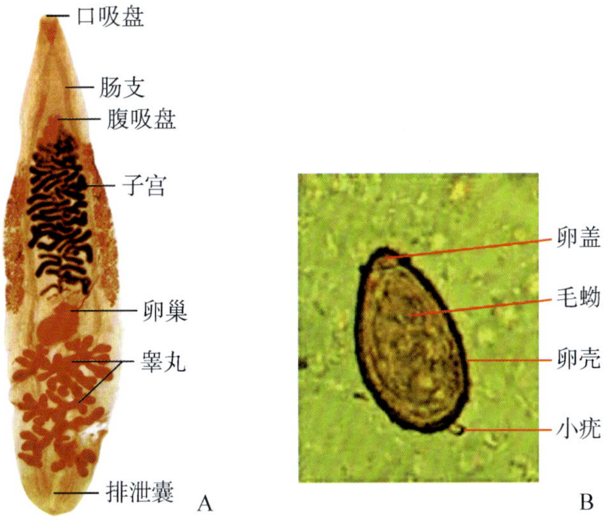


图 8-15　华支睾吸虫

A. 成虫；B. 虫卵（×400）

2. 生活史

（1）在中间宿主体内的发育　成虫寄生于人或哺乳动物的胆道系统，虫卵随胆汁进入小肠，并随粪便排出体外。虫卵入水后，被第一中间宿主豆螺、沼螺等淡水螺吞食，在螺体内孵出毛蚴，经胞蚴、雷蚴和尾蚴阶段发育和增殖，成熟的尾蚴从螺体逸出，进入第二中间宿主淡水鱼、虾体内，在其肌肉等组织中发育为囊蚴，囊蚴为肝吸虫的感染期（图 8-16）。

（2）在终宿主人体内的发育　人或其他哺乳动物因食入含囊蚴的淡水鱼虾而获得感染，囊蚴在十二指肠内脱囊为童虫，进入肝胆管内约经 1 个月发育为成虫。成虫寿命 20 ～ 30 年，日产卵量为 1600 ～ 4000 个（图 8-16）。

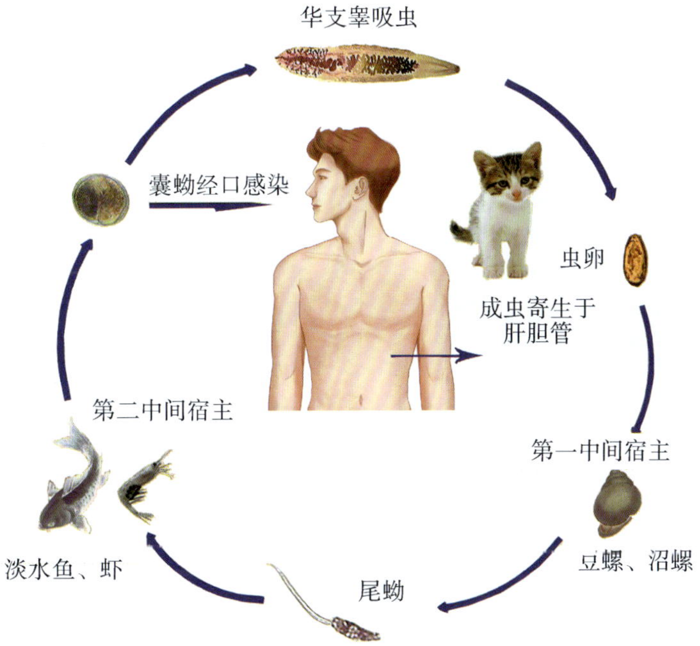


图 8-16　华支睾吸虫生活史示意图

3. 致病作用　华支睾吸虫主要靠其代谢产物和机械刺激，使宿主的肝脏受损，引起华支睾吸虫病（又称肝吸虫病），轻度感染者可无症状，重度感染者可出现消化不良、上腹隐痛、腹泻、精神不振、肝大等临床表现，严重者可发生胆管炎、胆结石以及肝硬化等并发症。华支睾吸虫病是一种人畜共患为主的寄生虫病，患者、带虫者和保虫宿主均为传染源，主要病因是吃生的或未煮熟的鱼肉。

**考点** 引起肝吸虫病的原因

4. 实验室诊断　取粪便或十二指肠引流液检查虫卵是主要的检查手段。

5. 防治原则　开展卫生宣传教育，普查普治患者及保虫宿主，加强粪便管理，查螺灭螺；不生食鱼、虾；治疗药物有吡喹酮、呋喃丙胺等。

### （三）日本裂体吸虫

日本裂体吸虫又称日本血吸虫，简称血吸虫。其成虫寄生于人或其他多种哺乳动物的肠系膜下静脉，可致血吸虫病。该病主要流行于东南亚国家，我国主要流行于长江流域及其以南的地区，是重点防治的寄生虫病之一，我国大部分地区疫情已达到传播控制或传播阻断标准。

1. 形态

（1）成虫　雌雄异体，口腹吸盘位于虫体前部。雄虫有抱雌沟，虫体向腹面卷曲，雄虫雌虫呈合抱状态（图 10-17A）。

（2）虫卵　椭圆形，淡黄色，大小约 86μm×65μm。卵壳薄，无卵盖。卵前部一侧有一小棘。成熟卵内含一毛蚴，毛蚴和卵壳间有分泌物（图 10-17B）。

（3）毛蚴　梨形或椭圆形，大小约 99μm×35μm，全身披满纤毛，提前端有一锥形顶突。

（4）尾蚴　分体部和尾部，尾部又分尾叉和尾干，大小为（280～360）μm×（60～95）μm（图 10-17C）。

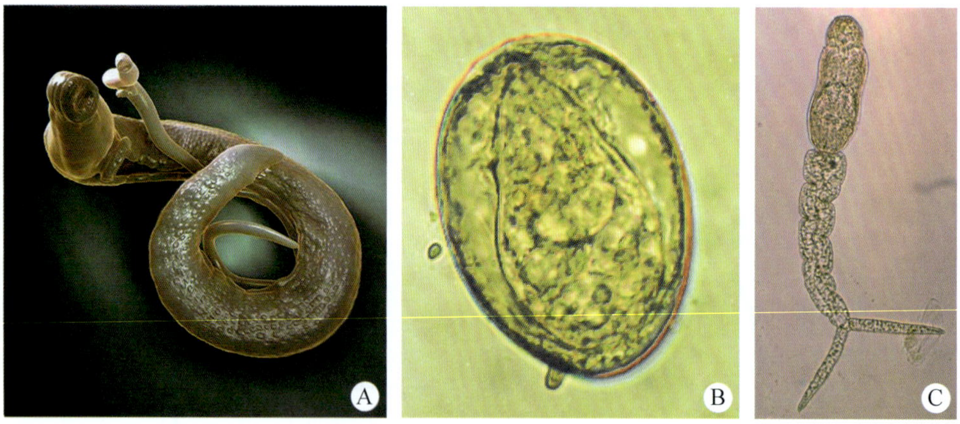


**图 8-17**　日本裂体吸虫

A. 成虫示意图；B. 虫卵（×400）；C. 尾蚴

2. 生活史　雌雄虫合抱逆血流移行到肠系膜下静脉内交配，雌虫产卵，虫卵随静脉血回流，大多数在肝沉积，部分在结肠壁沉积引起肠壁组织坏死，虫卵随坏死组织落入肠腔，并随宿主粪便排出体外污染水体，在适宜环境下，虫卵孵出毛蚴，毛蚴进入中间宿主钉螺体内，经无性繁殖产生大量尾蚴，逸出螺体，尾蚴悬浮或游动于近岸的水面下。当尾蚴接触到人或哺乳动物皮肤时，最快在 10 秒内侵入皮肤，尾蚴脱去尾部成为童虫。童虫侵入末梢血管或淋巴管内，随血流到达肠系膜下静脉寄居，发育成熟后交配产卵（图 8-18）。

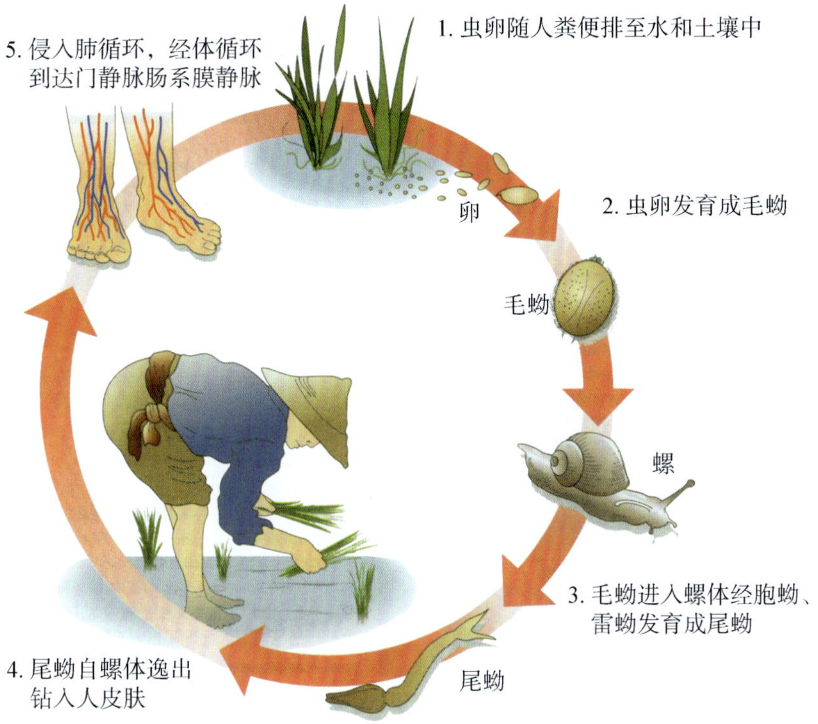


**图 8-18** 日本裂体吸虫生活史示意图

3. 致病作用　日本血吸虫的尾蚴、童虫、成虫、虫卵都有致病作用，但虫卵是主要致病阶段。

（1）尾蚴所致损害　尾蚴侵入皮肤后可引起尾蚴性皮炎，局部出现丘疹、红斑和瘙痒，多在接触疫水后数小时出现。

（2）童虫所致损害　童虫在体内移行可致血管炎，特别是肺部，童虫穿过毛细血管，可致出血点。

（3）成虫所致损害　成虫刺激可致静脉内膜炎和静脉周围炎，其代谢产物可致免疫损伤。

（4）虫卵所致损害　虫卵危害最严重。虫卵可刺激宿主引发Ⅳ型超敏反应，形成以虫卵为中心的肉芽肿，继而引起肝、肠组织坏死，形成嗜酸性脓肿，随着病程发展，最后引起纤维化。由于静脉广泛阻塞，常导致门脉高压，出现肝脾大及腹壁、食管胃底静脉曲张，甚至发生上消化道出血及腹水等症状。严重感染时，还有其他组织损伤。

4. 实验室检查　病原学检查：常用的方法有直接涂片法、自然沉淀法和毛蚴孵化法、直肠黏膜活组织检查方法。

5. 防治原则　我国血吸虫病流行严重，分布广泛，流行因素复杂，须因地制宜、综合治理、科学防治。①查治患者和病畜，消灭传染源；②消灭钉螺，切断传播途径；③管好粪便，保护水源，安全用水；④做好个人防护，避免反复感染。

**考点** 日本裂体吸虫的主要危害

### （四）卫氏并殖吸虫

卫氏并殖吸虫主要寄生于人、猫和犬科动物的肺部，又称为肺吸虫，是人体吸虫病的主要病原体，以在肺部形成囊肿为主要病变，以“烂桃样”血痰和咯血为主要症状。

1. 形态

（1）成虫　形似半粒黄豆，雌雄生殖器官均并列，两个睾丸左右并列于虫体后部，卵巢与子宫并列于腹吸盘旁（图 8-19）。

（2）虫卵　呈椭圆形，金黄色，大小约 100μm×54μm，卵盖大而透明，卵壳厚薄不均，上下左右不对称，常稍倾斜。含一个卵细胞和十多个卵黄细胞。

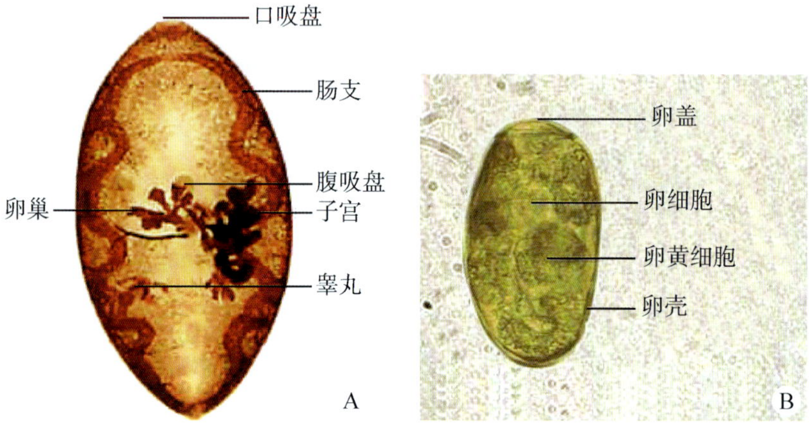


图 8-19　卫氏并殖吸虫

A. 成虫示意图；B. 虫卵（×400）

2. 生活史　成虫寄生于人或猫、犬科等动物的肺部，虫卵随宿主痰或粪便排出体外入淡水并孵出毛蚴，侵入第一中间宿主川卷螺体内，经无性繁殖发育为大量尾蚴，尾蚴成熟后逸出螺体。尾蚴侵入第二中间宿主溪蟹和蝲蛄体内发育为囊蚴。当人或猫、犬科等动物食入含有囊蚴的溪蟹或蝲蛄后，在消化液作用下，囊内幼虫脱囊逸出发育为童虫。童虫穿过肠壁进入腹腔，再穿过膈肌经胸腔进入肺部，发育为成虫（图 8-20）。童虫在移行过程中，可在肌肉、皮下、腹腔、肝、心包、脑、脊髓及眼等处异位寄生，但一般不能发育为成虫。

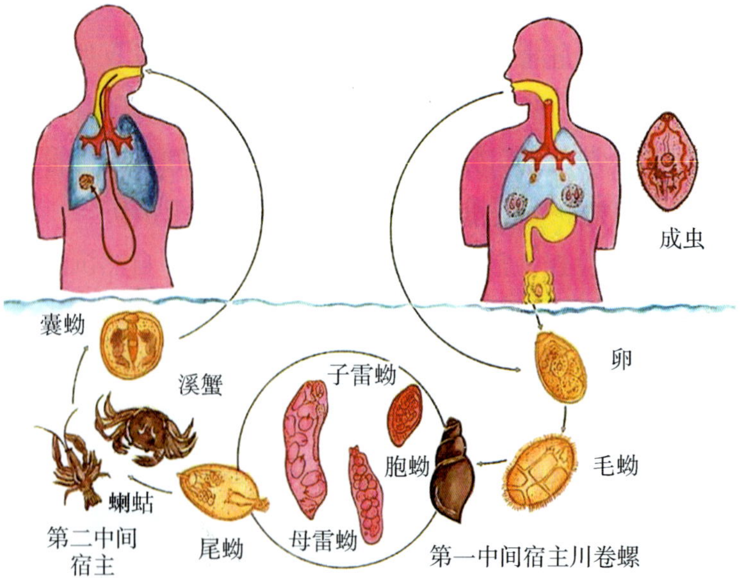


图 8-20　卫氏并殖吸虫的生活史示意图

3. 致病作用　引起肺吸虫病。童虫在体内移行引起出血、炎症、粘连。成虫在肺部形成囊肿。患者表现为胸痛、咳嗽、咳血痰等，异位寄生时，可引起相应病变和症状。

4. 实验室检查　取痰或粪便标本检出虫卵。免疫学诊断如皮内试验，可用于辅助诊断或流行病学调查。

5. 防治原则　切断传播途径，不生食溪蟹、蝲蛄。目前市场上销售的所谓“龙虾”，即为蝲蛄，应长时间煮熟再吃，以防患肺吸虫病；加强粪便管理，不随地吐痰；查治患者，消灭传染源。常用药物为吡喹酮、硫双酚。

## 三、绦　虫

### （一）概述

绦虫属于扁形动物门的绦虫纲，也称带虫，种类繁多，分布广泛，寄生于人体的绦虫主要有链状带绦虫、肥胖带绦虫等。

1. 绦虫成虫　扁长如腰带，分节，白色或乳白色，体长因虫种不同可从数毫米至数米，雌雄同体，无消化道，虫体分头节、颈节、链体三部分。①头节：细小，位于虫体前段，上有吸盘或吸沟，有的还有小钩。②颈节：位于头节后，短而纤细，不分节，内含生发细胞，由此生发出新的节片而形成链体。③链体：由数目不等的节片前后连接而成的长链状结构，根据生殖器官发育程度又分为幼节、成节和孕节。

（1）幼节　靠近颈部，节片细小，是颈部生发细胞产生的新生节片，其内的生殖器官尚未发育成熟，又称未成熟节片。

（2）成节　幼节往后至链体中部，节片较大，生殖器官已发育成熟，又称成熟节片。

（3）孕节　又称妊娠节片，位于虫体后部，节片较大，子宫内含充满虫卵，链体末端的孕节可逐节或逐段自动脱落，新的幼节又不断从颈节长出，从而使虫体始终保持一定的长度。

2. 绦虫虫卵　多数呈球形，卵壳很薄，从孕节排出时卵壳多已破裂，内有较厚的棕黄色胚膜，胚膜上有放射状条纹，卵内含有 3 对小钩，称六钩蚴。少数绦虫虫卵有卵膜，卵内有 1 个卵细胞和多个卵黄细胞。

3. 绦虫的生活史　各发育时期均营寄生生活。成虫均寄生于脊椎动物的小肠中，幼虫寄生于脊椎动物或无脊椎动物的组织内，并有多个发育阶段。

4. 绦虫的致病性　绦虫成虫寄生于宿主肠道，可大量地掠夺宿主的营养，但引起症状的主要原因是虫体固着器官吸盘或小钩以及微毛对宿主肠道的机械性刺激和损伤，以及虫体释放出的代谢产物的刺激。成虫引起的症状并不严重，仅有腹部不适、腹痛、消化不良、腹泻或腹泻与便秘交替等。个别种类的绦虫因为大量吸收宿主细胞的维生素 $B_{12}$ 可引起贫血。

### （二）链状带绦虫、肥胖带绦虫

链状带绦虫又称猪带绦虫。成虫寄生于人体小肠内，引起猪带绦虫病；幼虫寄生于猪或人的肌肉等组织内，引起猪囊尾蚴病。该病呈世界性分布，我国以东北、西北、华北以及广西、云南等地区为主要流行区，农村多于城市。人是链状带绦虫的唯一终宿主，猪和野猪是主要的中间宿主。成虫孕节常 5 ～ 6 节相连脱落，与散落的虫卵随宿主粪便排出体外，污染环境和食物。当孕片或虫卵被猪吞食后，虫卵在小肠内经消化液作用，六钩蚴孵出，钻入肠壁，经血液循环到达全身各部，经 60 ～ 70 天发育为囊尾蚴。含囊尾蚴的猪肉俗称“米猪肉”或“豆猪肉”。当人误食未煮熟或生的“米猪肉”后，囊尾蚴在小肠内受胆汁及消化液的作用，头节自囊中翻出，以吸盘和小钩附着于肠壁上，经 2 ～ 3 个月发育为成虫（图 8-21）。

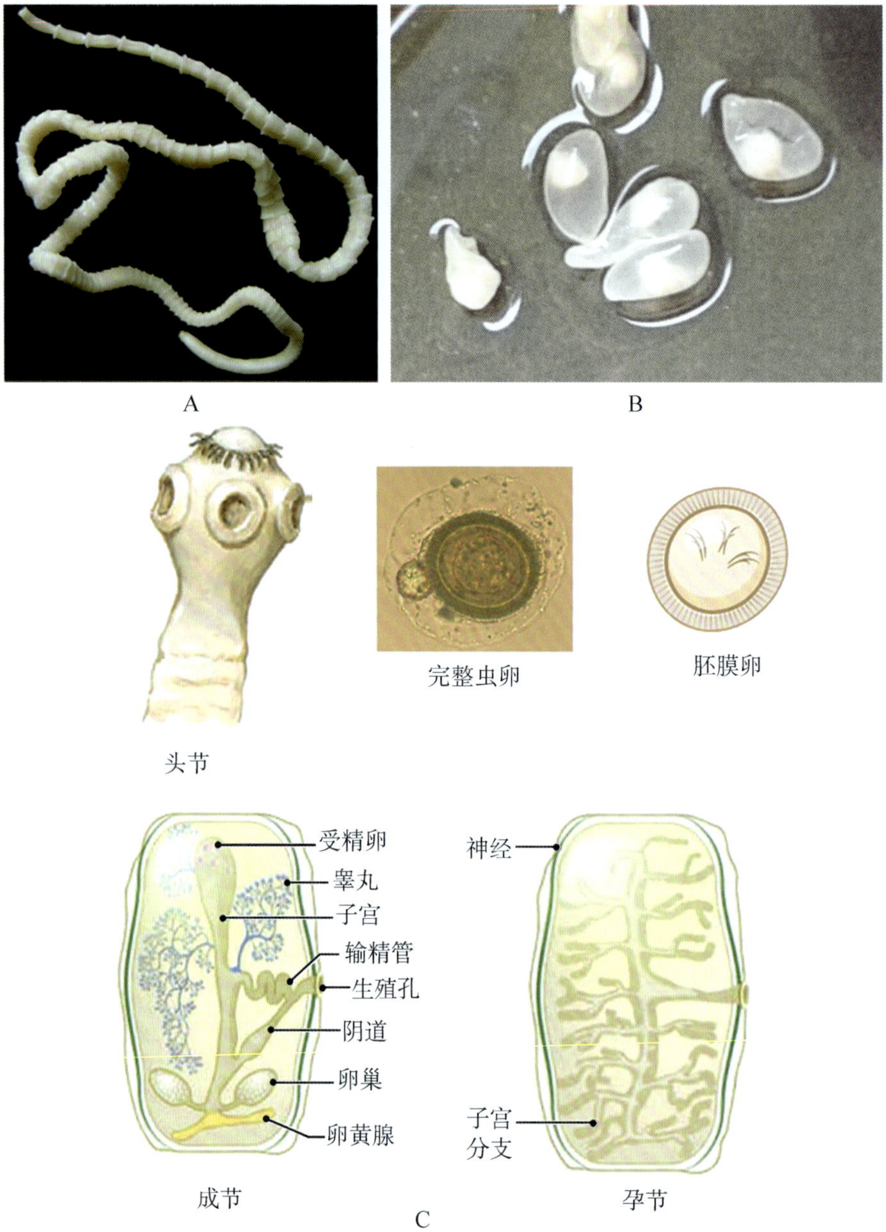


**图 8-21　链状带绦虫**

A. 成虫；B. 囊尾蚴；C. 头节、虫卵和节片

肥胖带绦虫也称牛带绦虫，与链状带绦虫的形态相似，绦虫卵相同，均为球形，卵壳薄，排出体外时多已脱落，卵壳内有较厚、放射状的胚膜，内含一六钩蚴。二者生活史相似（图 8-22），人既是链状带绦虫的中间宿主又是终宿主，而对于肥胖带绦虫，人只是其终宿

主，链状带绦虫对人危害严重，两者的鉴别见表 8-1。

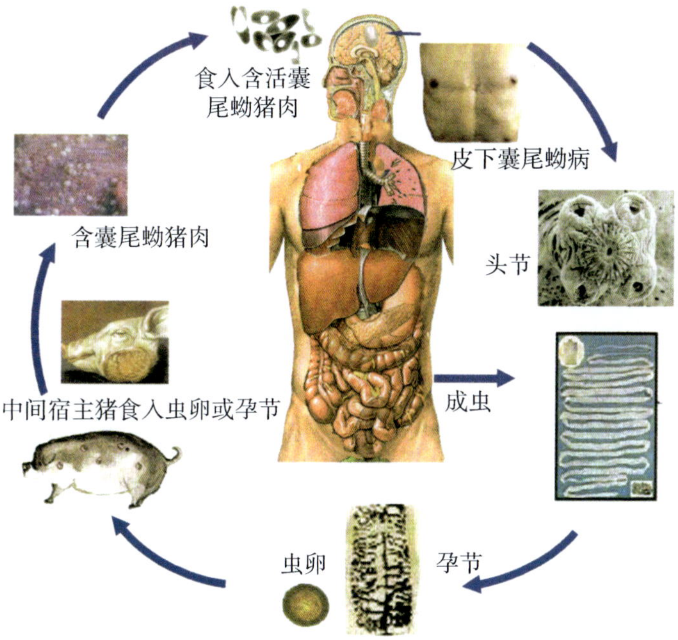


A

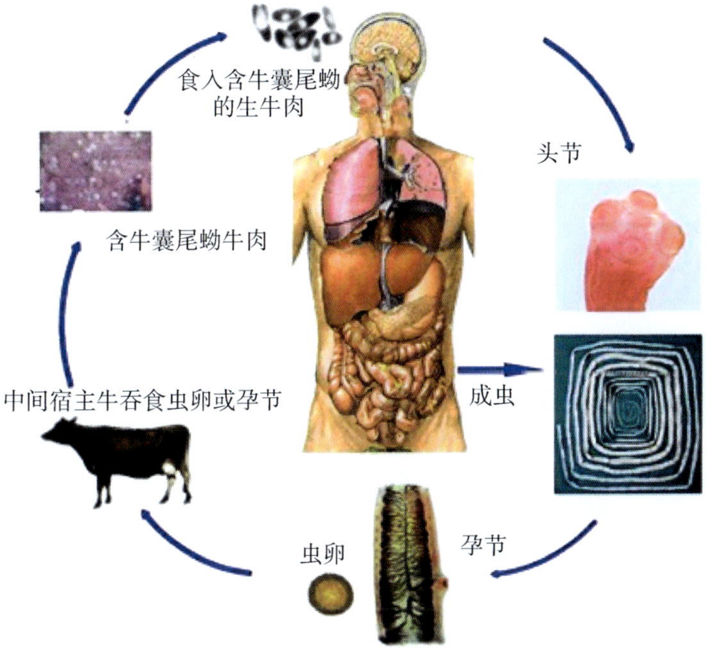


B

图 8-22 链状带绦虫和肥胖带绦虫的生活史示意图

A. 链状带绦虫；B. 肥胖带绦虫

**表 8-1 链状带绦虫和肥胖带绦虫的鉴别**

| 鉴别要点 | 链状带绦虫（猪带绦虫） | 肥胖带绦虫（牛带绦虫） |
| --- | --- | --- |
| 体长 | 2 ～ 4m | 4 ～ 8m |
| 头节形态 | 圆形，有顶突、小钩 | 方形，无顶突、小钩 |
| 中间宿主 | 猪、人 | 牛 |
| 感染阶段 | 囊尾蚴、虫卵 | 囊尾蚴 |

续表

| 鉴别要点 | 链状带绦虫（猪带绦虫） | 肥胖带绦虫（牛带绦虫） |
|---|---|---|
| 寄生部位 | 成虫在小肠，囊尾蚴在组织器官内 | 小肠上段 |
| 感染方式 | 食入含活囊尾蚴的猪肉、食入猪带绦虫卵 | 食入含活囊尾蚴的牛肉 |
| 致病 | 猪带绦虫病、猪囊尾蚴病 | 牛带绦虫病 |

考点 链状带绦虫的主要危害

# 第3节 医学节肢动物

## 一、概　述

医学节肢动物是指通过骚扰、刺螫、吸血、致病、寄生及传播病原体等方式危害人类健康的节肢动物。医学节肢动物是研究医学节肢动物形态、分类、生活史、生态、地理分布、致病或传病规律以及对这些节肢动物防制方法的科学，它是人体寄生虫学、传染病学、流行病学及公共卫生学的重要组成部分，其本身又是一门独立的学科。

1. 形态与分类

（1）主要特征　①躯体分节、两侧对称，雌雄异体，具有对称的附肢；②体表骨骼化；③循环系统开放化，称为血腔，内含血液、淋巴液；④发育过程中大多经历蜕皮和变态。

（2）分类　与医学有关的是昆虫纲、蛛形纲、甲壳纲、唇足纲及倍足纲等五个纲，最重要的是昆虫纲、蛛形纲（图 8-23）。

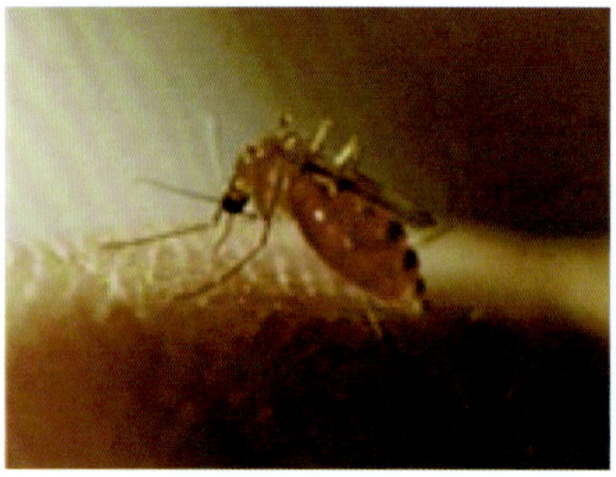
昆虫纲

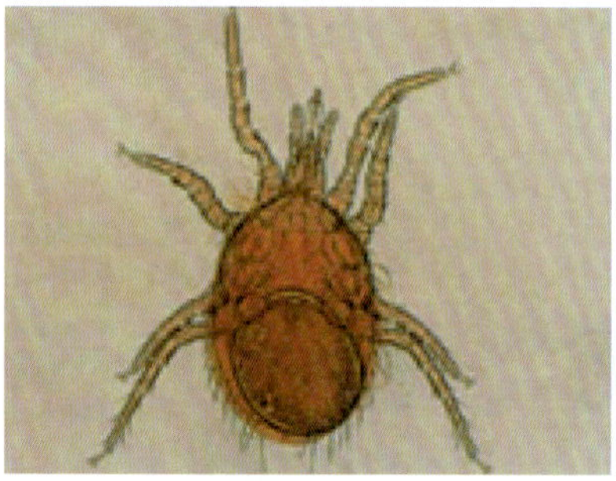
蛛形纲

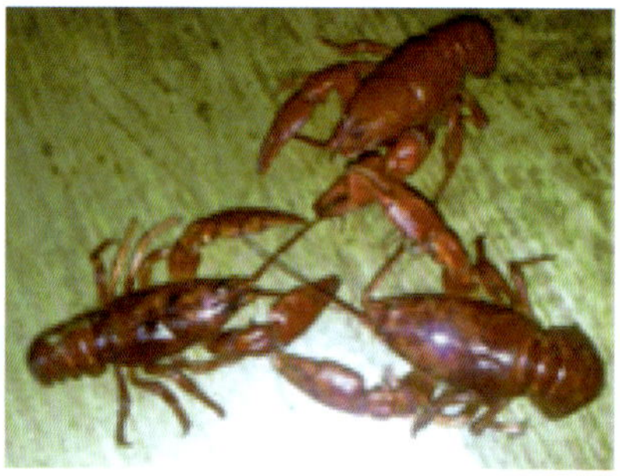
甲壳纲

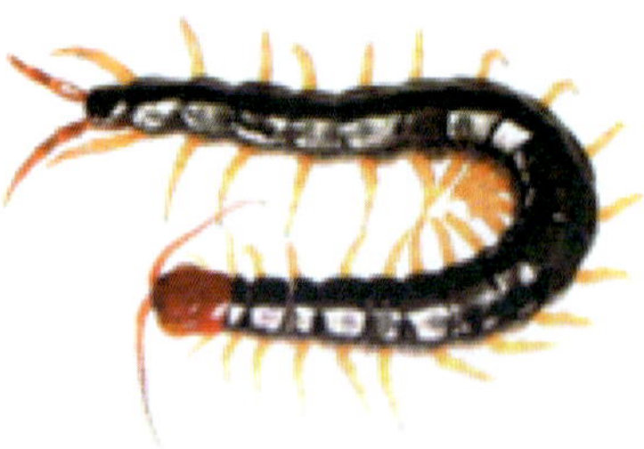
唇足纲

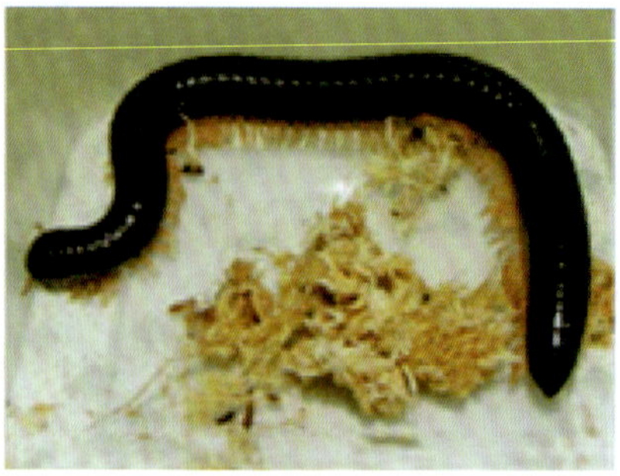
倍足纲

图 8-23　医学节肢动物的主要类群

2. 发育与变态　节肢动物从受精卵到成虫的一系列发育过程中外形、内部结构、生理功能、生活习性及行为本能上所有变化的总和称为变态。变态分为两类。

（1）全变态或称完全变态　发育过程包括卵、幼虫、蛹和成虫四个发育阶段，而各个阶段的形态、活动场所和生活习性都完全不同，如蚊、蝇等。

（2）半变态或称不完全变态　发育过程没有蛹期，只有卵、幼虫（若虫）和成虫阶段，其幼虫形态、寄居场所和生活习性等与成虫相似，只是生殖器官尚未发育成熟，如虱、蜱等。

在节肢动物发育过程中，幼虫破卵而出的过程称为孵化；幼虫两次蜕皮之间的阶段称为龄期，代表幼虫的发育程度，每蜕皮一次即进入一个新龄期；幼虫发育为蛹的过程称为化蛹；成虫破蛹壳而出的过程称为羽化。

3. 对人类的危害方式

（1）直接危害　指节肢动物可通过一定方式对人体造成直接的损害，主要方式有以下几种。①骚扰和吸血：蚊、蛉、蚤、臭虫、蜱等都可叮刺、吸血，对人类造成骚扰，影响工作和休息。②螫刺和毒害：某些节肢动物具毒腺、毒毛或有毒体液，螫刺时将毒液注入人体皮下而使人受害。如蜈蚣、蝎子、毒蜘蛛等刺咬人后，不仅局部产生红、肿、痛，而且可引起全身症状；某些蜱吸血螫刺时，其毒液注入可致人体的神经传导阻滞，出现肌肉麻痹，即所谓的蜱瘫痪；某些毒蛾和具有毒毛的幼虫，若其毒毛接触到人皮肤可引起皮炎。③引发超敏反应：节肢动物的躯体成分及其涎液、分泌物、排泄物及皮壳等，都可以成为致敏原，引起宿主过敏反应，如尘螨，可以引起尘螨性哮喘、过敏性鼻炎，粉螨引起螨性皮炎。④寄生损害：一些节肢动物可直接寄居在人体组织或器官内而造成损害，如有些蝇类幼虫寄生于宿主的腔道、皮肤等处引起蝇蛆病；疥螨寄生于皮肤引起疥疮等。

（2）间接危害　指节肢动物携带病原体传播各种疾病引起的危害方式。凡能传播疾病的节肢动物称为媒介节肢动物，由其传播的疾病称虫媒性疾病。节肢动物传播疾病的方式有两类。①机械性传播：病原体在传播病原体时只是起到运输、携带作用，机械性地从一个宿主传给另一个宿主，病原体在体内、体表不发生形态、数量的变化。如蝇、蟑螂传播痢疾志贺菌等。②生物性传播：病原体必须在节肢动物体内经过发育或繁殖后才具有感染力，引起疾病的传播。病原体在节肢动物体内发生了形态、数量的变化。如蚊传播疟原虫、丝虫、乙脑病毒。

4. 医学节肢动物的防制　对医学节肢动物的防制应从媒介、生态环境和社会条件的整体观点出发，标本兼治，以治本为主，因地、因时制宜，对防制对象采取各种合理手段和有效方法，组成一套系统的综合防制措施。防制方法可包括环境治理、物理防制、化学防制、生物防制、遗传防制及法规防制等方面。根据各种节肢动物的特点，有选择地联合采用综合防制措施，具体措施或方法如下。

（1）环境治理　如疏通沟渠，清除垃圾，搞好环境卫生，使节肢动物失去有利的生存条件。

（2）物理方法　利用机械、热、光、声、电等捕杀、驱走节肢动物。

（3）化学方法　采用化学杀虫剂，如除虫菊酯杀虫剂等。

（4）生物方法　利用节肢动物的天敌来防制，如稻田养鱼捕食蚊幼虫。

（5）遗传防制　使用各种方法处理害虫，使其遗传物质发生改变或移换，以降低繁殖势能。

（6）法规防制　国家制定法规或公布条例，防止害虫随交通工具从国外进入国境及对害虫进行监察和强迫性防制工作。

（7）个人防护　如注意个人卫生，保持衣物、被子干净等。

## 二、常见医学节肢动物

医学节肢动物的种类繁多，常见医学节肢动物的生活习性及危害见表 8-2。

表 8-2　常见医学节肢动物的生活习性及危害

| 医学节肢动物 | 生活习性 | 危害（传播疾病或致病） |
| --- | --- | --- |
| 蚊 | 雌蚊吸血，雄蚊以植物汁液为食 | 疟疾、丝虫病、流行性乙型脑炎、登革热 |
| 蝇 | 杂食性，边爬、边吃、边吐、边排 | ①幼虫引起蝇蛆病；②疾病传播，如痢疾、结核、霍乱、伤寒、沙眼等 |
| 蚤 | 成虫、若虫均吸血 | 鼠疫、地方性斑疹伤寒、犬复孔绦虫病、缩小膜壳绦虫病、微小膜壳绦虫病 |
| 虱 | 成虫、幼虫均吸血 | 流行性斑疹伤寒、流行性回归热、战壕热 |
| 疥螨 | 多寄生于皮肤薄嫩皱褶部位，以角质组织和淋巴液为食 | 疥疮（皮肤瘙痒） |
| 蠕形螨 | 寄生于毛囊、皮脂腺丰富的部位，以上皮细胞、腺细胞和皮脂为食 | 毛囊炎；与酒渣鼻、脂溢性皮炎、痤疮、疖肿有关 |
| 尘螨 | 以粉末状食物为食 | 过敏性哮喘、过敏性鼻炎、过敏性皮炎 |
| 恙螨 | 幼虫寄生于人或动物皮肤薄嫩处，叮刺吸血 | 恙虫病、流行性出血热；皮炎 |
| 蜱 | 雌雄成虫、幼虫和若虫均可吸血 | 森林脑炎、新疆出血热、莱姆病、地方性回归热、Q热、鼠疫、布氏杆菌病；肌肉麻痹 |

### （一）蚊

蚊是重要的医学昆虫，种类很多，分布广泛，危害人类健康的蚊类主要为按蚊、大劣按蚊属、库蚊属及伊蚊属（图 8-24）。蚊的生活史属于全变态（图 8-25），蚊除叮咬吸血、骚扰人体外，主要传播疟疾、丝虫病、流行乙型脑炎、登革热等疾病。

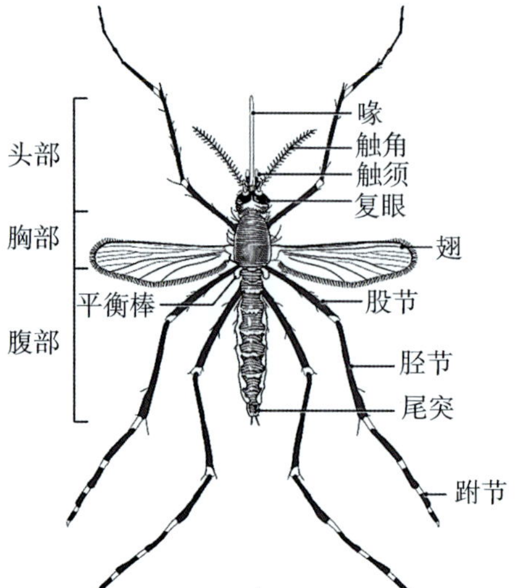


A

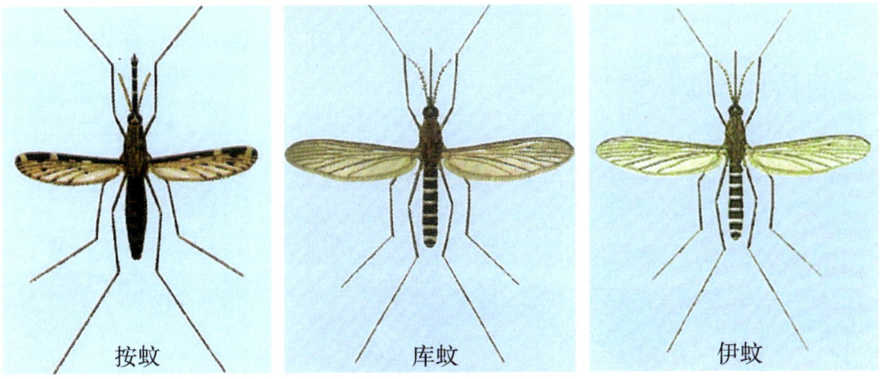


B

图 8-24　成蚊

A. 结构图；B. 按蚊、库蚊与伊蚊形态图

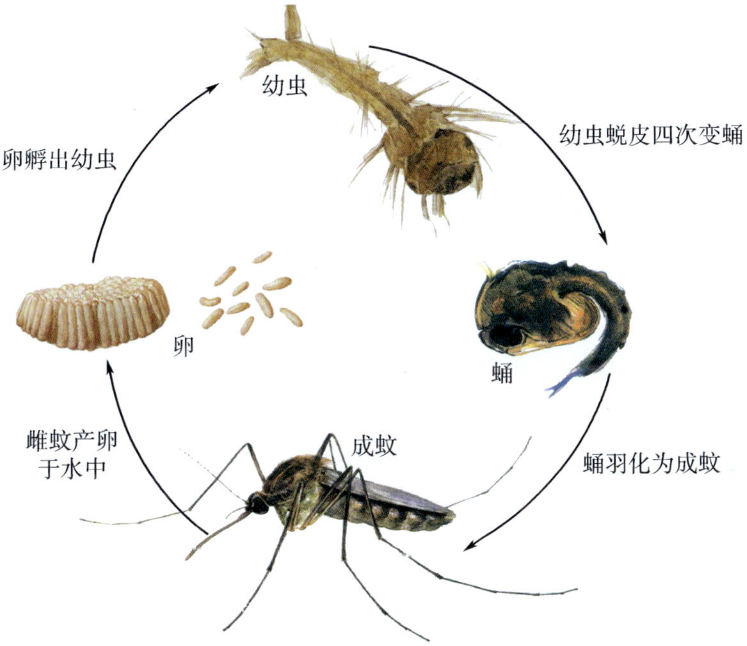


图 8-25　蚊生活史示意图

### （二）蝇

与人类疾病有关蝇类多属于蝇科、丽蝇科、麻蝇科、狂蝇科。蝇的形态结构如图 8-26A 所示。麻蝇和某些家蝇直接产幼虫（图 8-26B），绝大多数的蝇类发育为完全变态。蝇类的危害主要是直接寄生人体引起蝇蛆病和疾病的传播。

### （三）蚤

我国的重要蚊种包蚤是哺乳动物和鸟类的体外寄生虫（图 8-27），种类很多，其中仅少数种类与传播鼠疫等疾病有关，如致痒蚤和印鼠客蚤等。蚤耐饥饿能力特别强，可传播地方性斑疹伤寒、鼠疫等疾病。

### （四）虱

虱为人体体外永久性寄生虫，寄生人的虱有人头虱、人体虱和阴虱（图 8-28）。虱为不完全变态，分卵、若虫及成虫三期。虱叮咬后，局部可出现瘙痒和丘疹，搔破后可继发感染，虱传播的疾病主要是流行性斑疹伤寒及流行性回归热。

### （五）蜱

蜱分硬蜱和软蜱（图8-29、图8-30）。蜱的发育分卵、幼虫、若虫和成虫四个时期。蜱对人体的危害包括直接危害和传播疾病。

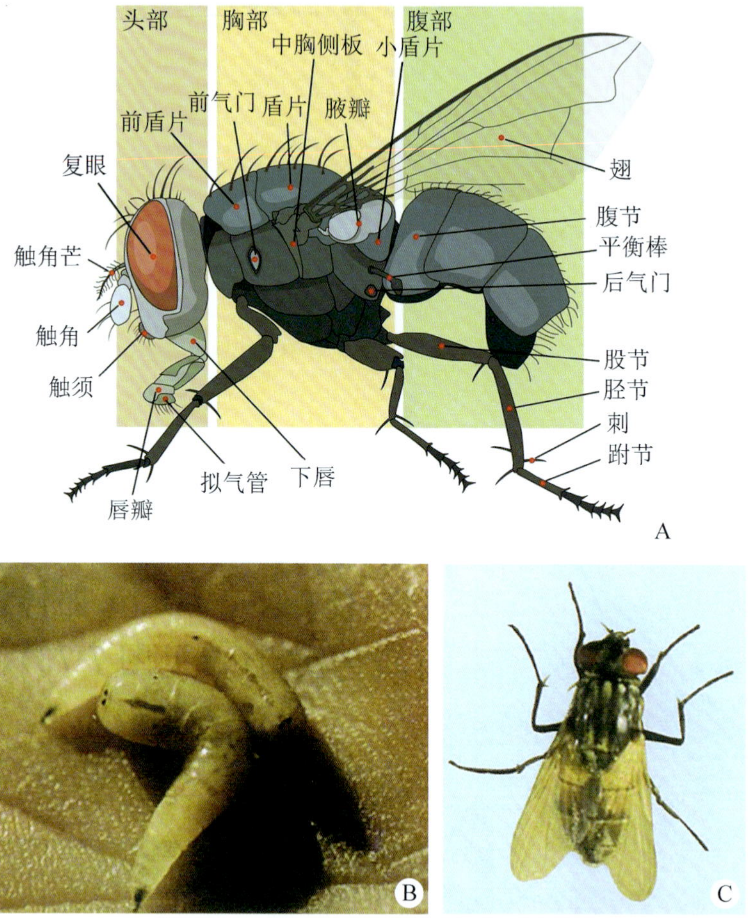


图8-26　蝇图

A. 形态结构图；B. 幼虫（蛆）；C. 成虫

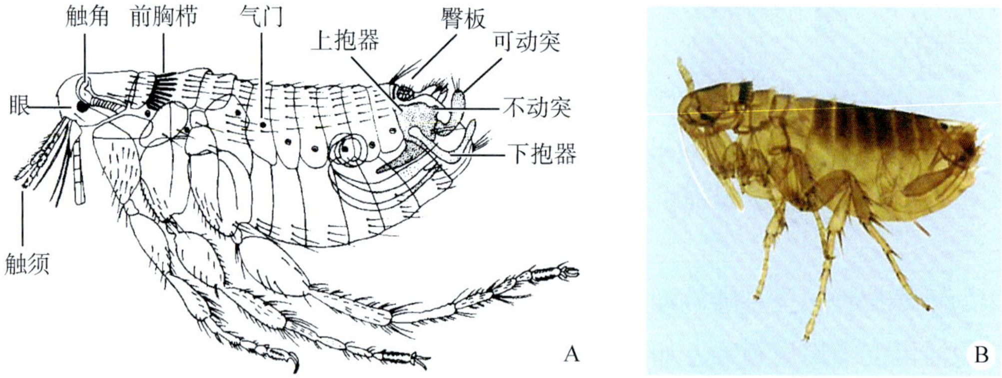


图8-27　蚤成虫形态图

A. 形态结构图；B. 蚤成虫

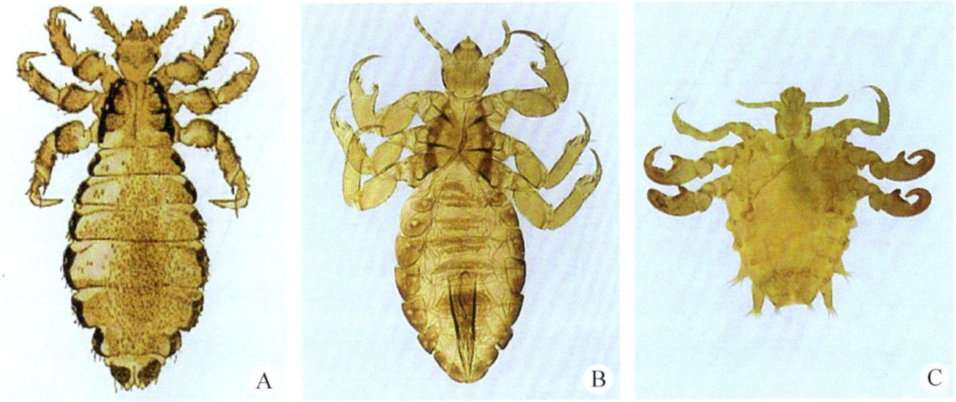


图 8-28　常见虱成虫形态图

A. 人虱雌虫；B. 人虱雄虫；C. 阴虱成虫

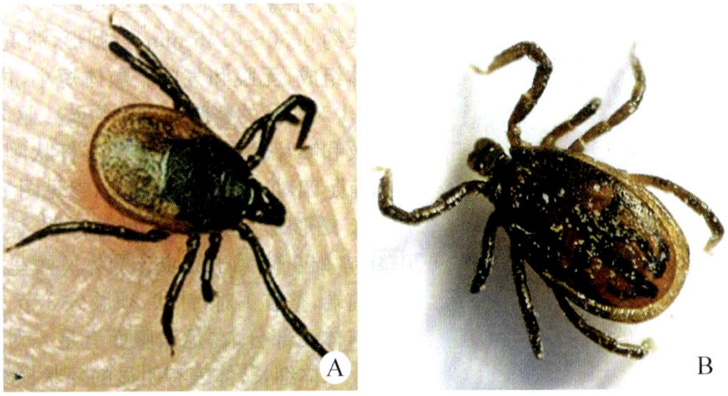


图 8-29　硬蜱成虫

A. 雌硬蜱；B. 雄硬蜱

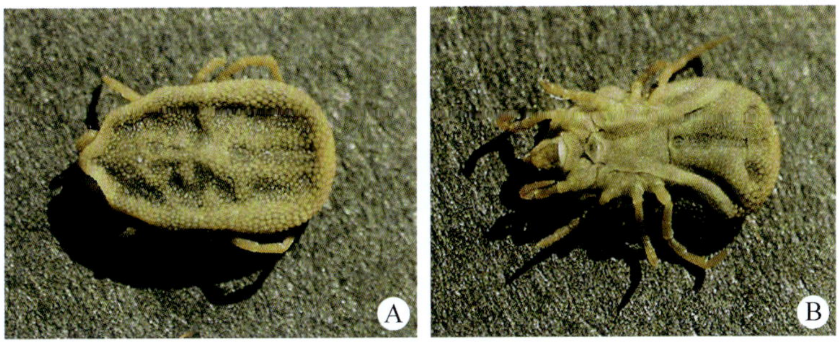


图 8-30　软蜱成虫

A. 软蜱成虫前面；B. 软蜱成虫腹面

### （六）螨

螨主要有疥螨（图 8-31）、蠕形螨、恙螨和尘螨四种。

疥螨发育过程分卵、幼虫、若虫及成虫四个时期（图 8-32），多寄生于人体皮肤薄嫩处，并以螯肢和足在皮下开凿，逐渐形成蜿蜒隧道，引起疥疮。

蠕形螨为条件致病寄生虫，有人认为蠕形螨可能是导致酒渣鼻的主要病因之一。

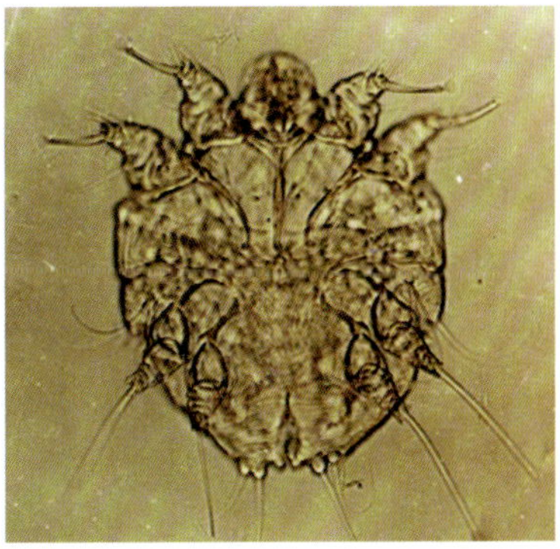

图 8-31　人疥螨成虫

恙螨可引起恙螨性皮炎，也可传播恙虫立克次体，引起恙虫病。

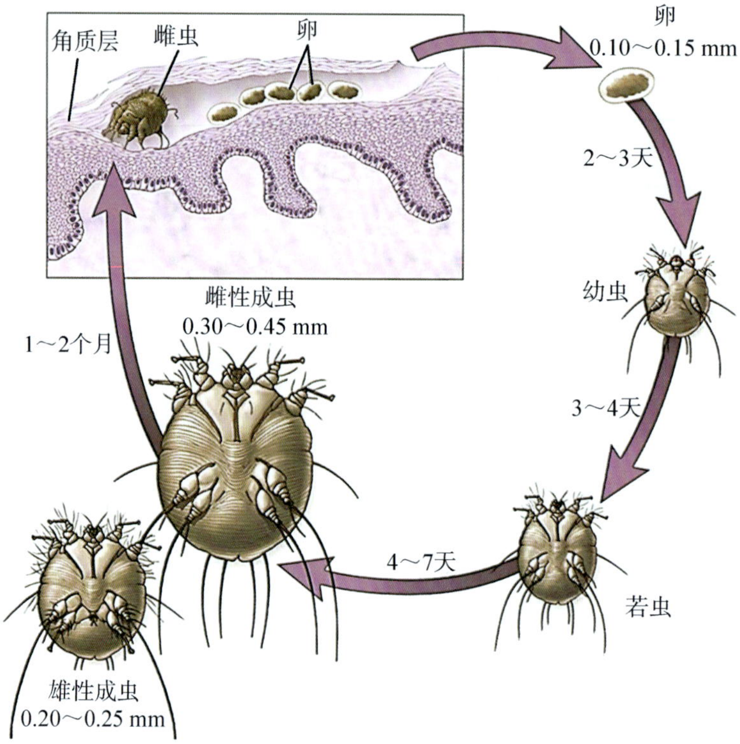


图 8-32 人疥螨各发育期形态示意图

尘螨分布极为广泛，可引起过敏反应，如尘螨性哮喘、过敏性鼻炎、过敏性皮炎、慢性荨麻疹等。

## 自 测 题

**单选题**

1. 疟原虫的感染阶段是
   A. 子孢子　B. 裂殖子
   C. 裂殖体　D. 环状体
   E. 雌雄配子体
2. 疟疾的流行
   A. 无地区性　B. 无季节性
   C. 仅有地区性　D. 仅有季节性
   E. 既有地区性，又有季节性
3. 日本裂体吸虫发育各阶段中，致病最严重的阶段是
   A. 尾蚴　B. 虫卵
   C. 成虫　D. 童虫
   E. 毛蚴
4. 关于蛔虫的叙述下列哪项是错误的
   A. 幼虫可致肺炎
   B. 感染阶段是受精卵
   C. 幼虫在体内移行
   D. 感染方式为经口感染
   E. 成虫有钻孔习性
5. 蛔虫感染最常见的并发症是
   A. 营养不良
   B. 幼虫移行造成的组织损伤
   C. 幼虫引起的超敏反应
   D. 胆道蛔虫病
   E. 缺铁性贫血

6. 钩虫感染人体的主要途径是
A. 经口感染　B. 经皮肤感染
C. 经输血感染　D. 经蚊子叮咬传染
E. 经蚤叮咬传播

7. 蛲虫雌虫的产卵部位通常在
A. 直肠　B. 回盲部
C. 小肠　D. 肛周
E. 大肠

8. 蛲虫的主要感染阶段是
A. 感染性幼虫　B. 感染性虫卵
C. 成虫　D. 丝状蚴
E. 杆状蚴

9. 下列哪种患者标本中，可查到猪肉绦虫囊尾蚴
A. 皮下结节　B. 粪便
C. 尿　D. 痰
E. 血

10. 引起急性组织内阿米巴病的虫体是
A. 包囊　B. 滋养体
C. 四核包囊　D. 大滋养体
E. 小滋养体

11. 肠外组织型的溶组织内阿米巴最常见于
A. 肝脏　B. 脑　C. 肺脏
D. 心脏　E. 脾脏

12. 阴道毛滴虫的感染方式为
A. 经皮肤　B. 性接触
C. 经口　D. 经昆虫媒介
E. 经胎盘

13. 刚地弓形虫的传染途径是
A. 血液传播　B. 经口感染和母婴传播
C. 经口误食　D. 直接和间接传播
E. 昆虫叮咬

14. 绦虫成虫结构中具有再生能力的是
A. 头节　B. 幼节　C. 颈节
D. 成节　E. 孕节

15. 医学节肢动物对人的危害包括
A. 吸血骚扰和毒害作用
B. 毒害作用和致敏作用
C. 致敏作用和寄生
D. 寄生和传播疾病
E. 直接危害和间接危害

（袁云霞　王红梅）

# 第 9 章 免疫学基础

## 第 1 节 免疫学概述

### 一、免疫和医学免疫学的概念

免疫（immunity）的原意是“免除瘟疫”，指人体防御病原生物的入侵或排除其毒害作用的抗感染能力，即抵抗力。在相当长一个时期内，免疫学主要研究传染病的特异性防治及诊断方面的理论与技术。早在宋代，我国就有用人痘接种来预防天花的文字记载，这是世界上最早的免疫学实践之一。直到20世纪中期，在临床实践、实验研究、科学技术发展的推动下，免疫学获得了进一步的发展。现代免疫学认为，机体不仅对入侵的病原生物具有识别和排除的能力，同时对外来的组织细胞，甚至对自身衰老、损伤或突变的细胞也具有识别和排除的能力。因此，免疫是机体识别和排除抗原性异物、维持自身生理平衡与稳定的功能。正常情况下免疫对机体有利，异常时会对机体造成损伤或引起生理功能紊乱（图 9-1）。

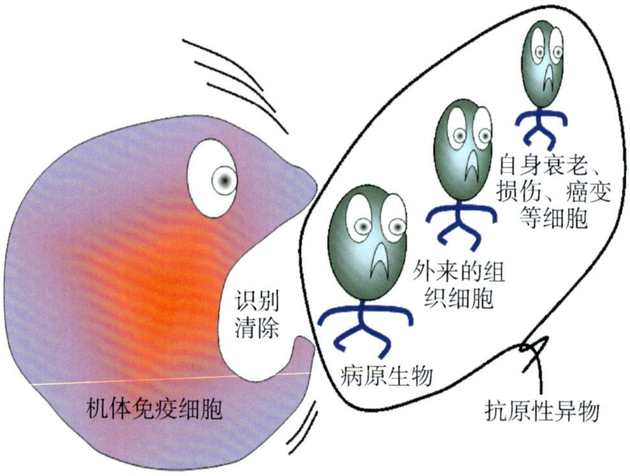


图 9-1　免疫概念示意图

医学免疫学（medical immunology）是研究人体免疫系统的结构和免疫应答效应生理功能的科学，重点阐明免疫系统识别抗原和危险信号激发免疫应答的规律，探讨免疫功能异常所致免疫性疾病的发生机制，为疾病的诊断、预防和治疗提供理论基础。

### 二、免疫的功能

免疫功能是通过机体的免疫系统来完成的。与神经和内分泌等其他系统一样，免疫系统在识别和排除抗原性异物过程中，与其他组织器官相互配合、相互制约，共同完成以下三种生理功能（表 9-1）。

1. 免疫防御　指机体识别和排除病原生物和其他有害物质的能力。当这种抗感染免疫反应过强时，可引起超敏反应；过低时，可引起免疫缺陷病。

2. 免疫稳定　指机体识别和清除自身衰老、损伤、死亡的细胞，以维持内环境稳定的功能。该功能失调，可导致自身免疫性疾病。

3. 免疫监视　指机体识别和清除体内突变细胞和被病毒感染细胞的能力。该功能低下，可引发肿瘤或持续性病毒感染。

**考点** 免疫的三大功能

**表 9-1　免疫的功能与表现**

| 免疫功能 | 生理性反应（有利） | 病理性反应（有害） |
|---|---|---|
| 免疫防御 | 清除病原体和其他抗原性物质 | 反应过强——超敏反应；反应过弱——免疫缺陷病 |
| 免疫稳定 | 清除衰老、损伤、死亡细胞 | 自身免疫性疾病 |
| 免疫监视 | 清除异常突变或病毒感染细胞 | 恶性肿瘤、持续性病毒感染 |

# 第 2 节　免疫系统

免疫系统（immune system）是机体发生免疫应答的结构基础，是机体执行免疫功能的重要系统，由免疫器官及组织、免疫细胞及免疫分子组成（表 9-2）。

**表 9-2　免疫系统的组成**

| 免疫器官及组织 | | 免疫细胞 | 免疫分子 | |
|---|---|---|---|---|
| 中枢免疫器官 | 外周免疫器官 | 免疫细胞 | 膜型分子 | 分泌型分子 |
| 骨髓 | 淋巴结 | 干细胞系 | T 细胞抗原识别受体（TCR） | 免疫球蛋白 |
| 胸腺 | 脾脏 | 淋巴细胞 | B 细胞抗原识别受体（BCR） | 补体 |
| 法氏囊（禽类） | 黏膜相关淋巴组织 | 单核吞噬细胞 | 白细胞分化抗原 CD 分子 | 细胞因子 |
| | 皮肤相关淋巴组织 | 其他抗原提呈细胞（树突状细胞、内皮细胞等） | 黏附分子 | |
| | | 其他免疫细胞（粒细胞、肥大细胞、血小板、红细胞等） | 主要组织相容性复合体（MHC）分子 | |
| | | | 其他受体分子 | |

## 一、免疫器官和免疫组织

免疫器官按照功能不同，可分为中枢免疫器官和外周免疫器官，二者通过血液循环和淋巴循环互相联系并形成免疫系统的网络。

### （一）中枢免疫器官

中枢免疫器官是免疫细胞发生、分化、成熟的场所，并对外周免疫器官的发育起主导作用。人类和其他哺乳动物的中枢免疫器官包括骨髓、胸腺（图 9-2）。禽类的法氏囊相当于哺乳动物的骨髓。

1. 骨髓　是各类血细胞和免疫细胞的发源地，具有造血功能，也是 B 细胞和 NK 细胞分化成熟的场所，是再次免疫应答和产生抗体的主要部位。

2. 胸腺　位于胸骨后、纵隔前，分左右两叶。青春期约 40g，以后随年龄增长而逐渐萎缩。胸腺是 T 细胞发育、分化和成熟的场所，是发育最早的免疫器官，具有免疫调节功能及屏障作用。新生动物摘除胸腺，可引起严重的细胞免疫缺陷和全身免疫功能降低。

**考点** 中枢免疫器官的组成及功能

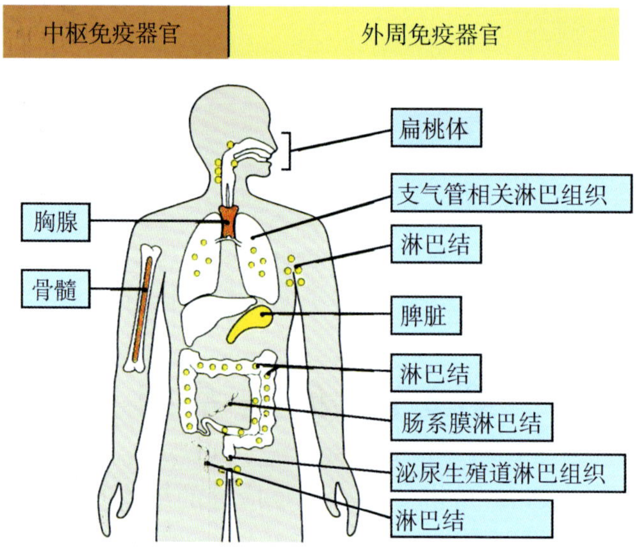


图 9-2　人体免疫器官和组织

### （二）外周免疫器官及组织

外周免疫器官及组织是成熟 T 细胞和 B 细胞定居及增殖的场所，也是发生免疫应答的主要部位。外周免疫器官及组织包括淋巴结、脾、黏膜相关的淋巴组织和皮肤淋巴组织，如扁桃体、阑尾等（图 9-3）。

1. 淋巴结　淋巴结有 500 ～ 600 个，广泛分布于全身非黏膜部位的淋巴通道上，常成群地分布于肺门、腋下及腹股沟。是 T 细胞和 B 细胞定居的场所、免疫应答发生的场所，同时还具有过滤淋巴液、参与淋巴细胞再循环的功能。

2. 脾脏　是人体最大的淋巴器官，是血液循环的一个滤器，也是机体储存红细胞的血库，同时也是免疫细胞定居和发生免疫应答的场所，具有血液滤过和参与淋巴细胞再循环的作用。

3. 黏膜和皮肤相关淋巴组织　黏膜和皮肤组织也广泛分布淋巴细胞和其他免疫细胞，是机体接受外来抗原刺激的首要和主要的部位，不仅是免疫防御的第一道防线，也是免疫细胞发生免疫应答的主要场所。其中黏膜相关淋巴组织又称黏膜免疫系统，包括呼吸道、消化道及泌尿生殖道等黏膜部位的淋巴组织，包括具有一定结构的黏膜淋巴滤泡，如小肠的派氏集合淋巴结、扁桃体、阑尾等，以及弥散的淋巴组织。皮肤相关淋巴组织也称皮肤免疫系统，主要由分散于皮肤内的免疫细胞组成。

**考点** 外周免疫器官的组成及功能

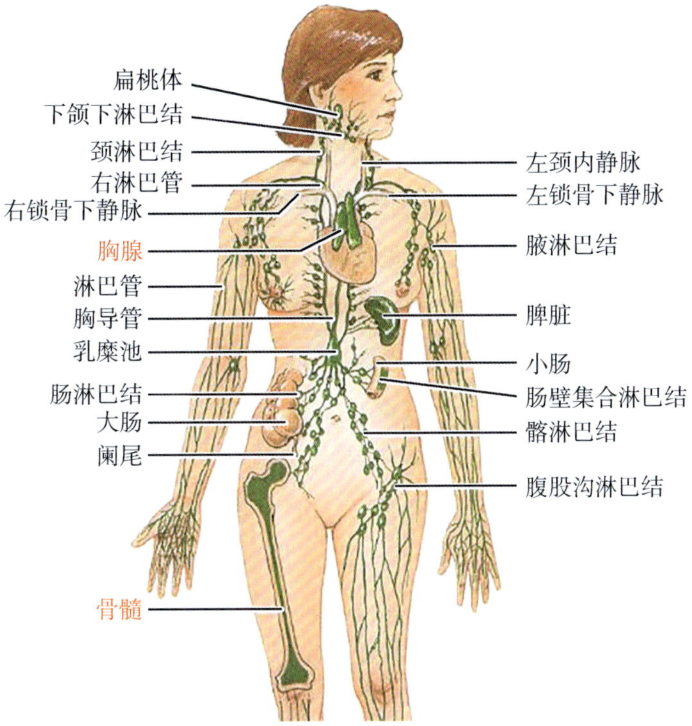


图 9-3　淋巴组织在全身的分布

## 二、免疫细胞

免疫细胞泛指参与免疫应答或与免疫应答有关的细胞及其前体，包括以下几类。

### （一）造血干细胞

造血干细胞是具有高度自我更新能力和多能分化潜能的造血前体细胞，存在于造血组织及血液中，被称为血细胞的“种子”，体内所有血细胞均由其分化而来。

### （二）淋巴细胞

淋巴细胞是构成免疫系统的主要细胞，它们在免疫应答过程中相互协作、相互制约，共同完成对抗原物质的识别、应答和清除，进而维持机体内环境的稳定。淋巴细胞表面存在多种膜分子，被称为表面标志，包括表面受体和表面抗原。它们是淋巴细胞识别抗原、与其他免疫细胞相互作用以及接收信号刺激的分子基础，也是鉴别和分离淋巴细胞的重要依据。

淋巴细胞包括 T 淋巴细胞、B 淋巴细胞、NK 细胞。其中 T 细胞和 B 细胞在接受抗原刺激后可活化、增殖、分化，并发生特异性免疫应答，因此被称为免疫活性细胞，也称抗原特异性淋巴细胞。

**考点** 免疫活性细胞的概念

1. T 淋巴细胞　来源于骨髓造血干细胞，在胸腺发育成熟，又称胸腺依赖性淋巴细胞，简称 T 细胞。在外周血中占淋巴细胞总数的 65% ～ 80%，主要介导细胞免疫应答，辅助体液免疫应答，参与免疫调节。T 淋巴细胞在成熟过程中分别获得识别自身 MHC-Ⅰ分子和

MHC-Ⅱ分子的能力，即具有了自身MHC的限制性，才能最终成为成熟的T淋巴细胞。

（1）T细胞表面标志及其功能

1）T细胞抗原识别受体（TCR）：是T细胞特异性识别抗原的受体，也是所有T细胞最具特征性的表面标志。T细胞表面的TCR与CD3分子结合成TCR-CD3复合物，CD3协助TCR传递抗原活化信号（图9-4）。

2）CD分子：T细胞表达多种白细胞分化抗原即CD分子，重要的有CD2分子、CD4或CD8分子等，它们在T细胞特异性识别抗原和对T细胞鉴定中发挥不同的作用。①CD2分子：能在体外与绵羊红细胞结合成E玫瑰花环（E花环试验），故又称绵羊红细胞受体（E受体）。常用于检测外周血T细胞的数量，可间接反映机体免疫功能。B细胞无此受体，故检测CD2可作为鉴别T细胞的一种方法。②CD4或CD8分子：成熟的T细胞一般只表达CD4或CD8分子，其主要功能是辅助TCR识别抗原并转导活化信号。CD4和CD8分子分别与抗原提呈细胞（APC）表面的MHC-Ⅱ类分子和MHC-Ⅰ类分子结合，可增强T细胞与APC间的相互作用（图9-4）。其中CD4分子是人类免疫缺陷病毒的主要受体。

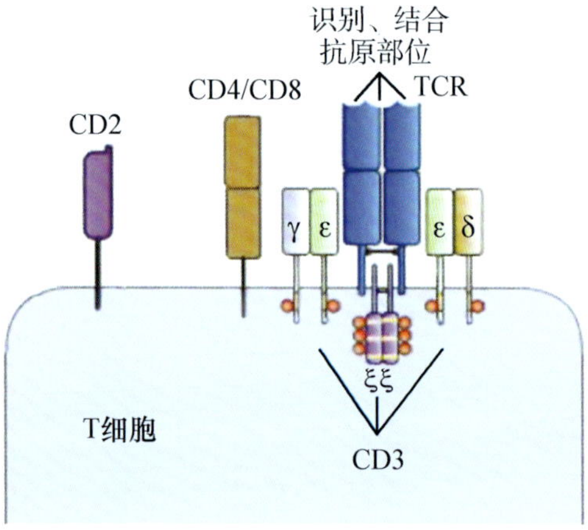

图9-4 T细胞的主要表面标志

3）细胞因子受体：多种细胞因子通过与T细胞表面相应受体结合参与T细胞活化、增殖和分化。

（2）T细胞亚群及其功能

1）根据所处的活化阶段分类：可分为初始T细胞、效应T细胞和记忆T细胞。

2）根据是否表达CD4或CD8分子：分为$CD4^+$T细胞、$CD8^+$T细胞。

3）根据功能特征分亚群：分为辅助性T细胞（Th）、细胞毒性T细胞（Tc或CTL）、调节性T细胞（Treg）三大效应细胞（表9-3）。

表9-3 T细胞亚群及其功能

| T细胞分类 | 主要功能 |
|---|---|
| 辅助性T细胞（Th1和Th2）（$CD4^+$） | Th1在细胞免疫中发挥重要作用，并介导迟发型超敏反应 |
| | Th2辅助B细胞在体液免疫中发挥调节作用 |
| 细胞毒性T细胞（Tc或CTL）（$CD8^+$） | 特异性直接杀伤肿瘤细胞和病毒感染的靶细胞 |
| 调节性T细胞（Treg） | 免疫调节、抑制炎症反应和超敏反应 |

2. B淋巴细胞　在骨髓中分化、发育和成熟，又称骨髓依赖性淋巴细胞，简称B细胞，成熟B细胞主要定居在淋巴结和脾脏的淋巴小结内。在外周血中，B细胞占淋巴细胞总数的10%～15%。成熟B细胞在外周免疫器官接受抗原刺激和T细胞辅助，多数最终分化为能分泌特异性抗体的浆细胞，少数分化为长寿记忆细胞。

（1）B细胞表面标志及其功能

1）B细胞抗原识别受体（BCR）：是所有B细胞的特征性标志。是镶嵌于细胞膜类脂质分子中的跨膜型免疫球蛋白，又称为膜免疫球蛋白（mIg）。可与相应的抗原分子进行特异性识别和结合，并作为信号传递分子促使 B 细胞活化（图 9-5）。

2）CD 分子：B 细胞表达多种 CD 分子，重要的有 CD19、CD20、CD21 分子等，它们参与 B 细胞的活化、增殖和分化。

3）补体受体（CR）：多见于成熟 B 细胞表面，可与补体成分 C3b 和 C3d 结合，共同发挥抗免疫应答作用，该受体是 EB 病毒受体。

4）细胞因子受体：B 细胞可表达多种细胞因子受体，其与细胞因子结合后调节 B 细胞的活化、增殖和分化。

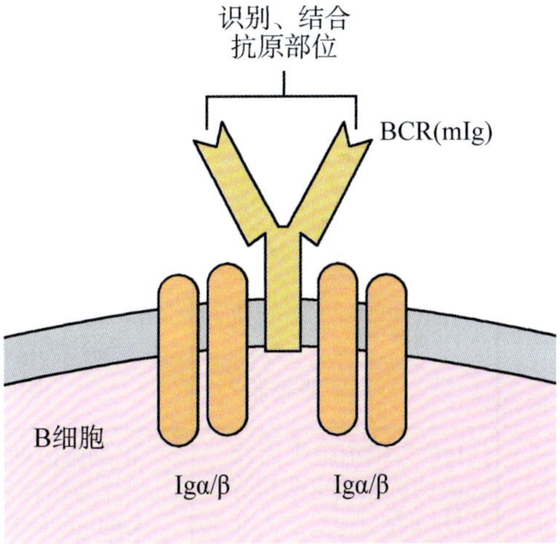


图 9-5　BCR 分子结构模式图

（2）B 细胞亚群及其功能　根据 B 细胞表面是否表达 CD5 分子，分为 B1（$CD5^+$）细胞和 B2（$CD5^-$）细胞两个亚群。其中 B1 细胞主要参与肠道黏膜局部感染和自身免疫性疾病，主要产生低亲和力的 IgM，不形成记忆细胞。B2 细胞即通常所指 B 细胞，产生高亲和力的 IgG，可形成记忆细胞，是体液免疫的重要细胞。

**考点** T 细胞、B 细胞主要表面分子及其功能

**链接**

**表面标志——CD 分子（分化抗原）**

T 细胞、B 细胞等淋巴细胞在光镜下难以辨别，但在不同淋巴细胞表面却分布有结构不同、功能各异的各种化学分子基团，从而介导其发挥各种免疫功能，这些基团被称为细胞表面标志。有些可以与某种化学基团特异性结合，又被称为受体（R），有些表面标志是表达于细胞表面的一类糖蛋白，在细胞的分化成熟中出现或消失，这类标志又被称为分化抗原。20 世纪末，运用单克隆抗体技术将原来命名纷乱的分化抗原进行统一命名，从而引入了分化群（CD）的概念。简言之，CD 分子是位于细胞膜上一类分化抗原的总称，CD 后的序号代表一种分化抗原分子。表达某种 CD 分子的细胞被称为该分子阳性细胞，如 $CD4^+$ 细胞、$CD8^+$ 细胞等。

3. NK 细胞　在骨髓内成熟，主要分布于外周血和脾脏，在人外周血和脾脏中占总数的 5% ～ 10%。NK 细胞不表达特异性抗原识别受体，其形态学特点为胞质内有许多嗜苯胺颗粒，故又称其为大颗粒淋巴细胞。NK 细胞无需抗原预先刺激，可直接杀伤靶细胞，发挥抗肿瘤和抗病毒作用，在机体免疫监视和早期抗感染免疫中起重要作用，故称为自然杀伤细胞。

NK 细胞杀伤靶细胞的机制：①表达有 IgG Fc 受体，NK 细胞借此与 IgG Fc 段结合，对靶细胞进行选择性攻击，发挥抗体依赖性细胞介导的细胞毒作用（ADCC）（图 9-6）。② NK 细胞被活化后可释放穿孔素与颗粒酶等细胞毒性物质，从而导致病毒感染细胞和肿瘤细胞坏死或凋亡。

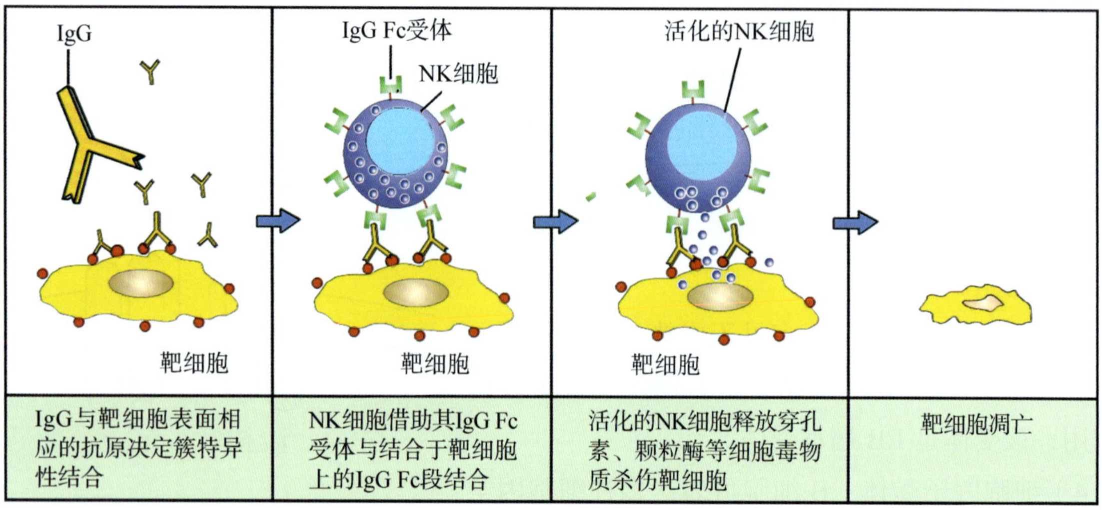


**图 9-6** ADCC 作用示意图

**考点** NK 细胞的功能

### （三）抗原提呈细胞

抗原提呈细胞（APC）是指能捕捉、加工、处理抗原，并将抗原信息提呈给 T 细胞的一类免疫细胞。APC 分为专职和非专职两类。前者包括单核巨噬细胞、树突状细胞、B 细胞，表达 MHC-Ⅱ类分子。后者包括内皮细胞、成纤维细胞、上皮细胞等，它们受到刺激时，可诱导表达 MHC-Ⅱ类分子并处理和提呈抗原。另外还有更广义的 APC，包括所有有核细胞，均可提呈内源性抗原给 CTL 细胞，又称为靶细胞。

1. 单核巨噬细胞　包括外周血中的单核细胞和组织中的巨噬细胞，功能广泛。巨噬细胞在不同组织中有不同名称。其表面也表达 MHC-Ⅰ类分子和 MHC-Ⅱ类分子及其他刺激分子，与执行抗原提呈功能密切相关。在免疫应答中发挥吞噬和清除病原体、杀伤靶细胞、抗原处理及提呈、参与促进炎症反应、调节免疫应答等作用。

2. 树突状细胞　在体内主要分布于淋巴组织、非淋巴组织和体液中，因细胞形态具有树突状突起而得名。该细胞是提呈抗原能力最强的专职 APC，参与抗原提呈、免疫调节及免疫耐受的建立与维持。

3. B 淋巴细胞　既是介导体液免疫应答的细胞，也是一个重要的抗原提呈细胞。

**考点** APC 的概念及种类

### （四）其他免疫相关细胞

其他免疫相关细胞如粒细胞、红细胞、肥大细胞、血小板等，对抗原虽然无特异性应答反应，但在免疫应答效应阶段和炎症反应中发挥重要作用，还能参与超敏反应，故也属免疫细胞。

主要免疫细胞如图 9-7 所示。

## 三、免疫分子

免疫分子是指参与机体免疫应答的生物活性物质，数量众多，是免疫系统的重要组分，迄今仍不断有新的免疫分子被发现和鉴定。免疫分子包括膜型免疫分子和分泌型免疫分子。

前者有 TCR/BCR、MHC-Ⅰ/Ⅱ类分子、CD 分子等，后者包括免疫球蛋白、补体以及细胞因子（CK）等。

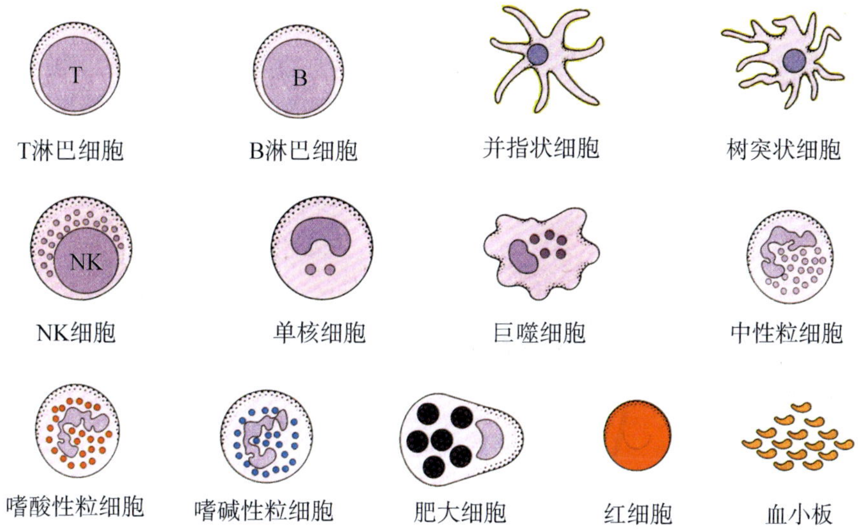


图 9-7 主要免疫细胞

细胞因子是由免疫细胞及组织细胞分泌的一类小分子蛋白，通过结合相应受体在细胞间发挥相互调控作用，参与免疫应答、参与炎症反应等生理和病理过程。

细胞因子种类繁多，按其结构和功能可分为六大类（表 9-4）。

表 9-4 细胞因子的种类和用途

| 分类 | 功能 |
|---|---|
| 白细胞介素（IL） | 介导白细胞和其他细胞间相互作用 |
| 干扰素（IFN） | 抗病毒、抗肿瘤、免疫调节 |
| 肿瘤坏死因子（TNF） | 调节适应性免疫应答、杀死靶细胞、诱导细胞凋亡 |
| 集落刺激因子（CSF） | 可刺激造血干细胞和不同阶段的造血细胞增殖分化 |
| 趋化因子（chemokine） | 介导免疫细胞迁移，在肿瘤的发生发展和转移、病原微生物感染、移植排斥反应等过程中发挥作用 |
| 生长因子（GF） | 促进相应细胞的增殖，促进创伤的修复 |

## 第 3 节 抗　　原

抗原是指所有能激活免疫细胞诱导免疫应答的物质，是我们体内发生免疫战争的导火线，生活中我们接触到的一些异物，如细菌、病毒、真菌、动物血清、花粉，摄入的食物如鱼、虾、鸡蛋、牛奶等，这些都有可能成为抗原，成为机体产生免疫应答的始动因子和必要条件。

### 一、抗原的概念与特性

#### （一）抗原的概念

抗原（antigen，Ag）通常指能刺激 T、B 细胞活化、增殖、分化，产生免疫应答产物，并与相应免疫应答产物即效应性T细胞或抗体特异性结合，进而发挥免疫效应的物质。

### （二）抗原的基本特性

抗原具有两种特性：免疫原性和免疫反应性。免疫原性指抗原能诱导B细胞分化为浆细胞产生抗体和诱导T细胞分化为效应性T细胞的能力。免疫反应性指抗原与其诱导产生的效应物质，即相应抗体或效应性T细胞特异性结合的能力（图9-8）。

**考点** 抗原的概念与特性

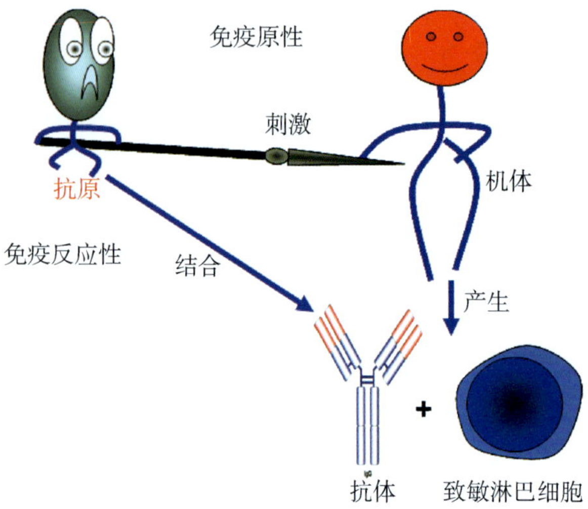


图9-8　抗原特性示意图

### （三）抗原的特异性

抗原的特异性表现在免疫原性和免疫反应性两个方面。即某一特定抗原只能激活具有相应受体的淋巴细胞克隆，产生针对该抗原的特异性抗体或效应性T细胞，此抗原也只能与其刺激产生的相应抗体或效应性T细胞特异结合。例如，接种乙肝疫苗（抗原）只能诱导机体产生针对乙肝病毒的抗体，这种抗体也只能与乙肝病毒结合，而不能与甲肝病毒或其他抗原结合。可见，抗原的两个基本特性均有特异性。

### （四）抗原决定基

抗原特异性是免疫应答最重要的特点，亦是临床免疫学诊断与防治的理论依据。决定抗原特异性的物质基础是抗原决定基，抗原决定基是暴露于抗原分子表面决定抗原特异性的特殊化学基团，又称抗原的表位。它是免疫细胞识别抗原的部位，也是抗原和相应抗体或致敏淋巴细胞发生特异性结合的部位。一个抗原分子可具有一种或多种不同的抗原决定基。一种抗原决定基刺激机体只能产生一种相应的抗体或致敏淋巴细胞。

两种不同的抗原物质存在相同或相似的抗原决定基，称共同抗原。共同抗原的存在会导致交叉反应的发生。由共同抗原刺激机体产生的抗体可以和两种抗原（共同抗原）结合发生反应，称为交叉反应（图9-9）。

**考点** 决定抗原特异性的物质基础

## 二、决定抗原免疫原性的因素

### （一）异物性

异物性是决定抗原免疫原性的重要性质。凡是化学组成、结构与机体自身成分相异或胚胎期未与其接触的物质均为异物。一般情况下，抗原与机体之间的亲缘关系越远，其组织成分化学结构的差异越大，异物性越强，其免疫原性亦越强。免疫学中的“异己”

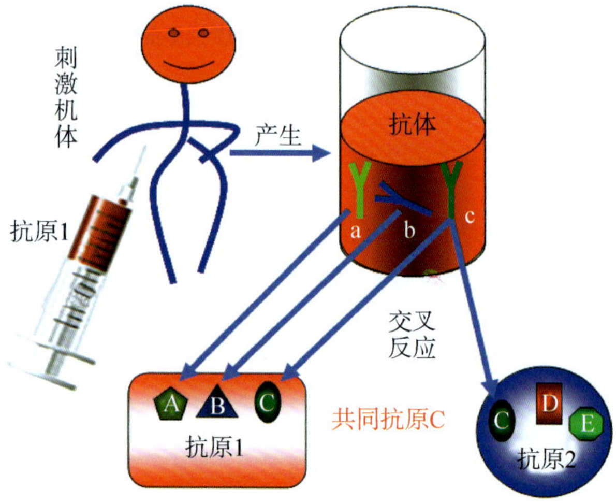


图9-9　交叉反应示意图

不仅包括来源于不同物种的物质，来源于同一种属、不同个体的物质，还包括某些因理化、生物因素所致结构改变的自身物质和胚胎期未与免疫系统接触过的正常自身物质。

### （二）抗原的理化特性

1. 分子大小　具有免疫原性物质的分子量一般在 10kDa 以上，一般而言分子量越大的物质免疫原性越强。小分子物质免疫原性较弱，甚至无免疫原性。

2. 化学性质与组成　天然抗原大多为大分子有机物，一般来说蛋白质的免疫原性最强，某些多糖也具有较强的免疫原性，而脂类和核酸免疫原性较弱，难以诱导免疫应答，但与蛋白质载体结合为脂蛋白和核蛋白后可获得较强的免疫原性。在蛋白质中，含芳香族氨基酸者免疫原性强，例如胰岛素虽然分子量只有 5.7kDa，但其结构中含芳香族氨基酸多，分子结构稳定，因此具有一定的免疫原性。而明胶分子量高达 100kDa，但由于明胶蛋白是由直链氨基酸组成，缺乏含苯环的氨基酸，稳定性差，在体内容易被降解，故免疫原性很弱。

3. 易接近性　指抗原分子中一些特殊化学基团与 T、B 细胞表面相应的 TCR 和 BCR 接触的难易度。一般存在于抗原分子表面的化学基团易与 BCR 结合，免疫原性较强，不易与 BCR 接近，则不表现免疫原性。

### （三）机体因素

某一物质是否具有免疫原性，除与上述条件有关外，还受机体的遗传因素、年龄、性别、健康状态和应急刺激等诸多因素的影响。不同个体的遗传基因不同，对同一抗原的免疫应答程度不同，青壮年强于幼儿和老年人，女性强于男性。此外，抗原进入机体的方式和途径也与其免疫原性的强弱有关。

**考点** 决定抗原免疫原性的因素

## 三、抗原的分类

### （一）根据抗原的性能分类

1. 完全抗原　指既有免疫原性又有免疫反应性的物质，如细菌、病毒、蛋白质。

2. 半抗原　仅有免疫反应性而无免疫原性的物质，亦称不完全抗原。半抗原多为简单的小分子物质，如脂类、糖类、某些药物等。其与蛋白质等大分子物质结合后就可获得免疫原性，成为完全抗原。

### （二）根据免疫应答中是否需要 T 细胞的辅助进行分类

1. 胸腺依赖性抗原（TD-Ag）　此类抗原在免疫应答过程中需要 T 细胞辅助和巨噬细胞参与才能激活 B 细胞产生抗体，既能引起体液免疫应答也能引起细胞免疫应答。多数为蛋白质、细菌、细胞等。

2. 胸腺非依赖性抗原（TI-Ag）　此类抗原在免疫应答过程中无需 T 细胞的辅助，可直接激活 B 细胞产生抗体，只能引起体液免疫。此类抗原较少，如细菌脂多糖等。

### （三）医学上重要的抗原

1. 异种抗原　指抗原的种类来自不同的物种。

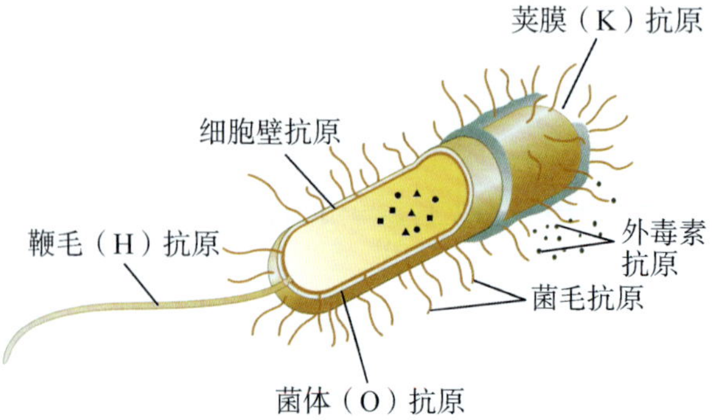

图 9-10　细菌各部位抗原示意图

（1）病原生物　细菌、病毒、寄生虫等病原生物对人体来说都属于异种物质。虽然这些生物结构简单，但它们的化学成分复杂，含有抗原决定基，因此，各种病原生物都具有很强的免疫原性。如细菌具有菌体抗原、荚膜抗原、鞭毛抗原及菌毛抗原等（图 9-10）。病原生物自然感染人体后，机体可获得一定的免疫力，亦可用其制成疫苗进行预防接种。

（2）外毒素和类毒素　细菌外毒素的成分是蛋白质，有很强的免疫原性与毒性。外毒素用甲醛处理后，使其毒性消失而保留免疫原性，即为类毒素。类毒素和外毒素均能刺激机体产生相应的抗外毒素的抗体即抗毒素，因此，类毒素可作为预防接种的生物制品。

（3）动物免疫血清　是用类毒素免疫动物（通常为马），制备而得的含有相应抗毒素的血清。这种抗毒素制品注入人体后对人体具有双重作用：一方面，可以向机体提供特异性抗体（抗毒素）中和相应的外毒素，起到紧急预防或治疗疾病的作用；另一方面，对人体来说它又是异种蛋白，可作为异种抗原刺激人体产生抗马血清蛋白的抗体，导致某些个体发生超敏反应。因此，使用前必须做皮肤过敏试验，如临床常用的破伤风抗毒素、白喉抗毒素等。

2. 同种异型抗原　指的是同一种属不同个体之间的不同抗原。

（1）血型抗原　指存在于红细胞表面的同种异型抗原。红细胞表面的血型抗原有 ABO 血型抗原（据此将人类血型分为 A 型、B 型、AB 型和 O 型）和 Rh 血型抗原（据此将人类血型分为 $Rh^+$ 和 $Rh^-$）。ABO 血型不符的个体间相互输血，可引起严重的输血反应，因此，在输血时必须进行交叉配血。若母亲为 $Rh^-$ 血型，而胎儿为 $Rh^+$，可引起流产或新生儿溶血。

（2）人类白细胞抗原（HLA）　编码主要组织相容性抗原的基因是主要组织相容性复合体（major histocompatibility complex，MHC），其是脊椎动物的某一染色体上一组密切连锁的基因群。*MHC* 通常指基因，MHC 分子或主要组织相容性抗原指 *MHC* 基因编码的产物。不同动物的 *MHC* 命名不同。人类 *MHC* 由于其首先在人外周血白细胞表面发现，又称人类白细胞抗原（human leukocyte antigen，HLA）。除同卵双生者外，在无关个体之间 HLA 相同的可能性极小。组织器官移植时，因供者与受者 HLA 的差异而发生移植排斥反应。HLA 和器官移植的成败以及与免疫相关性疾病的发生关系十分密切，HLA 基因在法医学上被用于亲子鉴定和确定死亡者的身份。

在免疫应答中多用人类 MHC 分子这一名称，人类 MHC 分子分为人类 MHC-Ⅰ类分子（HLA-Ⅰ类抗原）和人类 MHC-Ⅱ类分子（HLA-Ⅱ类抗原）。人类 MHC-Ⅰ类分子广泛分布在体内各种有核细胞表面。MHC-Ⅱ类分子主要分布在抗原提呈细胞表面。人类 MHC-Ⅰ、Ⅱ类分子主要功能是参与抗原的加工、提呈和免疫调节过程。

3. 自身抗原　自身组织通常对机体自身免疫系统无免疫原性，但在病理或某些特殊情况下，如外伤、感染、药物、辐射等使自身组织结构改变，或未与免疫活性细胞接触过的隐蔽成分（如精子、眼晶体蛋白等）释放入血与免疫活性细胞接触，这些自身物质均可成为抗原，导致自身免疫性疾病。

4. 异嗜性抗原　是一类与种属特异性无关，存在于人、动物、植物及微生物等之间的共同抗原。如溶血性链球菌表面的 M- 蛋白与人肾小球基底膜具有相同的抗原决定基。当人体感染该菌产生抗体后，可与自身肾脏和心肌组织中的共同抗原发生交叉反应，导致肾小球肾炎和心肌炎。

5. 肿瘤抗原　是细胞在癌变过程中新出现的或过度表达的抗原物质的总称。肿瘤抗原可分为肿瘤特异性抗原和肿瘤相关性抗原两大类。

（1）肿瘤特异性抗原　指只存在于某种肿瘤细胞表面而不存在于正常细胞的新抗原，如结肠癌、人类黑色素瘤等肿瘤细胞表面已检测到肿瘤特异性抗原存在。

（2）肿瘤相关性抗原　此抗原非肿瘤细胞特有，在正常人体内也存在，只是在发生肿瘤时其含量明显增加，无严格的肿瘤特异性。如原发性肝癌患者血清中甲胎蛋白（AFP）含量明显增高，因此，测定 AFP 含量可作为原发性肝癌的辅助诊断。

**考点** 医学上重要的抗原

# 第 4 节　免疫球蛋白与抗体

## 一、抗体和免疫球蛋白的概念

1. 抗体（Ab）　是 B 细胞受抗原刺激后活化、增殖分化为浆细胞，由浆细胞合成和分泌的能与相应抗原发生特异性结合的球蛋白。主要存在于血液和组织液中，也可见于分泌液及乳汁中。

2. 免疫球蛋白（Ig）　是指具有抗体活性或化学结构与抗体相似的球蛋白。

从概念上看，抗体是反映其生物活性的名称，而免疫球蛋白是结构和化学本质上的概念，故所有抗体都是免疫球蛋白，而免疫球蛋白不一定是抗体。如骨髓瘤、巨球蛋白血症患者血清中存在的免疫球蛋白，其化学结构与抗体相似，但无抗体活性，没有免疫功能。

在本章中提到的免疫球蛋白都是指具有抗体活性的免疫球蛋白，因此可以认为两者在此章中是同一概念。

免疫球蛋白可分为两型：存在于血液、组织液及外分泌液中的为分泌型免疫球蛋白（SIg），存在于细胞膜上的为膜免疫球蛋白（mIg）。

**考点** 抗体与免疫球蛋白的概念

## 二、免疫球蛋白的结构

### （一）基本结构

免疫球蛋白由两条相同的重链（H 链）和两条相同的轻链（L 链）通过二硫键连接，构成一个呈“Y”形的结构，这种结构称为单体，是免疫球蛋白的基本结构（图 9-11）。

每条重链和轻链均可分为氨基（N）端和羧基（C）端。靠近氨基端重链的 1/4 和轻链的 1/2 区域为可变区（V 区），可变区内氨基酸的组成及排列顺序高度可变，能与种类繁多

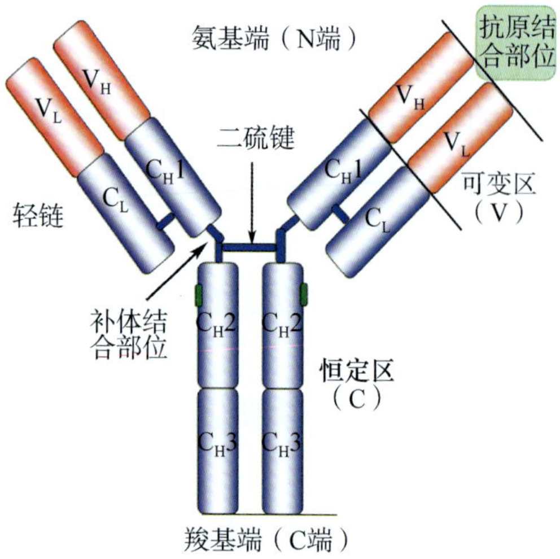


图 9-11 免疫球蛋白的基本结构

的抗原决定基结合，故 V 区为抗原结合区。靠近羧基端重链的 3/4 和轻链的 1/2 区域内氨基酸的组成及排列顺序基本不变，称为恒定区（C 区）。

**考点** 免疫球蛋白的基本结构

## （二）免疫球蛋白的类型

根据重链 C 区氨基酸的组成及排列顺序的不同（免疫原性不同），可将免疫球蛋白的重链分为 5 种：γ、α、μ、δ 和 ε，与它们对应的免疫球蛋白分为 IgG、IgA、IgM、IgD、IgE。其中 IgG、IgE、IgD 为单体，IgM 为五聚体，IgA 分为单体和双体两种（图 9-12）。

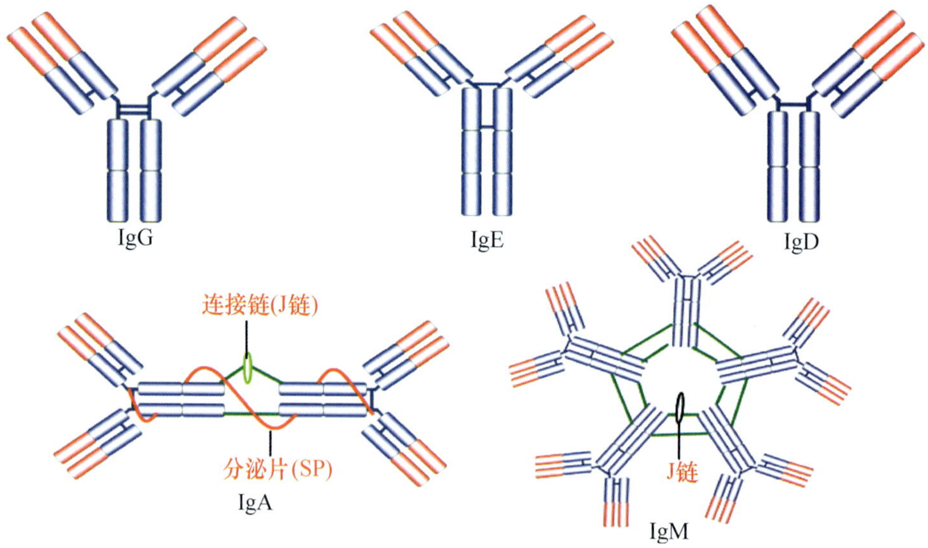


图 9-12 五种免疫球蛋白的结构

## （三）免疫球蛋白的功能区

1. 组成 免疫球蛋白分子中大约每 110 个氨基酸残基通过链内二硫键连接成一个环肽，称为一个功能区。L 链有 $V_L$ 和 $C_L$ 两个功能区，不同类型免疫球蛋白的 H 链均有 $V_H$ 功能区，但其 $C_H$ 功能区则因类型不同存在一些差异。IgG、IgA、IgD 含有 $C_H1$、$C_H2$、$C_H3$ 三个功能区，而 IgM、IgE 含有 $C_H1$、$C_H2$、$C_H3$、$C_H4$ 四个功能区。

2. 功能 ① $V_L$ 和 $V_H$ 是与抗原特异性结合的部位。② $C_L$ 和 $C_H1$ 上具有免疫球蛋白部分同种异型遗传标志。③ IgG 的 $C_H2$ 和 IgM 的 $C_H3$ 是补体结合位点。女性妊娠时，母体的 IgG 可借助 $C_H2$ 穿过胎盘。④ IgG 的 $C_H3$ 和 IgE 的 $C_H4$ 有亲细胞活性，可与相应细胞表面的 Fc 受体结合。

3. 铰链区 位于 $C_H1$ 和 $C_H2$ 之间，富含脯氨酸，易于伸展、弯曲，对木瓜蛋白酶和胃蛋白酶敏感。铰链区的灵活性有利于抗体与不同距离的表位结合，也易使补体结合位点暴露，有利于启动补体的活化。

### （四）免疫球蛋白的水解片段

1. 木瓜蛋白酶水解片段　木瓜蛋白酶可在免疫球蛋白铰链区二硫键的近 N 端切断重链，将 IgG 分子裂解为 3 个片段，两个完全相同的 Fab 段和一个 Fc 段（图 9-13）。① Fab 段：即抗原结合片段，只能结合一个抗原决定簇，不能形成可见的抗原抗体复合物。② Fc 段：即可结晶片段。Fc 段无抗原结合活性，但具有 $C_H2$ 和 $C_H3$（或 $C_H4$）功能区的其他功能。

2. 胃蛋白酶水解片段　胃蛋白酶可在铰链区二硫键近 C 端切断重链，将 IgG 裂解为一个 $F(ab')_2$ 和若干小分子多肽碎片即 pFc′（图 9-13）。$F(ab')_2$ 功能与 Fab 段完全相同，但为二价，pFc′ 无任何生物学活性。

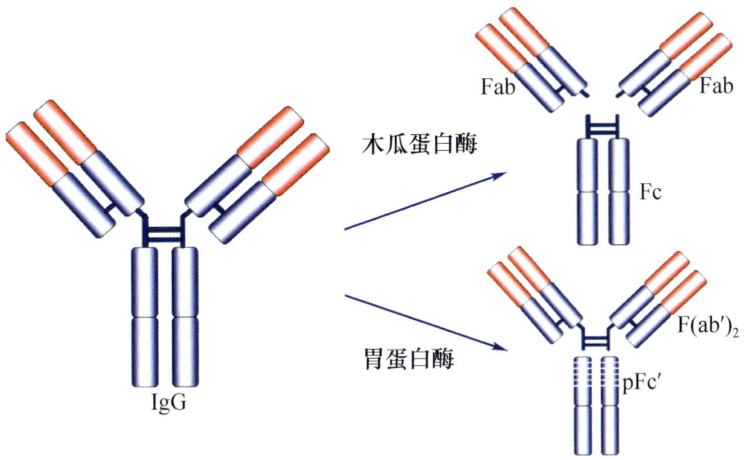


图 9-13　免疫球蛋白分子水解片段示意图

对免疫球蛋白水解片段的研究，不仅对阐明免疫球蛋白的结构和生物学特性有重要理论意义，而且对制备免疫制品和医疗实验也具有实际意义。如：破伤风抗毒素用胃蛋白酶降解后，可降低其引起过敏反应的能力，但对个别人仍可引起过敏反应。

**考点**　免疫球蛋白的水解片段及功能

## 三、免疫球蛋白的生物学活性

### （一）特异性结合抗原

识别并特异性结合抗原是抗体分子的主要功能，但不能直接杀伤抗原。通过以下效应清除抗原：①抗毒素与细菌外毒素结合，使外毒素失去毒性（中和毒素）；②抗体与相应病毒结合，使病毒失去感染细胞的能力（中和病毒）；③分泌型 IgA 与细菌结合，阻止细菌黏附黏膜上皮细胞。

### （二）激活补体

抗体与相应抗原特异性结合后，可因其构象变化，暴露补体结合位点，通过经典途径激活补体，发挥补体溶解抗原靶细胞和溶解细菌的作用。补体的裂解片段也有多种生物学作用。

### （三）结合细胞上的 Fc 受体

免疫球蛋白可通过其 Fc 段与多种细胞表面的 Fc 受体结合，从而产生不同的生物学作用

（图 9-14）。

1. 调理作用　抗体 IgG 的 Fc 段可与中性粒细胞、吞噬细胞上的 Fc 受体结合，从而增强吞噬细胞的对抗原的吞噬作用。

2. ADCC 作用　IgG 的 Fab 段与靶细胞膜上的抗原发生特异性结合后，Fc 段与 NK 细胞膜上的 Fc 受体结合，促进 NK 细胞对抗原靶细胞的杀伤作用。

3. 介导 I 型超敏反应　IgE 的 Fc 段与肥大细胞、嗜碱性粒细胞表面的 Fc 受体结合后，其 Fab 段与相应细胞结合，促使这些细胞合成并释放炎性介质，引起 I 型超敏反应。

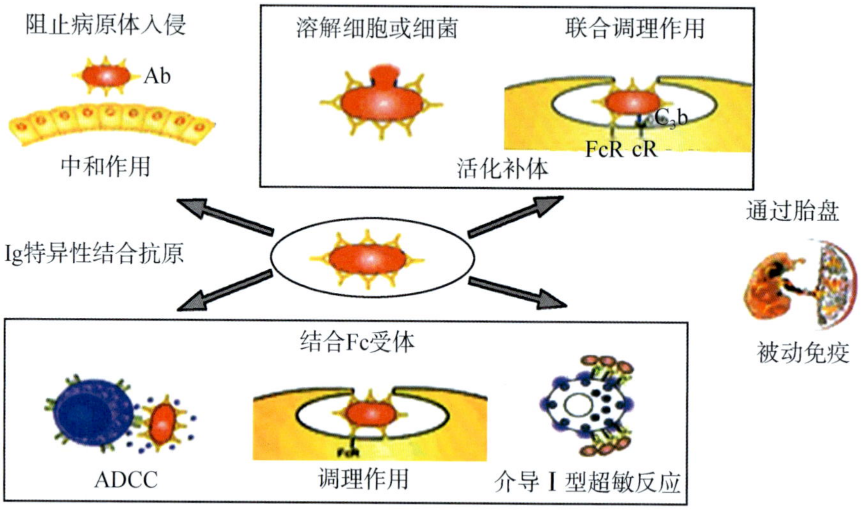


图 9-14　免疫球蛋白的生物活性

### （四）通过胎盘和黏膜

IgG 是人类唯一能通过胎盘的抗体，借助 Fc 段主动从母体转移到胎儿体内，是一种自然被动免疫，对于新生儿抗感染具有重要意义。分泌型 IgA 与黏膜上皮细胞 Fc 受体结合，转运后被分泌至泪液、乳汁以及呼吸道、消化道等腔道黏膜表面发挥黏膜局部抗感染作用。

## 四、五类免疫球蛋白的特征与功能

1. IgG　主要由脾和淋巴结中的浆细胞合成，为单体，占血清免疫球蛋白总量的 75% ～ 80%，含量最多，半衰期最长（16 ～ 24 天），是抗感染的主要抗体。婴儿出生后 3 个月开始合成，3 ～ 5 岁接近成人水平。IgG 能激活补体，也可通过胎盘，发挥调理作用、ADCC 作用等。

2. IgM　是免疫应答过程中最早出现的抗体分子，也是分子量最大的免疫球蛋白，故又称巨球蛋白。占血清免疫球蛋白总量的 5% ～ 10%，单体 IgM 以膜结合型表达在 B 细胞表面，是成熟 B 细胞的标志。血清中以五聚体形式存在。IgM 不易通过血管壁，体内半衰期为 5 天。

3. IgA　IgA 分为血清型和分泌型两种。血清型 IgA 为单体，占血清免疫球蛋白总量的 10% ～ 25%，半衰期为 6 天。在血清中具有抗感染作用。分泌型 IgA（SIgA）主要以二聚体形式存在于初乳、唾液、泪液、胃肠液、呼吸道及泌尿生殖道等外分泌液中，是黏膜局部抗感染的重要组成部分。新生儿出生后 4 ～ 6 个月开始合成 IgA，但婴儿可从初乳中获得 SIgA，对其抵御呼吸道和消化道感染起到了很重要的作用，这是临床提倡母乳喂养的原因之一。

4. IgD　在血清中含量很低，占免疫球蛋白总量的 0.3%，单体形式存在。血清中 IgD 的功能尚不清楚。mIgD 是 B 细胞抗原识别受体（BCR）的主要成分，同时也可作为 B 细胞发育成熟的标志。

5. IgE　是正常人血清中含量最少的免疫球蛋白，血清浓度极低。在个体发育过程中合成较晚，单体形式存在。IgE 是一种亲细胞抗体，通过其 Fc 段与肥大细胞或嗜碱性粒细胞表面的 IgE Fc 受体结合，与 I 型超敏反应有关、与抗寄生虫感染免疫密切相关。

**考点**　五类免疫球蛋白的功能

# 第 5 节　免疫应答

免疫系统对进入机体的病原生物等抗原物质，会产生一系列识别、清除、排斥抗原的反应过程，称为免疫应答。这是一个由免疫器官、免疫细胞和免疫分子共同参与的复杂生理过程。识别、排除非己抗原物质，维持机体的生理平衡，是免疫应答最重要的生物学意义。但是在某些情况下，免疫应答也可造成机体的病理损伤。

## 一、免疫应答概述

### （一）免疫应答的概念

免疫应答是指机体免疫系统受到抗原刺激后，免疫细胞对抗原分子的识别、活化、增殖、分化，产生免疫物质发生特异性免疫效应的过程。免疫应答最基本的生物学意义就是识别“自己”与“非己”，并清除“非己”等抗原性物质使机体得以维持内环境的稳定，在大多数情况下免疫应答对机体是保护性的生理反应，但在一定条件下也可以导致免疫病理损伤。免疫应答主要发生在淋巴结、脾等外周免疫器官。

**考点**　免疫应答的概念

### （二）免疫应答的类型

免疫应答根据发生时与抗原接触次数分为初次应答和再次应答；根据受抗原刺激后的反应结果可分为正免疫应答和负免疫应答；按照免疫反应对机体是否造成损伤分为生理性免疫应答和病理性免疫应答；按照免疫应答作用的方式可分为固有免疫应答和适应性免疫应答两大类；根据参与免疫应答细胞的种类及其效应机制不同，适应性免疫应答又可分为由 B 细胞介导的体液免疫应答和由 T 细胞介导的细胞免疫应答。

### （三）免疫应答的调节

免疫系统具有感知自身应答的强度并实施调节的能力。这是免疫系统在识别抗原、启动应答和产生记忆之外的另一项重要功能。机体免疫系统在抗原物质侵入机体后，启动固有免疫，如果不能清除该抗原，则启动适应性免疫。其主要的调节机制包括：①抗原自身衰变的调节；②基因水平的调节；③分子水平的调节；④机体整体水平的调节。机体通过复杂的机制调节免疫应答，将其控制在适当的强度，以维持正常的免疫功能，并避免或减少免疫应答产物对正常组织细胞带来的损伤。

## 二、固有免疫

### （一）固有免疫的概念和特点

固有免疫也称非特异性免疫或天然免疫，这是生物在长期种系进化过程中形成的抵御外来微生物侵袭的与生俱来的天然防御功能。所谓固有免疫是指固有免疫分子和固有免疫细胞在遇到病原生物入侵时发挥生物学效应，将外来异物清除的过程。其特点主要有：①生来就有，稳定遗传；②无特异性，不针对某一特定抗原；③对入侵的病原体应答迅速；④参与的免疫细胞较多，有吞噬细胞及NK细胞等；⑤在适应性免疫应答的启动、调节和效应阶段起重要作用。

**考点** 固有免疫的概念和特点

### （二）固有免疫系统的组成

固有免疫系统由组织屏障、固有免疫细胞和固有免疫分子组成。

1. 组织屏障及其作用

（1）皮肤与黏膜屏障　皮肤黏膜及其附属成分所组成的物理、化学和微生物屏障是机体阻挡和抵御外来病原体入侵的第一道防线。

1）机械性阻挡与排除作用：完整的皮肤与黏膜可阻挡病原体的侵入，黏液的冲刷、黏膜上皮细胞纤毛的定向摆动及肠蠕动等可加快机体排除病原体。

2）分泌杀菌物质：皮肤汗腺分泌的乳酸、皮脂腺分泌的脂肪酸，胃黏膜分泌的胃酸，唾液腺和泪腺分泌的溶菌酶等，都有一定的抑菌和杀菌作用。

3）正常菌群拮抗作用：正常皮肤、黏膜表面存在着正常菌群，能构成生物屏障阻止外来细菌进入，还可通过竞争营养物质以及产生细菌素等物质，阻止病原菌的定居与生长。

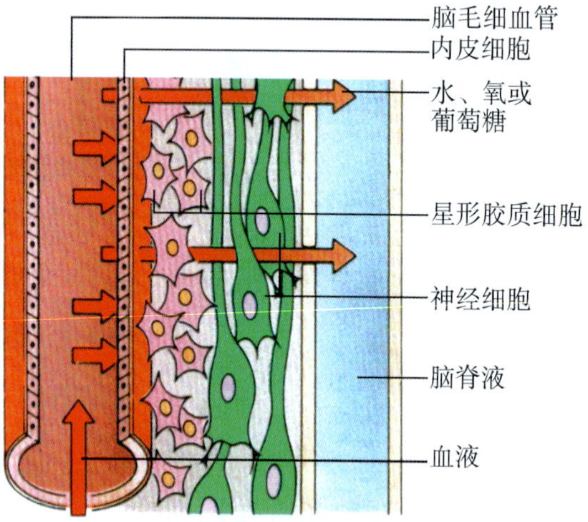

图 9-15　血脑屏障的组成

（2）血脑屏障　由脑毛细血管内皮细胞、基膜和毛细血管壁外覆盖的星形胶质细胞所组成（图 9-15）。其作用是阻挡血液中的有害物质进入脑组织及脑脊液，从而保护中枢神经系统。婴幼儿的血脑屏障发育尚不成熟，故易发生脑炎和脑膜炎等中枢神经系统感染。

（3）胎盘屏障　由母体子宫内膜的基蜕膜和胎盘绒毛膜滋养层细胞共同构成。此屏障不妨碍母子间营养物质交换，但可防止母体内病原体和有害物质进入胎儿体内，对胎儿起保护作用。妊娠早期（3个月内）胎盘屏障发育尚未完善，孕妇若感染风疹病毒和巨细胞病毒等，可导致胎儿畸形或流产。

**考点** 人体的组织屏障

2. 固有免疫细胞　主要包括单核/巨噬细胞、中性粒细胞、树突状细胞、NK细胞、嗜酸性粒细胞和嗜碱性粒细胞等。他们分别发挥不同的作用，本部分主要介绍吞噬细胞。

（1）吞噬细胞的种类　吞噬细胞分为两大类：一类是小吞噬细胞，主要是血液中的中性粒细胞；另一类是大吞噬细胞，包括血液中的单核细胞和组织中的巨噬细胞。其作用包括：①杀伤清除病原体；②杀伤胞内寄生菌和肿瘤等靶细胞；③参与炎症反应；④加工提呈抗原启动适应性免疫应答；⑤免疫调节作用。

当病原体突破皮肤和黏膜屏障进入组织后，首先被血管中逸出的小吞噬细胞吞噬杀灭，少数未被吞噬杀灭的病原体由淋巴结、血液、组织器官中大吞噬细胞吞噬杀灭。

（2）吞噬过程　吞噬细胞的吞噬杀菌过程一般分为三个阶段。

1）接触病原体：吞噬细胞与病原体的接触可以是偶然相遇，也可以是在趋化因子的作用下，向病原体侵入部位定向迁移，通过细胞膜表面受体识别病原体并与之结合。

2）吞入病原体：有两种方式，对于细菌等大分子物质，吞噬细胞伸出伪足将病原体包围并摄入细胞内，形成吞噬体；对病毒等小分子物质，吞噬细胞膜内陷直接将其吞入细胞质中，形成吞饮体。

3）杀灭病原体：吞噬细胞内溶酶体与吞噬体融合形成吞噬溶酶体，溶酶体内的酶可杀死病原体，然后进一步消化分解，最后将不能消化的残渣排出细胞（图 9-16）。

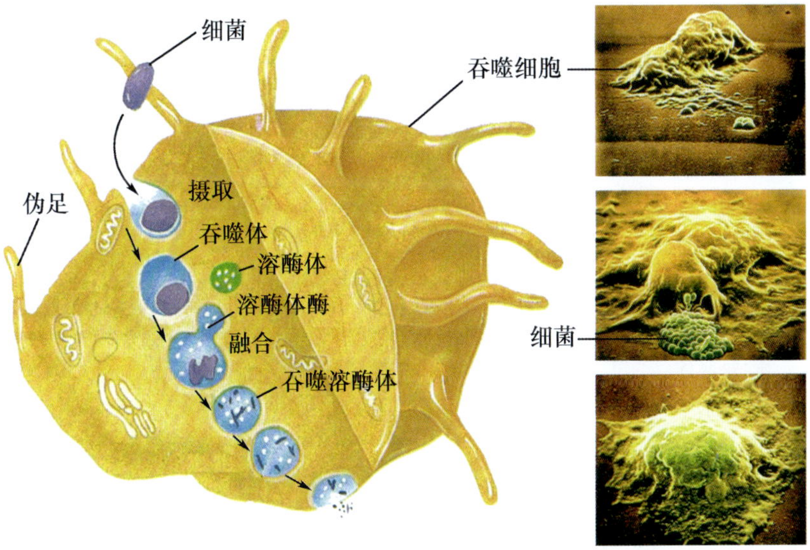


图 9-16　吞噬细胞吞噬和杀菌过程

（3）吞噬结果　一般有两种结果。①完全吞噬：病原菌被吞噬后可完全被杀死消化。②不完全吞噬：部分细菌（结核杆菌、麻风杆菌等）被吞噬后不能被杀死，反而在细胞内生长繁殖，并可随吞噬细胞游走，扩散到全身。

**考点**　吞噬细胞的吞噬过程和吞噬结果

3. 固有免疫分子　主要包括补体系统、细胞因子、溶菌酶、乙型溶素、干扰素和具有抗菌作用的酶类物质。本部分主要介绍补体和溶菌酶。

（1）补体　是存在于人和动物血清中的一组与免疫有关的具有酶活性的球蛋白，由 30 余种成分组成，故称为补体系统。补体的性质不稳定，对许多理化因素敏感。不耐热，新鲜血液 56℃ 30 分钟后补体大部分失活（灭活）。

1）补体的组成：按生物学功能分三大类。①固有成分：主要参与补体的激活反应过程，包括C1～C9以及D、B、P因子等，其中C1包括3个亚单位即C1q、C1r和C1s。②补体调节蛋白：参与补体激活的调控，包括备解素、I因子、H因子等。③补体受体：包括CR1～CR5、C3aR、C4aR、CaR等。

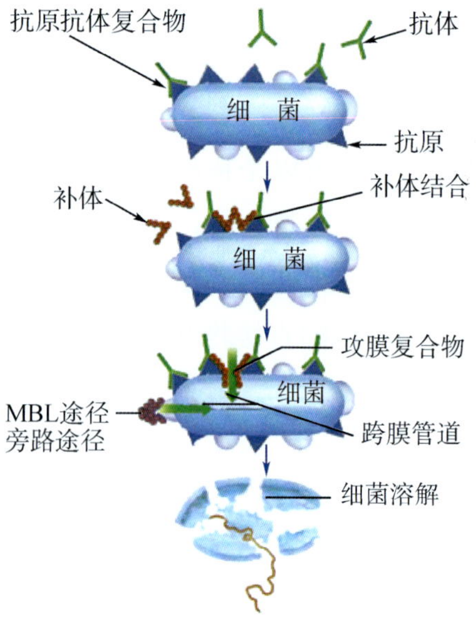

图 9-17 补体激活的三条途径

2）补体的激活：在生理情况下，补体以无活性的酶原形式存在，在某些激活物质的作用下，各补体成分按一定顺序，以连锁酶促反应方式依次活化，激活后的片段或聚合物表现出各种生物学效应。

补体激活的途径有三条。①经典途径：是指以抗原抗体复合物为主要刺激物，使补体固有成分以C1、C4、C2、C3、C5～C9顺序发生酶促连锁反应的补体活化途径。②旁路途径：是指不经C1、C4、C2活化，而是在B因子、D因子和P因子参与下，直接由C3b与激活物结合启动补体酶促连锁反应的补体活化途径。③MBL途径：在感染早期，体内分泌甘露聚糖结合凝集素（MBL）和C反应蛋白。由MBL与细菌表面的甘露糖残基结合启动的补体活化途径为MBL途径（图9-17）。

这三条途径起点不同但相互交叉，并最终形成MAC即攻膜复合物，造成细胞溶解死亡。三条激活途径的比较见表9-5。

**表 9-5 补体三条激活途径比较表**

| | 经典途径 | 旁路途径 | MBL 途径 |
|---|---|---|---|
| 激活物 | 抗原抗体复合物 | 脂多糖凝聚的 IgA | 母多糖病原体表面甘露糖半乳糖 |
| 补体成分 | C1～C9 | C3，C5～C9，B、D、P因子 | C2～C9 |
| 作用 | 在特异性体液免疫应答的效应阶段 | 参与非特异性免疫，在感染早期发挥作用 | 参与非特异性免疫，在感染早期发挥作用 |

3）补体的生物学作用：①溶菌、溶细胞作用，补体激活后在多种细胞表面形成攻膜复合物（MAC），溶解靶细胞；②调理作用，补体的活性片段C3b、C4b一端与细菌及其他颗粒物质结合，另一端与带有相应受体的吞噬细胞结合，促进吞噬细胞的吞噬作用，称为补体的调理作用；③炎症介质作用，C3aC5a称为过敏毒素，可刺激肥大细胞、嗜碱性粒细胞脱颗粒，释放组胺等活性介质，引起炎症反应。C4a也有类似过敏毒素的作用；④趋化作用，C5a可吸引中性粒细胞向反应部位聚集，加强对病原体的吞噬，同时增加炎症反应；⑤清除免疫复合物作用，C3b与红细胞、血小板表面受体结合，使免疫复合物被黏附，促进免疫复合物被吞噬和清除。

**考点** 补体的概念、生物学作用

（2）溶菌酶　是体液、外分泌液和吞噬细胞溶酶体中的一种不耐热碱性蛋白质，能破坏革兰氏阳性菌细胞壁肽聚糖，导致细菌裂解死亡。革兰氏阴性菌对溶菌酶不敏感，在特异性抗体和补体存在条件下也可被溶菌酶裂解破坏。

## 三、适应性免疫应答

### （一）概念

1. 适应性免疫应答　又称特异性免疫或获得性免疫应答，主要是由 T、B 细胞介导，在机体受到抗原刺激后产生的针对特异性抗原的免疫应答的过程。其特点是：①后天获得，不能遗传；②能有效识别自我和非我物质；③有特异性，只对接触过的病原体起作用；④有记忆性，再次接触相同抗原效果增强；⑤效应作用具有放大性；⑥ MHC 限制性，免疫细胞间只有双方 MHC 相同时，免疫应答才能发生。

**考点** 适应性免疫应答的概念与特点

2. 适应性免疫应答的基本过程　特异性 T、B 细胞受抗原刺激活化、增殖、分化成为效应细胞，并最终清除抗原，此过程涉及一系列细胞的相互作用，我们可以将适应性免疫应答分为以下三个阶段（图 9-18）。

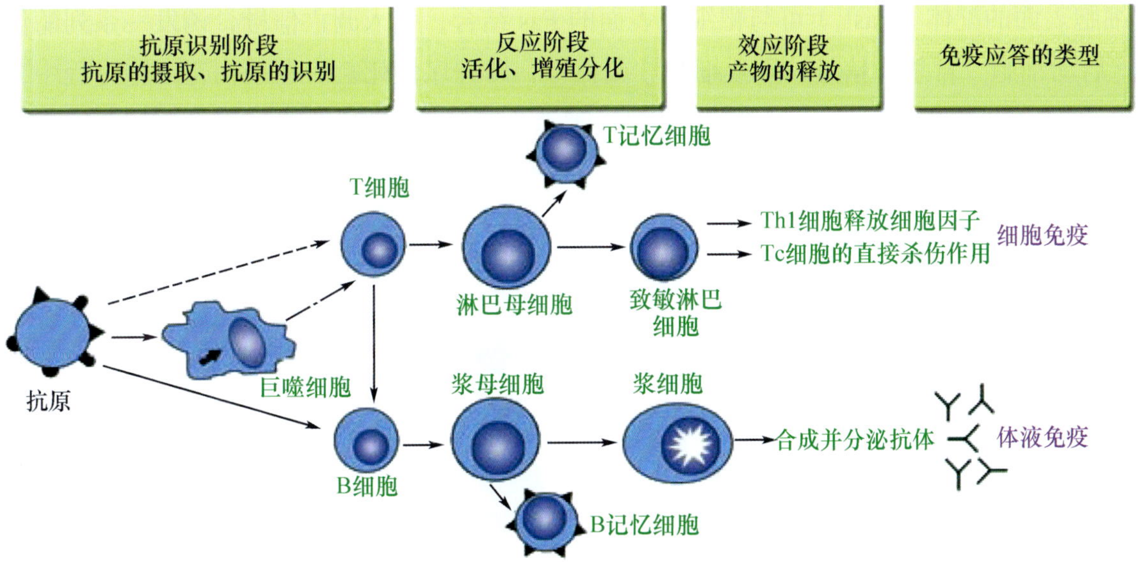


图 9-18　免疫性应答基本过程示意图

（1）抗原识别阶段　指抗原提呈细胞（APC）加工处理、提呈抗原和抗原特异性 T/B 细胞识别抗原后在细胞间黏附分子协同作用下，启动活化的阶段。

（2）反应阶段　是指 T、B 细胞特异性识别抗原后，在细胞因子参与下，活化、增殖、分化为效应淋巴细胞的阶段。B 细胞识别结合抗原后，活化、增殖、分化为浆细胞，由浆细胞产生抗体；T 细胞识别结合抗原后，活化、增殖、分化为效应性 T 细胞。在此阶段会有部分 T、B 细胞停止分化，形成长寿命、功能静止的记忆性 T、B 细胞。在间隔一定的时间后，当记忆细胞再次遇到相同抗原时，可迅速增殖分化为效应淋巴细胞，发挥免疫效应，称为回忆应答。

（3）效应阶段　是特异性效应细胞和免疫分子发挥作用的阶段。浆细胞分泌抗体和效应T细胞释放细胞因子和细胞毒性介质，在效应阶段，非特异免疫细胞与特异性免疫细胞相互促进、协同作用产生免疫效应的阶段。

### （二）T细胞介导的细胞免疫应答

1. 概念　细胞免疫应答简称细胞免疫，是指T细胞在抗原刺激下转化为效应T细胞，通过杀伤靶细胞和释放细胞因子，发挥特异性免疫效应的过程。细胞免疫清除的抗原主要是细胞内的抗原物质。

2. 细胞免疫应答的效应机制

（1）$CD4^+$效应Th1细胞介导的炎症反应　效应Th1细胞再次接受相同抗原刺激后，释放多种细胞因子，作用于不同细胞产生多种不同的生物学作用。通过细胞因子使局部组织产生以单核/巨噬细胞和淋巴细胞浸润为主的炎症反应或迟发型炎症反应，发挥细胞免疫效应。

（2）$CD8^+$效应Tc细胞介导的细胞毒作用　效应Tc细胞与靶细胞抗原再次接触后，可通过两种机制直接杀伤靶细胞（图9-19）。①“穿孔素”学说（谋杀机制）：Tc细胞分泌穿孔素，击穿靶细胞形成透膜孔道，大量离子和水分可进入细胞造成细胞溶解；接着释放的颗粒酶进入靶细胞，激活与凋亡相关的酶系统，导致靶细胞凋亡。②凋亡学说（诱杀机制）：Tc细胞表面的配体（FasL）可与靶细胞表面的Fas结合，传入凋亡信号，诱发一系列酶促反应。启动细胞“自杀”信号，导致细胞“凋亡”，即程序性死亡。在杀伤靶细胞过程中，效应Tc细胞不受损伤，可连续、高效、特异性地杀伤其他靶细胞。

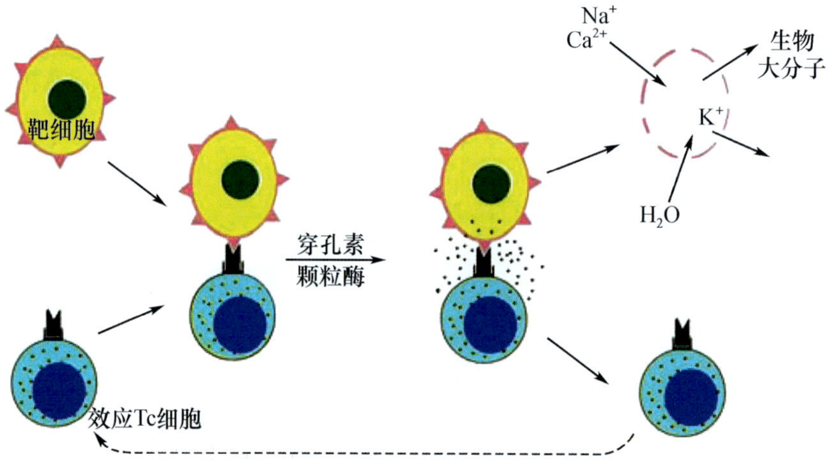


图9-19　效应Tc细胞对靶细胞的杀伤作用示意图

**考点**　细胞免疫的应答及Th1细胞、Tc细胞的效应

3. 细胞免疫应答的生物学效应

（1）抗感染　细胞免疫主要针对胞内寄生菌（如结核分枝杆菌、伤寒沙门菌等）、胞内病毒、真菌及某些寄生虫感染发挥效应作用。

（2）抗肿瘤　效应Tc细胞可直接杀伤带有相应抗原的肿瘤细胞，Th1细胞在免疫过程中产生的某些细胞因子（如TNF、IFN）可直接或间接杀伤肿瘤细胞，同时增强巨噬细胞和NK细胞的杀伤肿瘤细胞作用，细胞免疫在抗肿瘤中起着极为重要的作用。

（3）免疫损伤 细胞免疫应答亦可介导Ⅳ型超敏反应、移植排斥反应及参与某些自身免疫性疾病等。

**考点** 细胞免疫的生物学效应

### （三）B 细胞介导的体液免疫应答

1. 概念 体液免疫应答简称体液免疫，是指 B 细胞在特异性抗原刺激下活化、增殖，最终分化为浆细胞并分泌抗体，由抗体发挥特异性免疫效应的过程。

2. 抗体产生的一般规律及意义（图 9-21）

（1）初次应答 当抗原初次进入人体内，特异性 B 细胞经过抗原识别、活化、增殖和分化成为浆细胞，合成抗体释放入血称为初次应答。初次应答的特点是潜伏期长，一般需要 5 ～ 15 天，先出现 IgM，后出现 IgG，抗体效价低，抗体在体内维持时间短，亲和力低。

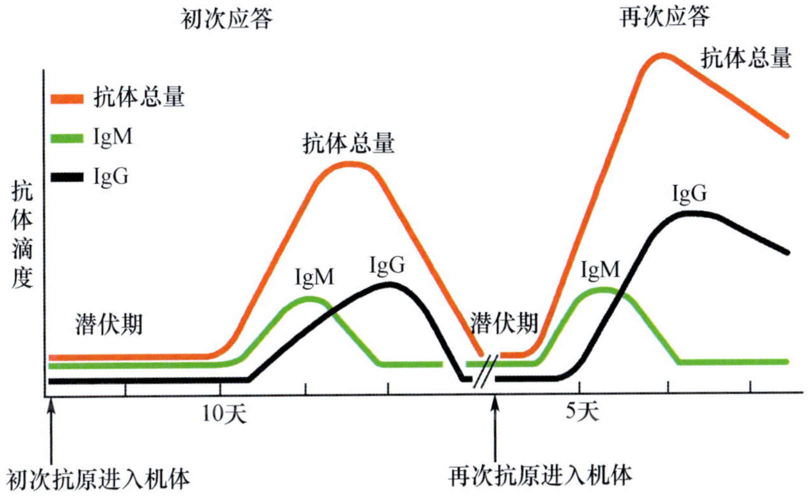


图 9-21 抗体产生的一般规律示意图

（2）再次应答 即同种抗原再次刺激机体产生抗体的免疫应答称为再次应答。与初次应答不同，再次应答特点为潜伏期短，抗体产生快，抗体含量多，效价高，亲和力高，以抗体 IgG 为主，IgG 的量较初次应答高出数倍至几十倍，且在体内维持时间长。

**考点** 抗体产生的一般规律及意义

> **链接**
>
> **乙肝疫苗为何需要注射 3 次**
>
> 根据计划免疫的要求，我国目前乙肝疫苗按照 0、1、6 个月程序进行全程 3 次免疫接种，即出生 24 小时内注射第 1 次，1 个月及 6 个月后注射第 2、第 3 次。第 1 次接种后疫苗抗原刺激免疫系统产生初次应答，30% ～ 50% 的人会出现相应抗体，抗体以 IgM 为主，维持时间短，亲和力低；第 2 次接种，机体受到同种抗原的再次刺激产生再次应答，抗体迅速产生，量大且亲和力较强。第 3 次接种进入加强阶段，此时机体免疫活性细胞处于最佳状态，90% ～ 95% 的被接种者可出现抗体。通常 3 次全程注射后，抗体可维持 3 ～ 5 年。

（3）抗体产生规律的意义 掌握抗体产生一般规律，在医学实践中具有重要的指导作用。

1）指导预防接种：由于抗体产生需要一定的潜伏期，因此疫苗和类毒素的接种应安排在传染病流行季节之前进行；因再次应答免疫效果强于初次应答，同一疫苗或类毒素应接种2次或2次以上，以达到强化免疫的效果。

2）指导感染性疾病的诊断：在免疫应答中，初次应答和再次应答均先产生IgM。IgM产生早、消失快，因此临床上检测特异性IgM可作为病原微生物早期感染的诊断依据。

3）指导感染性疾病病情评估：多次间隔地检测感染性疾病患者体内抗体含量变化，可及时了解病情进展并评估疾病转归。

3. 体液免疫应答的生物学效应　体液免疫应答的主要效应分子是特异性抗体，抗体与抗原结合，对抗原的影响因抗原的性质而不同。有些抗原与抗体结合后抗原直接失去生物学活性，有些与抗体结合后还需要联合其他免疫成分才能将其清除。

（1）中和作用　细菌外毒素抗体（抗毒素）与外毒素特异结合后可中和外毒素的毒性（中和毒素）。抗病毒抗体与相应病毒结合后，可阻止病毒进入易感细胞，使病毒失去感染能力（中和病毒）。

（2）调理作用　病原微生物与相应抗体结合后，抗体的Fc段可与吞噬细胞表面的Fc受体结合，促进吞噬细胞吞噬病原生物，称为抗体的调理作用。

（3）激活补体　抗原抗体结合后，通过经典途径激活补体，发挥补体的溶菌和溶细胞作用。

（4）ADCC作用　细胞抗原与相应抗体IgG结合后，IgG的Fc段可与NK细胞表面的Fc受体结合，激活NK细胞，杀伤肿瘤细胞及病毒感染的靶细胞。

（5）抑制病原体黏附　分布在呼吸道、消化道表面的SIgA，能与细菌等病原体特异性结合，抑制病原体对黏膜的黏附与侵入，发挥局部抗感染作用。

（6）参与超敏反应　参与Ⅰ、Ⅱ、Ⅲ型超敏反应，引起机体免疫损伤。

体液免疫应答与细胞免疫应答的比较见表9-6。

表9-6　体液免疫应答与细胞免疫应答的比较

| 特性 | 体液免疫 | 细胞免疫 |
| --- | --- | --- |
| 介导细胞 | B细胞 | T细胞 |
| 效应物质 | 抗体 | Th1细胞、Tc细胞、细胞因子 |
| 免疫作用 | 杀灭胞外病原体、中和毒素、中和病毒 | 杀灭胞内病原体、寄生虫、肿瘤细胞 |
| 免疫损伤 | Ⅰ、Ⅱ、Ⅲ型超敏反应，自身免疫疾病 | Ⅳ型超敏反应、自身免疫疾病 |

## 四、固有免疫与适应性免疫应答的关系

固有免疫参与适应性免疫应答的全过程，并能影响适应性免疫应答的类型。生理条件下，固有免疫与适应性免疫应答相互依存，密切配合共同完成机体免疫防御、免疫监视和免疫自稳功能，产生对机体有益的免疫保护作用。其与适应性免疫应答的关系是：①启动适应性免疫应答；②调节适应性免疫应答的类型和强度；③协助效应性T细胞进入感染或肿瘤发生部位；④协同效应性T细胞和抗体发挥免疫效应。

## 五、免疫耐受

### （一）免疫耐受的概念

免疫耐受是指机体免疫系统接受某种抗原刺激后产生的特异性无应答状态。它的特征是机体再次接触同一抗原不发生特异性的免疫应答但对其他抗原仍保持正常的免疫应答。诱导免疫耐受形成的抗原称耐受原。

免疫耐受和免疫抑制完全不同，免疫耐受是特异性的，只针对某种特定的抗原；而免疫抑制是非特异性的，对各种抗原的刺激均无应答性。

### （二）免疫耐受的形成

免疫耐受的形成主要是由抗原和机体两方面的因素决定的。

1. 抗原方面　小分子非聚合物容易形成免疫耐受。抗原经静脉注射最易引起免疫耐受，腹腔注射次之，皮下、肌内注射最不易引起免疫耐受。

2. 机体方面　免疫耐受与机体免疫系统发育成熟程度有关，免疫系统越成熟，越不容易产生免疫耐受。胚胎期由于免疫系统发育不够成熟，所以最易产生免疫耐受，成年期则很难产生免疫耐受。长期使用免疫抑制剂容易使机体产生免疫耐受。

### （三）免疫耐受的医学意义

机体对自身抗原的耐受称为自身免疫耐受，它保证了免疫系统的稳定和正常生理功能的运行。自身免疫耐受破坏可导致自身免疫性疾病。对于系统性红斑狼疮、类风湿性关节炎等自身免疫性疾病，通过恢复对自身成分的免疫耐受是防治这类疾病的重要办法，机体对肿瘤细胞、病毒感染细胞产生免疫耐受则可导致肿瘤发生或病毒性疾病，终止这种免疫耐受是治疗肿瘤和某些病毒性疾病的有效途径。

在器官移植方面，建立有效的免疫耐受，是防止器官移植排斥反应，延长移植物存活时间的有力措施。此外，人工方法诱导Ⅰ型超敏反应性疾病患者对过敏原的耐受，可防治Ⅰ型超敏反应疾病。

## 自 测 题

**单选题**

1. 免疫的本质是
   A. 抗微生物感染的功能
   B. 清除衰老死亡细胞的功能
   C. 清除肿瘤细胞的功能
   D. 抗寄生虫感染的功能
   E. 识别和排除抗原性异物，维持自身生理平衡与稳定的功能
2. 属于中枢免疫器官的是
   A. 淋巴结　B. 扁桃体
   C. 胸腺　D. 脾脏
   E. 阑尾
3. 关于 T 细胞和 B 细胞描述错误的是
   A. 都具有抗原识别受体
   B. 受抗原刺激都能活化、增殖、分化
   C. 都表达有 CD4 抗原
   D. 都是免疫细胞
   E. 都能表达 CD 抗原

4. 有关抗原提呈细胞描述不正确的是
A. 能捕获、加工、处理抗原
B. 能吞噬消化病原体
C. 是免疫细胞
D. 能将抗原信息呈递给 T 细胞
E. 能特异性识别抗原，直接发挥免疫效应
5. 抗原特异性决定于
A. 抗原分子的可溶性
B. 抗原分子的结构复杂性
C. 抗原分子上存在的决定基
D. 抗原分子的异物性
E. 抗原分子的大小
6. 兄弟姐妹间进行器官移植引起排斥反应的物质属
A. 异种抗原　B. 同种异型抗原
C. 自身抗原　D. 异嗜性抗原
E. 细菌感染
7. 抗原的两大基本性能是
A. 异物性和特异性
B. 免疫原性和反应原性
C. 抗原性和异物性
D. 理化复杂性和特异性
E. 异物性与免疫反应性
8. 动物来源的破伤风抗毒素对人体而言属于
A. 抗体　B. 半抗原
C. 抗原　D. 既是抗体，又是抗原
E. 超抗原
9. 产妇初乳中含量最高的免疫球蛋白是
A. SIgA　B. IgG
C. IgM　D. IgE
E. IgD
10. 下列五类免疫球蛋白的特性哪项是错误的
A. IgG 是唯一通过胎盘的免疫球蛋白
B. SIgA 多为双聚体
C. IgM 分子量最大
D. 免疫应答过程中产生最早的是 IgG
E. 正常血清中 IgE 含量最少
11. 唯一能通过胎盘的免疫球蛋白是
A. IgG　B. IgA
C. IgM　D. IgD
E. IgE
12. 再次应答时抗体产生的特点是
A. 潜伏期长
B. 先产生 IgG 后产生 IgM
C. IgM 抗体显著升高
D. 抗体产生快，维持时间长
E. 抗体浓度低，亲和力高
13. 关于适应性免疫不正确的是
A. 具有特异性　B. 又称获得性免疫
C. 有免疫记忆性　D. 可遗传
E. 后天获得

（潘保芬　吴　妮）

# 第10章
# 临床免疫

免疫是一把双刃剑，在正常情况下，机体免疫系统能够识别、排斥抗原性异物，维护自身生理平衡与稳定，在机体内发挥免疫防御、免疫稳定与免疫监视作用；但在异常情况下，由于抗原性异物和机体反应性的不同，常会发生异常的或病理性的免疫应答，从而导致超敏反应性疾病、免疫缺陷病、自身免疫性疾病和肿瘤。

## 第1节 超敏反应

超敏反应又称变态反应，是指机体对某些抗原初次应答后，当再次接受相同抗原刺激时引起的以生理功能紊乱或组织细胞损伤为主的异常适应性免疫应答。其实质是病理性的免疫应答。引起超敏反应的抗原称为变应原或过敏原。

**考点** 超敏反应的概念

根据超敏反应的发生机制和临床特点，将其分为Ⅰ型、Ⅱ型、Ⅲ型和Ⅳ型。其中，Ⅰ～Ⅲ型超敏反应是由B细胞介导，抗体参与的病理性体液免疫应答。Ⅳ型超敏反应是由T细胞介导，效应T细胞参与的病理性细胞免疫应答。

### 一、Ⅰ型超敏反应

**案例 10-1**

患儿，男，3岁，因支气管肺炎入院。治疗措施中，一项医嘱给予青霉素40万U肌内注射，每日2次。用药前向家长询问患儿病史，既往体健无青霉素应用史。在右前臂内侧皮内注射青霉素皮试液，20分钟后观察结果，局部出现明显红晕、皮疹，测其直径1.8cm，确定为皮试阳性。

问题：1. 患儿还能使用青霉素治疗吗？为什么？

2. 为什么患儿初次接触青霉素，皮试结果为阳性？

Ⅰ型超敏反应又称速发型超敏反应或过敏反应，是临床最常见的一种超敏反应。

#### （一）变应原

1. 药物　如青霉素、头孢菌素、链霉素、磺胺类药、普鲁卡因、有机碘等。
2. 吸入性变应原　如尘螨、花粉、动物皮毛、真菌菌丝及孢子、昆虫等。
3. 食物变应原　如牛奶、花生、鸡蛋、鱼、虾、蟹、贝等。
4. 接触性变应原　如化妆品、油漆、乳胶等。

其他如部分食品添加剂、保鲜剂、橡胶、塑料、农药等。

## （二）发生机制

Ⅰ型超敏反应的发生机制大致分为致敏阶段、发敏阶段和效应阶段（图 10-1）。

1. 致敏阶段　变应原通过不同的途径进入机体，刺激 B 细胞增殖分化为浆细胞，产生特异性 IgE 抗体。IgE 通过其 Fc 段与肥大细胞或嗜碱性粒细胞表面的 IgE Fc 受体结合，使机体处于对该变应原的致敏状态。致敏状态可维持数月甚至更长时间，如长期不再接触相同变应原可逐渐消失。

2. 发敏阶段　当相同变应原再次进入致敏机体，与肥大细胞或嗜碱性粒细胞表面的 IgE Fab 段发生特异性结合。只有变应原同时与两个或两个以上相邻 IgE 结合形成“桥联”时，才能使致敏细胞活化，导致其脱颗粒，释放多种生物活性介质：组胺、激肽原酶（可使血浆中激肽原转为缓激肽）、白三烯（LT）、前列腺素（PG）、血小板活化因子（PAF）等。

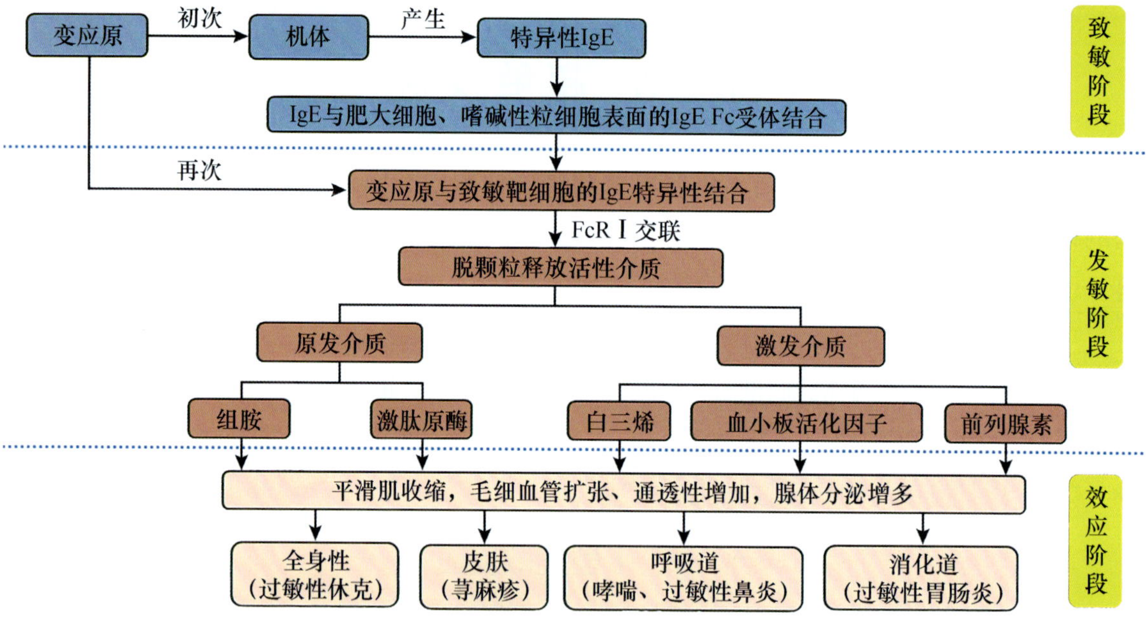


**图 10-1**　Ⅰ型超敏反应发生机制示意图

3. 效应阶段　上述生物活性介质作用于局部或全身的效应器官和组织，引起局部或全身病理变化，主要表现为：平滑肌收缩，毛细血管扩张、通透性增加，腺体分泌增多等病理变化。从而在接触变应原数秒、数分钟或数小时后引起过敏反应的一系列临床症状。

**考点**　Ⅰ型超敏反应的发生机制

## （三）特点

1. 反应发生快，消退也快，一般在再次接触相同抗原后几分钟至几十分钟发生，有的甚至几秒钟内就发生反应。

2. 参与的抗体是 IgE，效应细胞为肥大细胞或嗜碱性粒细胞。

3. 以生理功能紊乱为主，一般不引起组织细胞损伤。

4. 具有明显的个体差异和遗传倾向。

**考点**　Ⅰ型超敏反应的特点

### （四）常见疾病

1. 过敏性休克　是最严重的全身性 I 型超敏反应性疾病。某些人再次注射相同变应原后，在数秒至数分钟之内发生。患者出现头晕、胸闷、呼吸困难、血压下降、昏迷等症状，如不及时抢救，可很快死亡。引起过敏性休克的变应原多为一些药物和免疫血清。

（1）药物过敏性休克　青霉素引起的过敏性休克最为常见。青霉素本身并无免疫原性，但其降解物青霉噻唑醛酸和青霉烯酸等半抗原与组织中的蛋白质结合后具有免疫原性而成为完全抗原，进而刺激机体产生 IgE 抗体，使机体致敏。再次使用青霉素时可发生过敏性休克。青霉素在弱碱性环境中容易降解，因此，提高青霉素纯度和使用新鲜配制的青霉素制剂是预防青霉素过敏性休克的有效措施。值得注意的是，极少数人在初次使用青霉素时发生过敏性休克，可能和以前无意中接触过被青霉素污染的医疗器械，或吸入青霉菌孢子而使机体处于致敏状态有关。引起过敏性休克的药物主要有青霉素、头孢菌素、链霉素、普鲁卡因、有机碘等，尤其是青霉素引起的最多见。

（2）血清过敏性休克　临床上在紧急预防和治疗细菌外毒素引起的疾病如破伤风时，给机体注射破伤风抗毒素，因其来源于马血清，有些人在再次使用时会发生过敏性休克。

2. 呼吸道过敏反应　临床最常见的疾病是过敏性鼻炎和支气管哮喘。患者由于吸入一些花粉、尘螨、动物毛屑、真菌孢子、面粉等变应原而发作。

3. 消化道过敏反应　少数人吃了鱼、虾、蟹、蛋、奶等食物后出现恶心、呕吐、腹痛、腹泻和荨麻疹等症状。

4. 皮肤过敏反应　可因药物、食物、冷热刺激或肠道寄生虫等引起，表现为荨麻疹、湿疹、血管神经性水肿，大多数有家族史。

**考点**　I 型超敏反应的临床常见疾病

### （五）防治原则

1. 发现变应原并避免与之接触　详细询问过敏史、家族史，尽量避免接触变应原。临床上在使用易引起过敏反应的药物、生物制品之前必须做皮肤试验。即在受试者前臂内侧做皮内注射，15 ～ 20 分钟后观察结果。若局部皮肤出现红晕、风团且直径＞ 1cm，为皮试阳性，表示受试者接触该物质可发生超敏反应。

2. 脱敏治疗和减敏治疗

（1）脱敏治疗　又称异种免疫血清脱敏疗法。使用异种动物免疫血清如破伤风抗毒素治疗破伤风病患者时，皮试阳性而又必须使用者，可采用小剂量、短间隔（20 ～ 30 分钟）、多次注射抗毒素血清的方法进行脱敏治疗。其机制是少量注入的抗毒素与肥大细胞或嗜碱性粒细胞上的 IgE 结合，释放少量介质，引起的症状轻微，同时也易被组织中相应的酶降解。多次注射后耗竭掉肥大细胞和嗜碱性粒细胞上的 IgE，机体短时间内脱离致敏状态，此时大剂量注入抗毒素血清不会发生超敏反应。但这种脱敏是暂时的，以后注射抗毒素血清，仍需做皮试。

（2）减敏治疗　又称特异性变应原脱敏疗法。对已查明而又难以避免接触的变应原如花粉、尘螨等，可采用小剂量、长时间（1 周）、多次皮下注射相应变应原的方法减敏治疗。

其机制是改变了变应原进入机体的途径，诱导机体产生大量的 IgG，使之与变应原结合，从而降低肥大细胞和嗜碱性粒细胞上的 IgE 与变应原的结合，阻止脱颗粒。这种 IgG 抗体又称为封闭抗体。

3. 药物防治 使用切断 I 型超敏反应任何环节的药物，都可以阻止超敏反应的发生。常用抗过敏药物有肾上腺素、苯海拉明、氯苯那敏、葡萄糖酸钙等。

## 二、Ⅱ型超敏反应

**案例 10-2**

患者，男，30 岁。因施工意外导致腹部外伤、失血性休克而急诊入院。查血型：B 型。手术中输入相同 B 型全血 2000ml，术后 2 小时再次输入 B 型全血 400ml，输血后患者突然胸闷、呼吸困难、心跳加快、发绀、血压降低，经抢救无效死亡。术前曾询问病史：既往无输血史和过敏史。经诊断最后死亡为输血反应所致。核查发现第二次输血时值班护士马虎大意，错把 A 型血当 B 型血输入。

问题：1. 输血反应属于哪一型超敏反应，发生机制如何？

2. 如何避免类似情况再次发生？

Ⅱ型超敏反应又称细胞溶解型或细胞毒型超敏反应，是靶细胞表面的抗原与相应的 IgG 或 IgM 类抗体结合，在补体、吞噬细胞和 NK 细胞的参与下，溶解靶细胞或造成组织损伤的过程。

### （一）发生机制

1. 靶细胞及其表面抗原 Ⅱ型超敏反应攻击杀伤的靶细胞主要是血细胞和某些组织细胞。靶细胞表面常见抗原主要包括以下几类。①同种异型抗原：存在于组织细胞表面的固有抗原，如 ABO 血型抗原、Rh 抗原、HLA 抗原等。②修饰性自身抗原：因受到微生物感染、某些药物或理化因素等作用，导致自身细胞或组织结构发生改变形成的新抗原。③异嗜性抗原：如链球菌细胞壁的成分与心脏瓣膜、关节组织及肾小球基底膜之间的共同抗原。④外来抗原、半抗原及免疫复合物：如某些化学制剂、药物等抗原或抗原抗体复合物可吸附在自身组织细胞的表面。

2. 靶细胞损伤机制 当靶细胞表面的抗原与相应的 IgG 和 IgM 结合后，主要通过以下途径损伤靶细胞（图 10-2）。①激活补体系统，形成攻膜复合物引起靶细胞溶解。②激活吞噬细胞，发挥调理吞噬作用，吞噬靶细胞。③激活 NK 细胞，通过 ADCC 作用，杀伤靶细胞。④抗细胞表面受体的自身抗体与细胞表面相应的受体结合，可导致靶细胞功能亢进或功能低下，但无炎症现象和细胞损伤。

### （二）特点

1. 超敏反应发生在靶细胞膜上，导致靶细胞溶解。

2. 参与的抗体主要为 IgG 和 IgM。

3. 有补体参与，参与的效应细胞是吞噬细胞、NK 细胞。

4. 引起以细胞溶解或组织损伤为主的病理反应，损伤的靶细胞主要是血细胞或某些自身组织细胞。

考点 Ⅱ型超敏反应特点

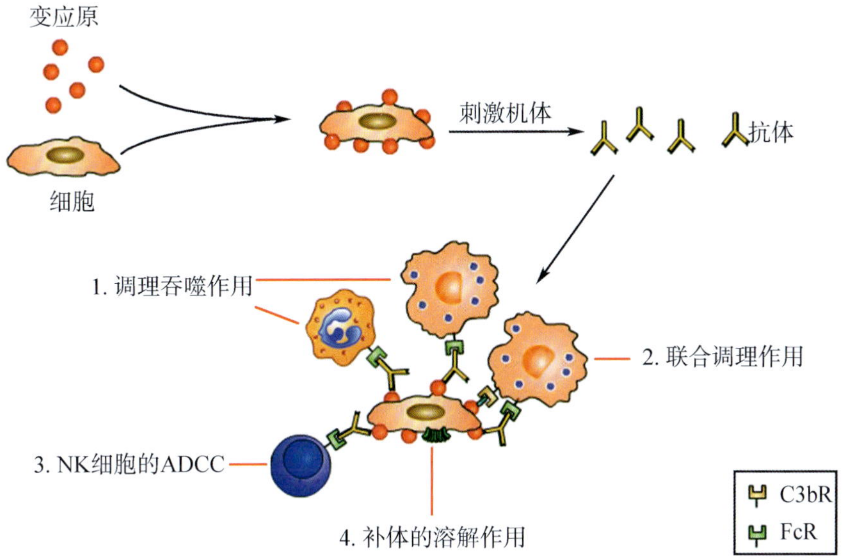


图 10-2 Ⅱ型超敏反应发生机制示意图

### （三）临床常见疾病

1. 输血反应 多发生于 ABO 血型不符的输血。因人类血清中存在天然 ABO 血型抗体，供血者红细胞表面血型抗原与受血者血型抗体结合，激活补体，导致红细胞溶解，出现溶血、血红蛋白尿等现象。

2. 新生儿溶血病 多发生于 Rh 血型系统。母亲是 $Rh^-$，妊娠胎儿为 $Rh^+$，分娩时，胎儿血进入母体内，母体产生抗 Rh 的 IgG 抗体。当母亲再次妊娠，胎儿仍为 $Rh^+$ 时，抗 Rh 抗体通过胎盘进入胎儿体内，并与胎儿 $Rh^+$ 红细胞结合，导致胎儿红细胞溶解，引起新生儿溶血病，严重者可引起流产或死胎。

母胎之间 ABO 血型不符也可引起新生儿溶血病，但症状较轻。多见于母亲血型是 O 型，胎儿血型是 A 型或 B 型。

3. 药物过敏性血细胞减少症 临床主要有药物过敏性溶血性贫血、粒细胞减少症和血小板减少性紫癜。

（1）半抗原型 青霉素等半抗原进入机体与血细胞膜蛋白结合形成完全抗原，刺激机体产生针对药物的特异性抗体，该抗体与结合在血细胞上的药物结合，通过补体、吞噬细胞和 NK 细胞作用引起相应血细胞溶解破坏。

（2）免疫复合物型 某些药物如磺胺、安替比林等半抗原，与血浆蛋白结合形成完全抗原，刺激机体产生相应抗体，当再次使用相同药物时，抗体与相应药物结合形成免疫复合物，吸附到红细胞、粒细胞、血小板等细胞表面，引起相应血细胞受损。

4. 甲状腺功能亢进（Graves 病） 简称甲亢，属于自身免疫性抗受体病，是一种特殊的Ⅱ型超敏反应，即抗体刺激型超敏反应。患者体内可产生针对甲状腺细胞表面的促甲状腺素

（TSH）受体的自身抗体（IgG），此抗体与甲状腺细胞表面促甲状腺素受体结合，不引起甲状腺细胞损伤，而是持续刺激甲状腺分泌大量甲状腺素，引起甲状腺功能亢进。

**考点** Ⅱ型超敏反应临床常见疾病

## 三、Ⅲ型超敏反应

**案例 10-3**

患者吴某，男，35岁。主诉乏力、浮肿1周余，3周前曾有咽痛病史。化验：尿中查见大量红细胞、白细胞，蛋白（+++），管型（++）。血中循环免疫复合物测定强阳性。补体C3水平明显下降。诊断：急性肾小球肾炎。

**问题：** 1. 所患疾病和3周前咽痛病史有无关系？

2. 为什么循环免疫复合物测定强阳性，而补体含量下降？

Ⅲ型超敏反应又称免疫复合物型或血管炎型超敏反应，是由抗原与相应抗体形成中等大小的免疫复合物（IC），沉积于局部或全身毛细血管后，激活补体而引起的以中性粒细胞浸润为主要特征的血管炎症反应和组织损伤。

**考点** Ⅲ型超敏反应的概念

### （一）发生机制

1. 中等大小可溶性免疫复合物的形成与沉积　血液循环中可溶性抗原刺激机体产生IgG、IgM和IgA，相同抗原与血清中相应抗体结合形成可溶性免疫复合物。如果抗原与相应抗体的比例合适，形成大分子复合物，易被单核巨噬细胞吞噬清除；如果抗原（或相应的抗体）过剩，可形成小分子复合物，易通过肾小球随尿排出体外；只有抗原与相应抗体的量在一定比例时，形成的中等大小复合物不易被有效清除，随着血液长期在体内循环，当经过一些毛细血管迂回曲折，血流缓慢的部位如肾小球、关节滑膜、心肌等，而血管壁通透性又增强时，可沉积于毛细血管基底膜上。

2. 免疫复合物沉积后引起的组织损伤　在Ⅲ型超敏反应中，抗原抗体复合物激活补体系统，导致中性粒细胞浸润并释放溶酶体酶，是引起炎症反应和组织损伤的主要原因。循环中的免疫复合物沉积在局部，通过以下方式引起免疫损伤（图10-3）。

（1）补体的作用　沉积的免疫复合物通过经典途径激活补体系统，产生裂解片段C3a、C5a等，C3a、C5a具有过敏毒素作用，能刺激肥大细胞和嗜碱性粒细胞释放组胺等生物活性介质，使局部毛细血管通透性增加，导致渗出性炎症反应，出现水肿；还能促进免疫复合物沉积，并使中性粒细胞在免疫复合物沉积部位聚集，加重组织损伤。

（2）中性粒细胞的作用　聚集的中性粒细胞在吞噬沉积的免疫复合物过程中，释放多种溶酶体酶，导致沉积部位出现血管炎症和周围组织损伤。

（3）血小板的作用　免疫复合物、C3b以及肥大细胞和嗜碱性粒细胞活化释放的血小板活化因子（PAF），可使血小板聚集、活化，释放血管活性胺类物质，加重组织水肿；并激活凝血系统形成微血栓，引起局部组织缺血、出血、坏死。

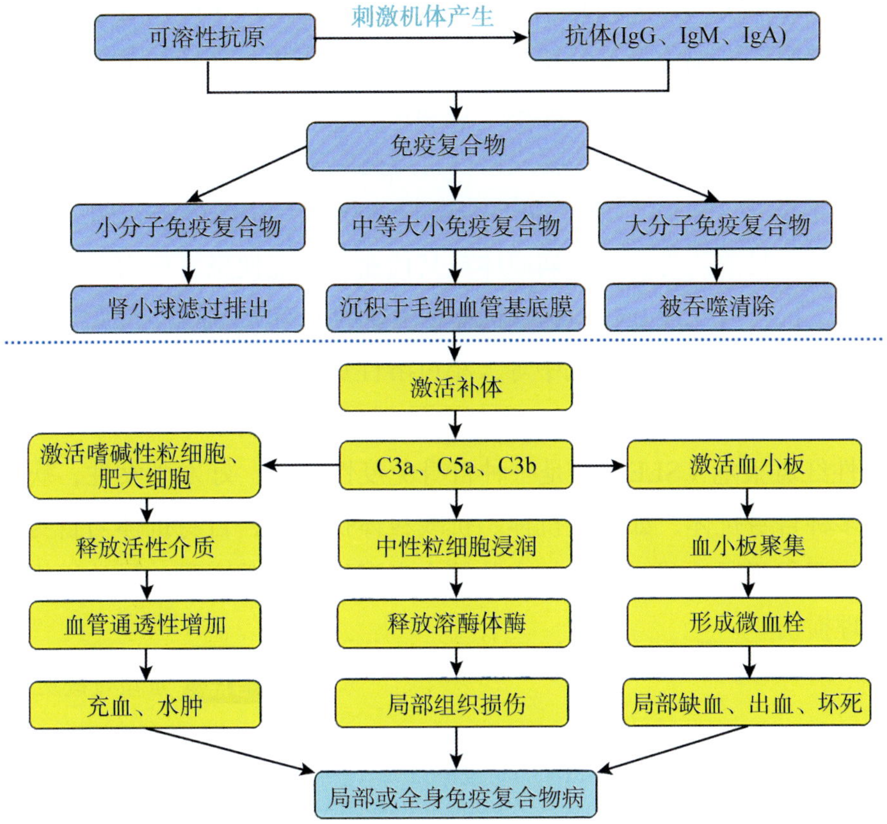


图 10-3 Ⅲ型超敏反应发生机制示意图

### （二）特点

1. 由中等大小的可溶性免疫复合物沉积而引起。

2. 参与的抗体是 IgG、IgM 和 IgA。

3. 补体参与反应，效应细胞主要是中性粒细胞、血小板、嗜碱性粒细胞等。

4. 引起以充血水肿、局部坏死和中性粒细胞浸润为主要特征的炎症反应和组织损伤。

### （三）临床常见疾病

1. 局部免疫复合物病　机体的局部组织反复受到同一种抗原刺激，抗原将会与体内产生的相应抗体结合形成免疫复合物，在抗原入侵局部引起Ⅲ型超敏反应，又称阿蒂斯（Arthus）反应。临床上见于胰岛素依赖型糖尿病患者。由于局部反复注射胰岛素后，可刺激机体产生相应的 IgG 类抗体，若再次注射胰岛素，在注射局部可出现红肿、出血和坏死等炎症反应。

2. 全身免疫复合物病

（1）血清病　通常发生于机体初次大剂量注射异种动物免疫血清，如破伤风抗毒素后 1～2 周，患者可出现发热、皮疹、淋巴结肿大、关节疼痛和一过性蛋白尿等症状。这是由于患者体内产生的抗毒素抗体与大量尚未完全排除的抗毒素结合形成中等大小的免疫复合物，沉积在毛细血管壁引起组织损伤所致。血清病具有自限性，停止使用抗毒素后，症状可自行消退。临床有时应用大剂量青霉素、磺胺类等药物也可引起类似血清病样反应，称为药物热。

（2）链球菌感染后肾小球肾炎（免疫复合物型肾炎）　一般发生于乙型溶血性链球菌感

染后 2 ～ 3 周，80% 以上的肾炎属Ⅲ型超敏反应。由于体内产生的抗链球菌抗体与链球菌可溶性抗原结合形成中等大小免疫复合物沉积于肾小球基底膜，损伤局部组织，引起肾小球肾炎。免疫复合物型肾炎也可在其他病原微生物如葡萄球菌、肺炎链球菌、乙型肝炎病毒、疟原虫感染后及注入异种血清、某些药物或出现自身抗原等因素时发生。

（3）类风湿关节炎（RA） 是一种自身免疫性疾病，病因尚未查明，可能与病毒或支原体持续感染有关。目前认为，上述病原体或其代谢产物能使患者体内 IgG 分子发生变性，从而刺激机体产生抗自身变性 IgG 的自身抗体（主要为 IgM），临床上称类风湿因子（RF）。类风湿因子与自身变性 IgG 结合形成中等大小可溶性免疫复合物，并反复沉积在小关节滑膜引起类风湿性关节炎。

（4）系统性红斑狼疮（SLE） 是一种自身免疫性疾病，好发于女性，病原尚不清楚。患者体内出现多种自身抗体，如抗核抗体、抗线粒体抗体等，自身抗体与自身相应成分结合形成免疫复合物沉积于肾小球、关节、皮肤等全身多处血管基底膜，导致组织损伤，表现为全身多器官病理损伤。

**考点** Ⅲ型超敏反应临床常见疾病

## 四、Ⅳ型超敏反应

**案例 10-4**

患者，女，30 岁。因面部红肿、皮疹伴有水疱 2 天来医院就诊。询问接触物，20 天前在美容店贴敷面膜美容，每周 3 次，每次 20 分钟。检查：面部病变范围与面膜大小一致。实验室检查证实患者对面膜内一种化学物质对羟基苯甲酯（尼泊金酯）过敏。

问题：1. 患者可能是什么疾病？

2. 为何患者有多次接触史现在才发病？

Ⅳ型超敏反应是由效应 T 细胞介导的以单核细胞、淋巴细胞浸润和组织损伤为主要特征的炎症反应。由于Ⅳ型超敏反应发生较慢，亦称迟发型超敏反应。

### （一）发生机制

Ⅳ型超敏反应与细胞免疫机制基本相同并常相伴随发生，在整个反应过程中对机体造成损伤的反应为Ⅳ型超敏反应，对机体产生保护性作用的反应为细胞免疫。

1. T 细胞致敏阶段 引起Ⅳ型超敏反应的抗原主要是病原体和一些化学物质，如胞内寄生菌、病毒、真菌、寄生虫、油漆、化妆品、药物（青霉素、磺胺类）等。这些抗原进入机体，经抗原提呈细胞（APC）加工处理后，分别提呈给 $CD4^+$T 细胞和 $CD8^+$T 细胞，使之活化、增殖、分化，成为效应 $CD4^+$Th1 细胞和效应 $CD8^+$Tc 细胞，即致敏 T 细胞。

2. 致敏 T 细胞的效应阶段

（1）Th1 细胞的作用 效应 Th1 细胞再次与相应抗原接触时，释放 IL-2、IFN-γ、TNF-β 等细胞因子，在抗原存在部位形成以单核细胞、淋巴细胞浸润和组织损伤为主要特征的炎症反应。

（2）效应 Tc 细胞的作用 效应 Tc 细胞与靶细胞表面抗原结合后，通过释放穿孔素和颗粒酶导致靶细胞溶解；或通过 T 细胞表面表达的 FasL 与靶细胞表面的 Fas 结合，触发靶细胞内部的凋亡程序，诱导靶细胞死亡（图 10-4）。

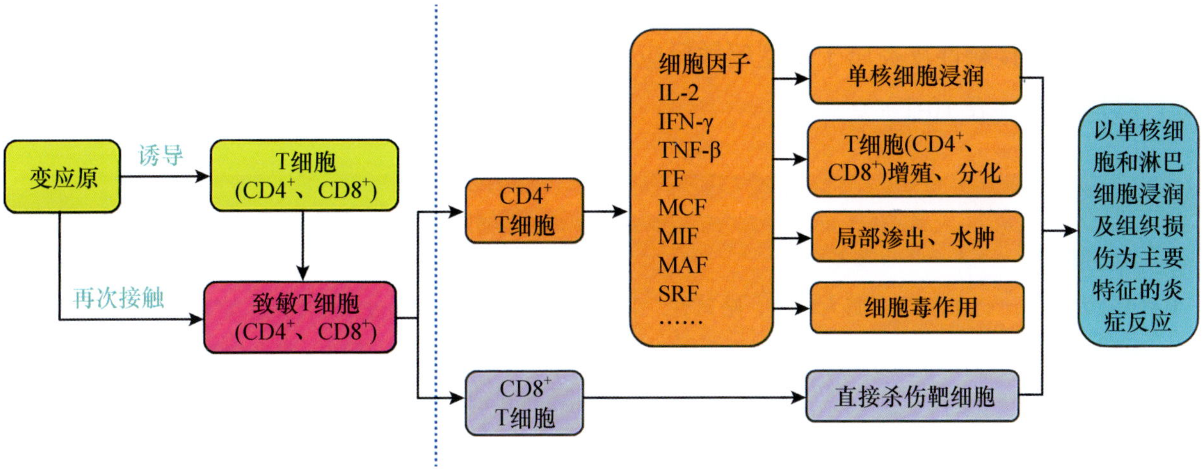


**图 10-4**　Ⅳ型超敏反应发病机制示意图

IL-2：白细胞介素 -2；IFN-γ：干扰素 -γ；TNF-β：肿瘤坏死因子；TF：转移因子；MCF：巨细胞趋化因子；MIF：移动抑制因子；MAF：巨噬细胞活化因子；SRF：血清应答因子

### （二）特点

1. 由 T 细胞介导，无抗体和补体参与。

2. 反应发生缓慢，通常在机体再次接触相同变应原后 24 ～ 72 小时发生。

3. 病变发生在局部，以单核细胞、淋巴细胞浸润和组织损伤为主要特征的炎症反应。

4. 除接触性皮炎外，一般无个体差异。

**考点**　Ⅳ型超敏反应特点

### （三）临床常见疾病

1. 传染性迟发型超敏反应　胞内寄生菌、病毒、某些真菌、原虫的感染，可引起由 T 细胞介导的Ⅳ型超敏反应，因为是在传染过程中发生的，故称为传染性迟发型超敏反应。如肺部再次感染结核分枝杆菌形成的病灶范围比初次感染形成的要局限，这是细胞免疫的保护作用，而局部组织短时间内存在的坏死、液化甚至空洞，则是Ⅳ型超敏反应损伤的结果。

2. 接触性皮炎　是一种局部Ⅳ型超敏反应。因某些人皮肤接触小分子半抗原物质，如化妆品、油漆、染料、某些药物（青霉素等）等引起。这些物质与皮肤角质蛋白结合形成完全抗原，从而刺激机体产生相应的效应 T 细胞；当机体再次接触相同变应原可发生接触性皮炎，患者局部皮肤出现红肿、皮疹、水疱，甚至出现剥脱性皮炎。

3. 其他疾病　胰腺、甲状腺、脑脊髓等器官在某些情况下，可成为自身抗原，引起Ⅳ型超敏反应，导致器官受损，引起 1 型糖尿病、慢性甲状腺炎、变应性脑脊髓炎。

移植排斥反应也有Ⅳ型超敏反应参与。

**考点**　Ⅳ型超敏反应临床常见疾病

## 五、四种超敏反应的比较

超敏反应的发生很复杂，临床上某些超敏反应性疾病往往不是单一型，常为混合型，但以某一型为主。如链球菌感染后肾小球肾炎多为Ⅲ型超敏反应，也可由Ⅱ型超敏反应引起。同一变应原在不同条件下可引起不同类型的超敏反应，如青霉素引起过敏性休克属于Ⅰ型超敏反应，引起溶血性贫血属于Ⅱ型超敏反应，引起的药物热属于Ⅲ型超敏反应，青霉素油膏局部应用引起接触性皮炎属于Ⅳ型超敏反应。因此在临床实际中应针对不同超敏反应性疾病，进行具体分析（表 10-1）。

**表 10-1　各型超敏反应的特点比较**

| 型别 | 参与成分 | 反应特点 | 常见疾病 |
| --- | --- | --- | --- |
| Ⅰ型（速发型） | IgE 介导，肥大细胞、嗜碱性粒细胞、嗜酸性粒细胞参与 | 引起功能紊乱，一般无组织损伤 | 过敏性休克、支气管哮喘、过敏性胃肠炎、荨麻疹等 |
| Ⅱ型（细胞毒型） | IgG、IgM 介导，补体、巨噬细胞和 NK 细胞参与 | 引起细胞溶解、破裂 | 输血反应、新生儿溶血病、药物过敏性血细胞减少症、甲状腺功能亢进 |
| Ⅲ型（免疫复合物型） | IgG、IgM 介导，补体、中性粒细胞和血小板参与 | 引起血管炎 | 局部免疫复合物病、血清病、链球菌感染后肾小球肾炎、系统性红斑狼疮、类风湿性关节炎 |
| Ⅳ型（迟发型） | $CD4^{+}$Th1 和 $CD8^{+}$Tc 介导，淋巴因子、巨噬细胞参与 | 引起单核细胞、淋巴细胞浸润为主的炎症 | 传染性超敏反应、接触性皮炎、移植排斥反应 |

**考点** 各型超敏反应的比较

# 第 2 节　免疫缺陷病

## 一、概　念

免疫缺陷病（IDD）是免疫系统因先天发育不全或后天损伤而导致的免疫成分缺失、免疫功能障碍所引起的临床综合征。

免疫缺陷病按发病原因不同分为原发性（先天性）免疫缺陷病和继发性（获得性）免疫缺陷病；根据主要累及的免疫系统成分不同又可分为体液免疫（B 细胞）缺陷、细胞免疫（T 细胞）缺陷、联合性免疫缺陷、吞噬细胞缺陷和补体缺陷等。

**考点** 免疫缺陷病的概念和分类

## 二、特　点

1. 易并发感染　免疫缺陷病患者对各种感染的易感性明显增加，出现反复、持续、严重的感染，难以治愈。感染是免疫缺陷病最常见的临床表现，也是患者死亡的主要原因。

2. 易发生恶性肿瘤　免疫缺陷病患者易发生恶性肿瘤，尤其是 T 细胞免疫缺陷病的患者。研究表明，恶性肿瘤的发病率比同龄正常人群高 100 ～ 300 倍，以白血病和淋巴系统肿瘤居多。

3. 易伴发自身免疫性疾病　免疫缺陷病患者有高度伴发自身免疫性疾病的倾向，正常人群的自身免疫性疾病的发病率仅为 0.001% ～ 0.01%，而免疫缺陷病患者的发病率高达

14%，以系统性红斑狼疮和类风湿关节炎多见。

4. 多有遗传倾向 多数免疫缺陷病有遗传倾向，约 1/3 为常染色体遗传，1/5 为性染色体隐性遗传。

**考点** 免疫缺陷病的特点

## 三、常见类型

### （一）原发性免疫缺陷病

原发性免疫缺陷病（PIDD）是由于免疫系统遗传基因异常或先天性免疫系统发育障碍，导致机体免疫功能不全引起的疾病。它多具有遗传性，常见于婴幼儿，严重者会威胁生命。主要有以下几种类型：① B 细胞缺陷病；② T 细胞缺陷病；③联合性免疫缺陷病；④吞噬细胞缺陷病；⑤补体缺陷病。

### （二）获得性免疫缺陷病

获得性免疫缺陷病（AIDD）是由后天因素造成免疫系统损伤或功能障碍而引起的免疫缺陷性疾病。它可发生在任何年龄，比原发性免疫缺陷病多见。诱发获得性免疫缺陷病的因素有感染、恶性肿瘤、营养不良、医源性因素等。如 HIV 引起的疾病是典型的获得性免疫缺陷病。该病因 HIV 侵入机体，导致以 $CD4^+$ T 细胞减少为主，引起细胞免疫功能严重缺陷，继之体液免疫功能下降，伴有机会性感染、恶性肿瘤和神经系统病变为特征的临床综合征。

**考点** 获得性免疫缺陷病的诱发因素

## 四、治疗原则

免疫缺陷病治疗的基本原则是尽可能减少感染并及时控制感染，设法重建或恢复患者的免疫功能。

# 第 3 节 自身免疫性疾病

## 一、概 念

机体免疫系统对自身成分发生免疫应答的现象称自身免疫。自身免疫可以是生理性的，也可是病理性的。若自身免疫破坏正常组织结构并引起相应的临床症状时，称为自身免疫性疾病（AID）。因此，自身免疫性疾病是指在某些因素的诱发下，机体免疫系统对自身成分产生过度而持久的异常免疫应答，造成自身组织细胞损伤或功能障碍而引起的一类疾病。

**考点** 自身免疫性疾病的概念

## 二、特 点

1. 患者血液中可检测出高效价的自身抗体和（或）自身反应性 T 细胞。

2. 自身抗体和（或）自身反应性 T 细胞作用于表达相应抗原的自身组织细胞，能造成组织细胞损伤或功能障碍。

3. 病情的转归与自身免疫反应的强度密切相关，使用免疫抑制剂治疗有一定效果。

4. 病程一般较长，多呈反复发作和慢性迁延趋势。

5. 易伴发免疫缺陷病或恶性肿瘤。

6. 患者以女性为多见，发病率随年龄增长而增高，具有遗传倾向。

**考点** 自身免疫性疾病的特点

**链接**

**自身免疫性疾病发生的相关因素**

1. 抗原因素　自身隐蔽性抗原、修饰性自身抗原及异嗜性抗原（共同抗原）均可导致自身免疫性疾病的发生。

2. 免疫系统因素　①HLA抗原的异常表达：在某些因素作用下，组织细胞异常表达HLA-Ⅱ类抗原，可能将自身成分提呈给Th细胞而引起自身免疫性疾病。②免疫忽视被打破：如细菌超抗原、细胞因子等使处于耐受的自身反应性T细胞被激活，进而对自身成分造成损伤。③表位扩展：在自身免疫性疾病中，机体的免疫系统可不断扩大所识别的自身抗原表位范围，并不断发动攻击，使疾病迁延不愈、不断加重。

3. 遗传因素　自身免疫性疾病多有遗传倾向性，常有家族群集发生的特征。

4. 其他因素　还与性别、年龄、环境因素（寒冷、潮湿、日晒等）等有关。

## 三、常见类型

自身免疫性疾病根据诱发原因分为原发性自身免疫性疾病和继发性自身免疫性疾病两类。临床上大多为原发性，少数为继发性。继发性自身免疫性疾病与药物、感染、外伤等原因有关，常见的疾病有红斑狼疮样综合征、外伤性交感性眼炎、病毒感染后心肌炎等，与遗传无关，去除诱因后常能治愈。

原发性自身免疫性疾病又可分为器官特异性和非器官特异性两类，前者的病变常局限于某一特定器官，后者常可累及多种器官和结缔组织，又称为系统性（全身性）自身免疫性疾病或结缔组织（胶原）病，原发性自身免疫性疾病与遗传关系密切，常呈慢性迁延，预后多数不良。

自身免疫性疾病发生的主要原因是由自身抗体和（或）自身反应性T细胞介导的对自身成分发生的适应性免疫应答。其发生机制多与Ⅱ、Ⅲ或Ⅳ型超敏反应有关。大多数自身免疫性疾病由单一型超敏反应引起，但也有少数的自身免疫性疾病由两型或两型以上的超敏反应所致。

## 四、治疗原则

自身免疫性疾病的治疗原则包括：①预防和控制微生物感染；②应用免疫抑制剂；③应用细胞因子及其受体的阻断剂；④重建对自身抗原的特异性免疫耐受。

## 自测题

**单选题**

1. 参与Ⅰ型超敏反应的抗体和细胞表面的受体有
   A. IgG- 吞噬细胞表面的 Fc 受体
   B. SIgA- 宿主细胞膜上的菌毛受体
   C. IgE- 肥大细胞表面的 Fc 受体
   D. IgM- 吞噬细胞表面的 C3b
   E. 以上均否
2. 下列超敏反应性疾病病例中错误的是
   A. Ⅰ型 - 药物过敏性休克
   B. Ⅱ型 - 新生儿溶血病
   C. Ⅲ型 - 接触性皮炎
   D. Ⅲ型 - 系统性红斑狼疮
   E. Ⅲ型 - 类风湿性关节炎
3. 由 T 细胞介导的超敏反应性疾病是
   A. 输血反应
   B. 青霉素过敏性休克
   C. 消化道过敏反应
   D. 传染性超敏反应
   E. 感染后肾小球肾炎
4. 新生儿溶血病发生的关键是
   A. 母胎 Rh 血型不合
   B. 母胎 ABO 血型不合
   C. 父母 Rh 不合
   D. 母亲产生抗胎儿红细胞 IgG
   E. 母亲产生抗胎儿红细胞 IgM
5. 患者，男，19 岁。注射大量破伤风抗毒素后 10 天，出现疲乏、头痛、肌肉和关节痛。实验室检查尿蛋白量阳性，血清中循环免疫复合物阳性，补体 C3 和 C4 含量下降。你认为产生此临床表现的最可能原因是
   A. 由破伤风抗毒素与外毒素结合形成免疫复合物沉积引起
   B. 由破伤风抗毒素引起的过敏反应
   C. 由破伤风血清蛋白与相应抗体结合形成的免疫复合物沉积引起
   D. 由破伤风抗毒素引起的迟发型超敏反应
   E. 以上都不对

（侯桂荣）

# 第11章 免疫学应用

免疫学理论和技术与临床医学实践紧密结合，这是现代免疫学发展的重要特征之一。免疫学在临床医学中的应用涉及免疫学诊断、免疫学预防、免疫学治疗和器官移植等。

## 第1节　免疫学检测技术

免疫学检测技术是指借助免疫学、细胞生物学、分子生物学等理论或方法，对抗原、抗体、免疫细胞及细胞因子等进行定性或定量检测。临床医学实践中，免疫学检测技术可用于免疫相关疾病（如感染性疾病、免疫缺陷病、自身免疫病、肿瘤、移植排斥反应、超敏反应等）的诊断、病情监测和疗效评价等。本节重点介绍常用免疫学检测技术的基本原理及其临床应用。

**案例 11-1**

心脑血管疾病是成年人最大的潜在杀手。据国家统计资料显示，我国心脑血管疾病的患病率、发病率、死亡率近 30 年持续提升，由 20 世纪 60 年代的死亡病因第七位跃居第一位。根据《中国心血管健康与疾病报告 2019》，2019 年中国心脑血管疾病患病率为每 10 万人口中 243.4 人，死亡率为每 10 万人口中 223.8 人，其中急性心肌梗死（AMI）占 47.5%。AMI 是一种严重的心血管疾病，能否在短时间内检测出胸痛患者是否患有致命的 AMI，不仅关系到患者能否及时得到诊治，也关系到非 AMI 的患者无需担惊受怕或承担额外的费用，同时避免不必要的社会医疗占用，使医院能救治更多的患者。

问题：1. 如何使患者能自我及时检测疾病？

2. 即时检验或床旁检验有哪些方法和技术？

### 一、检测抗原或抗体的体外试验

#### （一）抗原抗体反应的原理及特点

抗原与相应抗体能特异性结合，在一定条件下呈现可见的反应现象或可用仪器定量分析。因此，可以用已知抗体（或抗原）检测未知抗原（或抗体）。因抗体多存在于血清中，故体外抗原抗体反应又称血清学反应。随着单克隆抗体、基因工程抗体等免疫学新技术的应用，血清学反应已不能涵盖目前体外所有的抗原抗体反应内容。

抗原抗体反应具有特异性、可逆性、可见性和阶段性等特点，并受电解质、温度、酸碱度等因素的影响。其中特异性是一切抗原抗体反应的基础。

**考点** 免疫学检测的原理

### （二）抗原抗体反应的类型

1. 凝集反应　颗粒性抗原（凝集原，如细菌、细胞等）与相应抗体（凝集素）结合，或可溶性抗原（亦可用抗体）吸附于与免疫无关的载体形成致敏颗粒后再与相应抗体（或抗原）结合，在一定条件下，出现肉眼可见的凝集物。

（1）直接凝集反应　是颗粒性抗原（凝集原，如细菌、细胞等）与相应抗体（凝集素）直接结合所呈现的凝集现象（图 11-1）。其主要有玻片法和试管法。①玻片法为定性试验，常用已知抗体检测未知抗原，用于细菌及 ABO 血型的鉴定等。②试管法，为半定量试验，多用已知抗原检测血清中相应抗体及其含量（用效价表示），如临床上用于辅助诊断伤寒、副伤寒的肥达反应。发生凝集反应时，一般以抗原、抗体结合出现明显可见反应（＋＋）的血清最高稀释度，作为凝集效价，又称滴度。

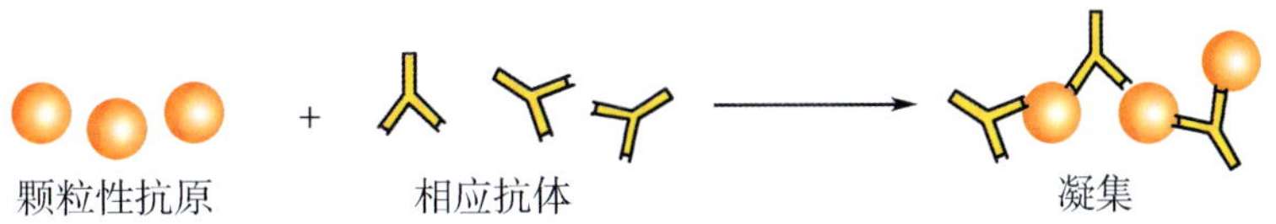

图 11-1　直接凝集反应示意图

（2）间接凝集反应　是将可溶性抗原或抗体，吸附于与免疫无关的载体颗粒上（如 O 型血红细胞、聚苯乙烯胶乳），形成致敏颗粒后，再与相应抗体或抗原进行反应，出现凝集，称为间接凝集反应。①用已知抗原吸附于载体上测未知抗体，称为正向间接凝集反应（图 11-2）。②用已知抗体吸附于载体上测未知抗原，称为反向间接凝集反应。③用红细胞作为载体的称为血凝试验。间接凝集反应可用于类风湿因子（RF）检测、抗 O 试验诊断风湿热等。

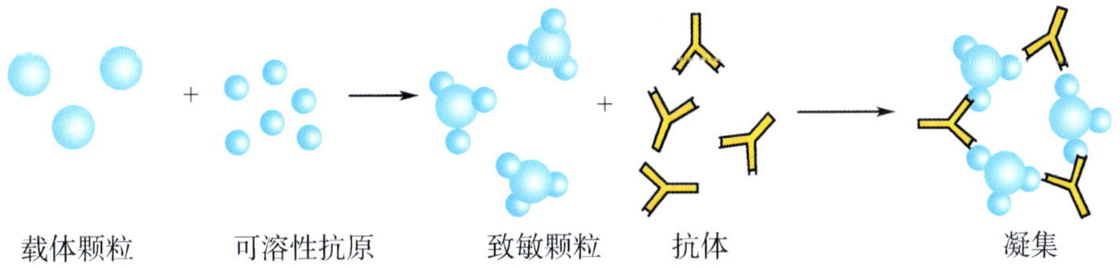

图 11-2　正向间接凝集反应示意图

（3）间接凝集抑制试验　将与待测抗原相同的可溶性抗原吸附在与免疫无关的颗粒性载体（如乳胶颗粒）表面，制成致敏载体。试验时先将待测可溶性抗原标本与相应抗体结合，充分反应后，再加入致敏载体。如果标本中存在抗原则与相应抗体结合，抗体不能再与致敏颗粒表面的抗原结合而出现凝集抑制现象，称为间接凝集抑制试验。此实验灵敏度高于一般间接凝集试验。如妊娠诊断试验。

（4）协同凝集试验　将已知特异性抗体 IgG Fc 段与葡萄球菌 A 蛋白（SPA）结合，其 Fab 段暴露在金黄色葡萄球菌菌体表面，与相应抗原特异性结合，导致金黄色葡萄球菌凝集。

2. 沉淀反应　可溶性抗原（如血清蛋白、细胞裂解液或组织浸出液等）与相应抗体结合，在一定的条件下，出现肉眼可见的沉淀物，称沉淀反应。参与沉淀反应的抗原称沉淀原，抗体称沉淀素。沉淀反应包括环状沉淀试验、絮状沉淀试验、琼脂扩散试验和免疫电泳等，以琼脂扩散试验较为常用。

（1）单向琼脂扩散试验　将定量抗体混匀在琼脂凝胶中制板，打孔，将待测抗原加于孔中，使其在凝胶中扩散，抗原抗体相遇会在适当比例处结合形成沉淀环，沉淀环的大小与抗原浓度成正相关。用不同浓度的标准抗原制成标准曲线，则未知标本中的抗原含量即可从标准曲线中求出（图 11-3）。其常用于检测各类免疫球蛋白和补体的含量。

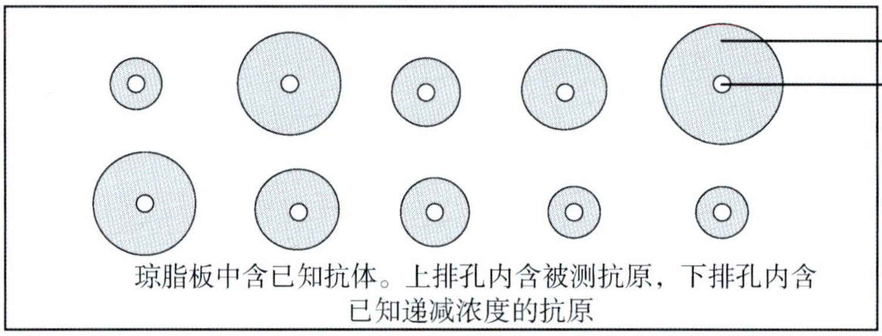


**图 11-3**　单向琼脂扩散结果示意图

（2）免疫电泳　将待检血清标本进行琼脂凝胶电泳，血清中各蛋白组分被分为不同区带，然后按电泳方向平行挖一小槽，加入相应抗血清，与已分成区带的蛋白抗原成分做双向免疫扩散，在各区带相应位置形成沉淀弧（图 11-4）。根据对照正常血清所形成沉淀弧的数量、位置和形态，可分析标本中所含抗原成分的性质和含量。该法常用于分析血清蛋白种类，以观察免疫球蛋白异常增多或缺失。亦用于分析血清蛋白组分，鉴定提取物纯度等。

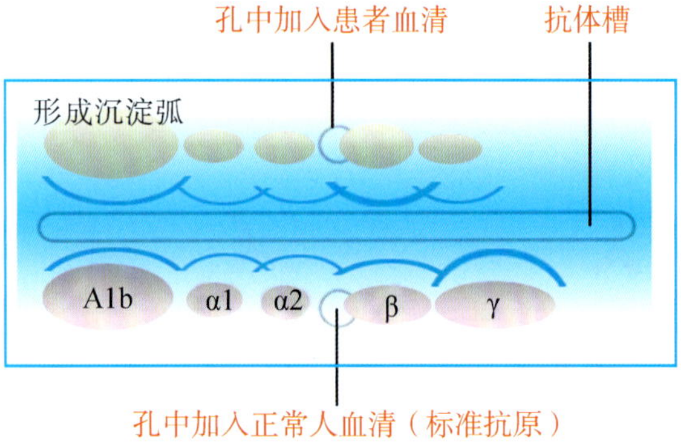


**图 11-4**　患者血清与正常人血清免疫电泳结果对比图

（3）免疫比浊法　是在液相中进行的一种沉淀反应。在一定量抗体中分别加入递增量抗原，所形成免疫复合物致液体混浊，浊度与复合物的量成正相关，可用浊度测量，通过绘制标准曲线而推算出样品中抗原含量。该法简便快速，易自动化，已逐渐取代单向免疫扩散定量测定标本中抗原含量。

3. 免疫标记技术　是采用荧光素、放射性核素、酶、发光剂或电子致密物质（胶体金、铁蛋白）作为示踪剂，标记抗体或抗原，进行抗原-抗体反应的检测技术。具有灵敏度高、快速、可定性、定量、定位等优点。主要包括酶免疫技术、免疫荧光技术、放射免疫技术、免疫胶体金技术、化学发光免疫技术等。

（1）酶免疫技术　用酶作为标记物，检测抗原或抗体。反应中的酶与抗原抗体复合物结合在一起，并能催化随后加入的底物，使底物显色，根据颜色的有无和深浅，可判断抗原或抗体的有无及含量。其中，酶联免疫吸附试验（ELISA）方法简单，特异性强，是目前应用最广泛的免疫检测技术，既可用于激素、药物等半抗原的检测，也可用于大分子蛋白质、病毒的检测，如 HIV 的抗原抗体诊断。检测方法包括双抗体夹心法（图 11-5）间接法、竞争法等。

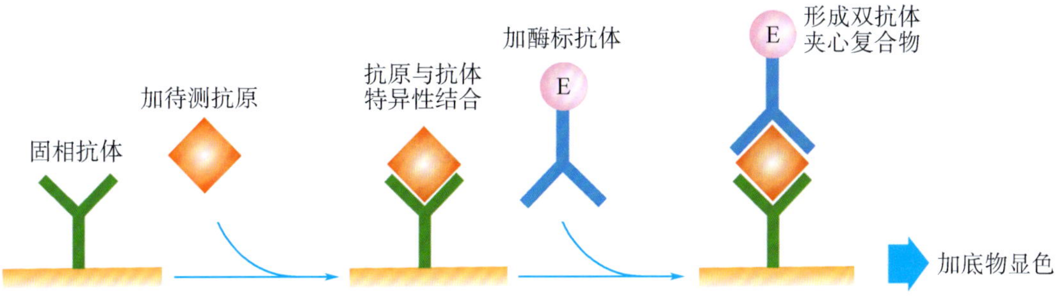


图 11-5　双抗体夹心法 ELISA 原理示意图

ELISA 是先进行包被，将已知抗原（或抗体）通过物理作用吸附到固相载体表面。然后加入被检标本并温育，使之与固相抗原或抗体结合，经洗涤除去未结合物质。再加酶标记物，使之与固相上的抗原抗体复合物反应，并被结合固定，经洗涤除去游离的酶标记物。最后在反应体系中加入酶的相应底物，使之发生酶促反应而显色。

通过目测或酶标仪测定底物显色后的颜色深浅，推测或计算待检抗原或抗体的含量。

（2）免疫荧光技术（FIA）　是以荧光显微镜为检测工具，用荧光素标记特异性抗体或抗抗体，检测固定组织细胞上的抗原或血清中的抗体，用于定性和定位检查（图 11-6）。应用于细菌、螺旋体、病毒性疾病的诊断，还可用于免疫细胞表面 CD 分子的测定，检测自身免疫病的抗核抗体等。

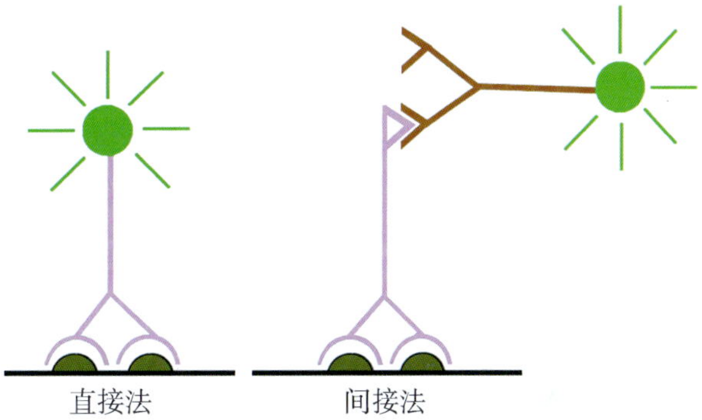


图 11-6　免疫荧光法

（3）放射免疫技术（RIA）　是用放射性核素标记抗原或抗体进行免疫学检测的技术，它将放射性核素的高灵敏性与抗原抗体反应的高特异性相结合，广泛用于激素、药物、微量蛋白和肿瘤标志物等微量物质的检测，灵敏度可达 pg/ml 水平。

（4）免疫胶体金技术（ICS）　是用胶体金颗粒作为标记物，标记抗体或抗原，检测未知抗原或抗体的技术。当金标记抗体（或抗原）与相应的抗原（或抗体）反应后，通过观察颜色变化用于抗原抗体的定位或定性分析。

免疫胶体金技术以斑点金免疫渗滤试验最常用。斑点金免疫渗滤试验，是以胶体金为标记物，以硝酸纤维素膜为固相载体，以渗滤或层析方式检测抗原或抗体的方法。应用于体液中抗原或抗体的检测，如 hCG（人绒毛膜促性腺激素）、抗 HCV、抗 HIV 的测定。其优点是无需大型设备，简便易操作，是家庭即时检验和床边检验的最佳选择。

（5）化学发光免疫技术（CLIA）　使用化学发光剂（如吖啶酯等）标记抗体或抗原，待免疫反应完成后，对发光标记物进行定量或定性检测。它是将高灵敏度的化学发光技术与高特异性的免疫反应相结合，用于检测微量抗原或抗体的一种新型免疫标记技术，是继放射免疫技术、酶免疫技术、免疫荧光技术之后发展起来的一项先进的新型免疫测定技术。

此外，免疫印迹技术因其敏感度达到 1 ～ 5ng/ml，也被广泛用于医学研究领域，如诊断艾滋病；而蛋白质芯片技术在微生物感染检测和肿瘤抗原初筛中具有重要应用价值。

## 二、免疫细胞及其功能检测

检测免疫细胞数量与功能，是判断机体免疫功能状态的重要指标。人体外周血是免疫细胞的主要来源，实验动物还可检测胸腺、脾脏、淋巴结等标本。免疫细胞及其功能检测包括 T 细胞、B 细胞、吞噬细胞等的检测，其中以 T 细胞的检测最为重要。通过 T 细胞数量及功能的检测，有助于判断机体的细胞免疫功能状态、某些疾病的病程变化、疗效及预后。

### （一）T 细胞数量检测

1. E 玫瑰花结试验（E 花环试验） T 细胞表面有绵羊红细胞受体（E 受体，即 CD2 分子），它能在体外一定条件下与绵羊红细胞结合，使绵羊红细胞结合在 T 细胞周围，形成玫瑰花环状的细胞团，称为 E 玫瑰花结（E 花环）。显微镜下检查计数总花环形成率，可检测外周血 T 细胞的百分率。正常值为 60% ～ 80%，若花环形成率下降，表明细胞免疫功能降低。

2. T 细胞特异性抗原的检测 因 T 细胞表面具有特异性抗原成分 CD3 分子，可用抗 CD3 的单克隆荧光抗体来检测 T 细胞，在显微镜下计数荧光抗体结合的细胞即为 T 细胞，正常值为 60% ～ 80%。

### （二）T 细胞功能检测

1. 淋巴细胞转化试验（淋转试验） T 细胞在体外受到有丝分裂原（如植物血凝素 PHA）的刺激，发生增殖反应，细胞体积变大，细胞核增大，胞质增多，成为能进行有丝分裂的淋巴母细胞。将细胞悬液涂片染色，显微镜下检查可计算淋巴细胞的转化率，正常值为 70% 左右。若淋巴细胞转化率降低，提示细胞免疫功能低下。

2. 迟发型超敏反应皮肤试验 即核菌素试验。是体内检测细胞免疫功能简便易行的皮试方法。将抗原（如结核菌素 PPD）定量注入皮内，48 ～ 72 小时后观察结果，若注射部位出现红肿、硬结甚至坏死为阳性反应（图 11-7）。细胞免疫功能缺陷、低下者，试验多为阴性或弱阳性反应。

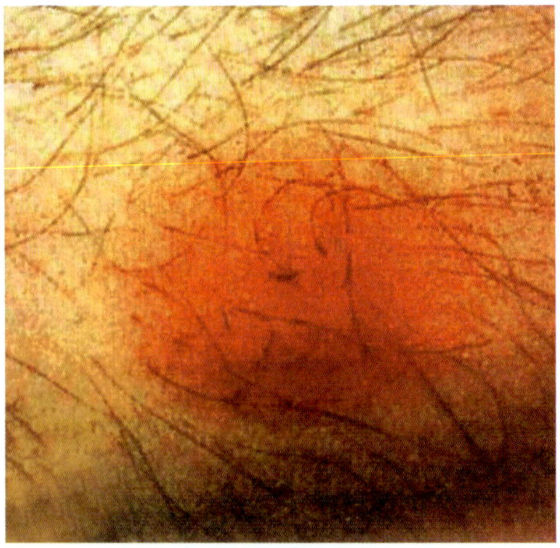

图 11-7 迟发型（Ⅳ型）超敏反应皮肤试验阳性图

### （三）T 细胞亚群检测

目前检测 T 细胞亚群的技术主要有免疫荧光法、流式细胞术、免疫酶标法等。T 细胞亚群的检测对于了解机体的免疫状态，探讨免疫调节与自身免疫性疾病、肿瘤发生发展的关系具有重要临床意义。

## 三、细胞因子检测

免疫细胞间的相互作用常通过细胞因子来实现，机体的炎症反应也可由细胞因子引起，检测细胞因子有助于评估机体的免疫状态，判定治疗效果及预后。目前检测细胞因子的方法主要是应用单克隆抗体定量或半定量检测。分泌性细胞因子检测可借助 ELISA、免疫斑点法、放射免疫技术（RIA）、免疫印迹法等进行检测；胞内细胞因子检测采用流式细胞术（FCM）、免疫荧光技术（IFA）或酶联免疫斑点（ELISIPOT），可在单细胞水平检测不同细胞亚群内产生的细胞因子。

此外还有生物活性检测法以及分子生物学检测法等。

# 第 2 节　免疫学防治

免疫学防治是应用免疫制剂或免疫调节剂调节机体免疫功能，以达到预防和治疗疾病的目的。

## 一、免疫学预防

用免疫方法预防传染病，使机体获得免疫保护的途径有两种：自然免疫和人工免疫（图 11-8）。自然免疫是机体自然受到抗原刺激（隐性感染或显性感染）或自然获得抗体（胎儿或新生儿自然从母体获得抗体）而建立的特异性免疫力。而人工免疫是人为地给机体输入抗原或抗体，使机体获得某种特异性免疫力的方法。免疫预防通过人工免疫的方法来实现，包括人工主动免疫和人工被动免疫。

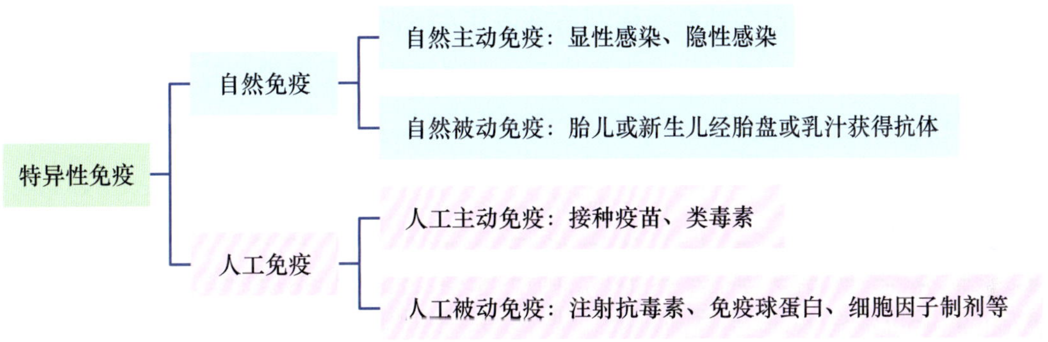


图 11-8　机体特异性免疫获得的方式

**案例 11-2**

我国乙肝高发主要来源于家族性传播，且以母婴垂直传播为主。如果妈妈患了乙肝，宝宝出生后又没有注射乙肝疫苗，那么宝宝很可能会成为乙肝病毒携带者。乙肝疫苗是抗原（HBsAg），接种后产生抗体慢，因此实行新生儿出生后立即接种（出生 1 天内）。有的宝宝在接种乙肝疫苗后，会发生一些反应，比如局部疼痛、发热等。

问题：1. 接种乙肝疫苗安全吗？

2. 乙肝疫苗可以永久免疫吗？

### （一）人工主动免疫

给机体输入疫苗、类毒素等抗原物质，刺激机体产生抗体或效应 T 细胞，从而获得免疫力的方法称人工主动免疫。其特点是：①输入的物质是抗原；②产生免疫力慢；③免疫力维持时间长；④可用于传染病的特异性预防。人工主动免疫常用的生物制品主要有以下种类。

**考点** 人工主动免疫的特点

1. 类毒素　细菌外毒素经 0.3% ～ 0.4% 甲醛处理后，使其失去毒性，而保留免疫原性，就制成类毒素，接种后能诱导机体产生抗毒素。常用的有白喉类毒素、破伤风类毒素。

2. 疫苗　用病原微生物制成的人工免疫制品称为疫苗。传统疫苗主要由病原体或其代谢产物制备，主要包括灭活疫苗、减毒活疫苗和类毒素等。近年来，随着生命科学技术的不断发展，亚单位疫苗、合成肽疫苗、重组抗原疫苗、DNA 和 mRNA 疫苗等新型疫苗不断涌现。灭活疫苗和减毒活疫苗两者的主要区别见表 11-1。

**表 11-1　灭活疫苗与减毒活疫苗的特点比较**

| 比较项目 | 灭活疫苗 | 减毒活疫苗 |
|---|---|---|
| 制剂 | 杀死的病原体 | 活的、弱毒或无毒的病原体 |
| 接种量与次数 | 量大，2 ～ 3 次 | 量小，多为 1 次 |
| 副作用 | 大 | 小 |
| 免疫效果 | 较差，6 个月至 2 年 | 较好，3 ～ 5 年 |
| 稳定性与保存 | 稳定，易保存，有效期约 1 年 | 不稳定，难保存，4℃冰箱保存数周 |
| 常用疫苗 | 伤寒、霍乱、百日咳、流脑疫苗、狂犬疫苗、乙脑疫苗、甲肝疫苗等 | 卡介苗、脊髓灰质炎疫苗、麻疹疫苗、风疹疫苗、腮腺炎疫苗、水痘疫苗、甲肝疫苗等 |

3. 新型疫苗　为克服以完整病原体制备疫苗存在的问题，国内外均研发新型疫苗，即用能诱导有效保护性反应的抗原成分来制备疫苗。常见的有：①亚单位疫苗；②合成肽疫苗；③基因工程疫苗。

**考点**　人工主动免疫常用的生物制品

### （二）人工被动免疫

人工被动免疫是指给机体输入抗体或细胞因子等免疫效应物质所获得的特异性免疫。其特点有：①输入的物质是抗体或细胞因子等；②产生免疫力快；③免疫力维持时间短；④用于疾病的治疗或紧急预防。人工被动免疫常用生物制品主要有以下几类。

**考点**　人工被动免疫的特点

1. 抗毒素　是用类毒素多次免疫动物（通常选择马）所制备的免疫血清。常用类毒素免疫马，待马体内产生高效价抗毒素后，采血取其血清分离纯化精制而成。主要用于治疗和紧急预防外毒素所致的疾病。常用的有白喉抗毒素、破伤风抗毒素等。

2. 非特异性免疫球蛋白　包括正常人血浆的丙种球蛋白（IgG、IgM）和健康产妇胎盘丙种球蛋白（IgG）。常用于麻疹、脊髓灰质炎、甲肝等疾病的潜伏期治疗或紧急预防。另外，丙种球蛋白缺乏症的患者需长期注射此制剂，以维持抵抗力。

3. 人特异性免疫球蛋白　从某传染病恢复期患者的血浆中提取特异性免疫球蛋白，或从接种疫苗、类毒素者血浆中提取的高效价抗体，如乙型肝炎免疫球蛋白（HBIg），常用于特定微生物感染的预防。

此外，常用的细胞免疫制剂有转移因子、胸腺素、免疫核糖核酸等，常用的细胞因子有

IFN-γ、IL-2 等。

**考点** 人工被动免疫常用的生物制品

人工主动免疫与人工被动免疫的比较见表 11-2。

**表 11-2 人工主动免疫与人工被动免疫的比较**

| 主要区别 | 人工主动免疫 | 人工被动免疫 |
|---|---|---|
| 输入物质 | 抗原 | 抗体或细胞因子等 |
| 免疫出现时间 | 慢，1～4 周 | 快，立即 |
| 免疫维持时间 | 长，数月至数年 | 短，2～3 周 |
| 主要用途 | 特异性预防 | 治疗或紧急预防 |
| 常用制剂 | 类毒素、疫苗 | 抗毒素、丙种球蛋白、特异性免疫球蛋白 |

**医者仁心**

**“中国疫苗之父”——汤飞凡**

汤飞凡是中国免疫学奠基人。在艰苦的抗战期间，汤飞凡凭借自己所学，生产了中国自己的狂犬疫苗、牛痘疫苗、卡介苗和世界首支斑疹伤寒疫苗，挽救了无数遭受感染威胁的战士和平民。他生产的疫苗曾广泛服务于二战联盟国，成功遏制住 1950 年华北大范围的鼠疫，拯救千万人免于死亡。他甚至用自己的眼睛做实验，成功分离出沙眼病的衣原体，成为世界上发现重要病原体的第一个中国人。汤飞凡这种救民众于水火，为科学献身的大爱精神，将永远激励着我们。

## 二、免疫治疗

免疫治疗是指应用免疫学原理，针对疾病的发生机制，人为地调整机体的免疫功能，以达到治疗目的所采取的措施。包括免疫调节和免疫重建两方面。

1. 免疫调节 是用人为措施调节机体的免疫功能状态，使免疫功能增强或减弱。包括免疫增强疗法和免疫抑制疗法。免疫增强剂适用于感染、免疫缺陷病和肿瘤等，免疫抑制剂的适应证为自身免疫病和移植排斥等。常用免疫治疗制剂见表 11-3。

**表 11-3 常用免疫治疗制剂**

| 比较项目 | 免疫增强剂 | 免疫抑制剂 |
|---|---|---|
| 合成药物 | 左旋咪唑、西咪替丁 | 糖皮质类固醇、环磷酰胺、硫唑嘌呤 |
| 微生物制剂 | 卡介苗、短小棒状杆菌、丙酸杆菌等 | 环孢素 A、他克莫司（FK-506） |
| 生物制品 | 转移因子、免疫核糖核酸、胸腺肽 | 抗淋巴细胞血清、抗 T 细胞血清、单克隆抗体 |
| 中草药 | 人参、灵芝、香菇 | 雷公藤、青蒿素 |

2. 免疫重建 是将免疫功能正常个体的造血干细胞或淋巴细胞移植给免疫功能缺陷患者，使后者的免疫功能得到恢复。主要包括骨髓移植、胚胎肝移植、脐血干细胞移植。常用于治疗免疫缺陷病、再生障碍性贫血及白血病等。

# 第3节 移植免疫

用正常的组织或器官置换受损或失去功能的组织或器官，以维持和重建机体的生理功能，这一过程称为组织或器官移植。移植时，提供移植物的个体称为供者，接受移植物的个体称为受者。移植过程中，宿主的免疫系统与供者的移植物相互作用，或移植物中的免疫细胞对宿主组织抗原识别而发生的免疫应答，称为移植免疫或移植排斥反应。

## （一）移植的分类

根据移植物的来源和遗传背景的不同，可将移植分为以下四类。

1. 自体移植　指移植物取自受者自身，不发生排斥反应。

2. 同系移植　也称同种同基因移植，是指遗传基因完全相同或基本近似个体间的移植，如单卵孪生子之间的移植，一般不发生排斥反应。

3. 同种异体移植　又称同种异基因移植，指同种内遗传基因不同的个体的移植，临床移植多属此类移植，一般均发生排斥反应。

4. 异种移植　指不同种属个体间的移植，移植后常出现严重的排斥反应。在同种异体移植或异种移植中，受者对移植物的排斥反应是移植成功的主要障碍。

## （二）临床同种异体移植排斥反应的类型

1. 宿主抗移植物反应（HVGR）　心脏、肾、皮肤等组织器官移植后，主要发生宿主抗移植物反应。根据移植物与受者的组织相容程度，以及受者的免疫状态，移植排斥反应主要表现为三种不同的类型：超急性排斥反应、急性排斥反应、慢性排斥反应。

2. 移植物抗宿主反应（GVHR）　常见于骨髓、胸腺、脾、小肠等器官移植；造血干细胞或其他免疫细胞移植；免疫缺陷的新生儿或使用免疫抑制剂的成人接受输血。发生后一般难以逆转，不仅导致移植失败，还可能威胁受者生命。其主要损伤受者皮肤、肝、消化道上皮等，可表现为急性和慢性两种类型。

## （三）同种异体移植排斥反应的防治

显微外科技术的成熟和移植物保存技术的进步促进了临床器官移植广泛开展。然而，移植成功的关键是如何尽量减少排斥反应。预防和降低移植排斥反应能延长移植物存活时间并保护受者。

同种异体移植排斥反应的防治包括：选择合适的供者、免疫抑制治疗、诱导移植耐受和免疫指标监测。

## 自测题

**单选题**

1. 下列哪种抗原抗体反应，抗原是颗粒性的

A. 沉淀反应　B. 琼脂扩散试验　C. 凝集反应　D. 补体结合试验

E. 中和反应

2. 下列哪种方法是目前应用最广泛的免疫标记技术

A. ELISA 法　B. T 细胞亚群测定
C. 放射免疫测定　D. 免疫比浊试验
E. 协同凝集试验

3. 不属于抗原抗体反应的试验是
A. 玻片凝集试验　B. 肥达试验
C. 结核菌素试验　D. 青霉素皮肤试验
E. 试管凝集试验

4. SPA 能非特异性地结合于哪类免疫球蛋白的 Fc 段
A. IgA　B. IgG
C. IgM　D. IgD
E. IgE

5. 人工主动免疫给机体输入下列哪种物质
A. 抗毒素　B. 干扰素
C. 类毒素　D. 丙种球蛋白
E. 胎盘球蛋白

（侯桂荣）

# 实验指导

## 实验目的及实验室规则

### 一、实验目的

1. 实验的目的是验证理论和加深对基本理论知识的理解，并掌握基本操作技能和无菌技术，建立无菌观念。因此在实验前必须复习相关理论知识和预习实验内容。对每次实验的目的要求、方法步骤等应做到心中有数。

2. 在实验中通过正确的操作，观察和分析实验及其结果，培养学生实事求是的科学态度、严肃认真的工作作风、分析和解决问题的能力。

### 二、实验室规则

病原生物与免疫学基础实验对象大多数是病原生物，因此应严格遵守实验室规则，按无菌操作的要求进行实验，以防止实验中自身感染和环境污染。

1. 进入实验室应穿工作服，离开前脱下并反折放好。工作服要经常清洗，保持洁净。

2. 凡实验不需要的物品如书包等，不得带入实验室。带进实验室的必要的教材和文具，要远离操作部位。禁止在实验室内饮食、吸烟或用嘴湿润标签、铅笔等。

3. 实验时不得高声谈笑和随便来回走动，以保证实验室的安静和实验的正常进行。

4. 要爱护实验室内仪器设备，按使用规则操作，并应节约使用实验材料。酒精灯使用完毕，要及时盖灭火焰。所有物品用完放回原处。凡属操作不当损坏者，须报告老师，进行登记。

5. 凡具有传染性的培养物、带菌材料、动物、器具等，均需按要求消毒处理，不得随便乱放或用水冲洗。实验室内任何物品不得携带出室外。

6. 实验中发生差错或意外事故时，如划破皮肤，细菌污染实验台、地面、手或衣物时，应立即报告指导教师，及时处理，切勿隐瞒，以免发生传染。

7. 实验结束，应清洗仪器，擦净桌面，放好物品。并轮流值日，负责实验室的卫生清洁和水电、门窗的安全。

8. 实验完毕，需用消毒液泡手，再以清水冲洗，然后离开实验室。

9. 应实事求是写好每次实验报告。实验报告要简洁、准确、清楚。

### 三、实验室意外事故应急处理措施

1. 皮肤或者黏膜破损　如为皮肤破损，受伤的操作者应立即停止实验，用清水和洗手液清洗伤口或玷污的皮肤，尽量挤出伤口处的血液，清理异物，再用适当的皮肤消毒剂（如0.5%碘伏、75%乙醇等）浸泡或涂抹消毒，必要时进行医学处理。如为黏膜破损，受伤者应用无菌生理盐水（或清水）反复冲洗，再用适当的黏膜消毒剂（如0.5%碘伏）涂抹消毒，必要时进行医学处理，实验指导教师对事故进行记录，并报告。

2. 化学药品腐蚀伤　立即停止实验，若为强酸，先用大量自来水冲洗，再用弱碱（5%碳酸氢钠或5%氢氧化铵溶液）中和；最后用消毒水（清水）冲洗干净；若为强碱，先用自来水冲洗，再用弱酸（0.5%～5%醋酸、5%氯化铵或10%枸橼酸溶液）中和，最后用消毒水（清水）冲洗干净。

3. 感染性物质污染眼睛　立即停止实验到缓冲区用洗眼器冲洗，再用无菌生理盐水连续冲洗至少10分钟，勿揉擦以避免损伤眼睛，然后请指导老师再进行相应的医学处理。

4. 衣物污染　①尽快脱掉最外层的实验服以防止污染物质进一步扩散。②将已污染的实验服放入黄色垃圾袋内，待处理。③洗手并更换实验服。④对发生污染的地方及脱放置实验服的地方进行消毒。⑤如果内衣被污染，应立即脱掉已污染的衣物，洗澡消毒并更换干净的衣物或一次性衣物。

5. 吸入病原菌液　立即将口腔中的菌液吐入容器内，并用大量清水漱口；然后根据吸入病原菌的不同，服用抗菌药物予以预防（在校医指导下进行）。

6. 潜在危害性气溶胶的释放（在生物安全柜以外）　所有人员必须立即撤离该实验室，并且立即报告实验室指导员，关门并张贴“禁止入内”，然后由指导老师指导清除污染（暴露人员应进行医学观察，必要时及时就医）。

7. 菌液流洒桌面　倾倒适量消毒液于被流洒桌面，让其浸泡半小时后戴上手套后抹去，如果不小心手上也沾有活菌，则应用手消毒液认真洗手，再用自来水冲洗干净。

8. 容器破碎及菌液的溢出　戴上手套把破碎的容器和被溅的地方用经消毒剂浸泡的吸水物质（布、纸等）覆盖，覆盖10～15分钟后用镊子小心把吸水性物质和破碎的容器放进盛放污染性废弃物的容器内，用高压灭菌或有效的消毒剂浸泡，然后再用消毒剂冲洗清理被污染的地方。

9. 实验教材、实验报告本、实验记录讨论本等被污染　应将这些信息复制，并将原件置于黄色垃圾袋内，最后高压灭菌处理。

10. 严防火灾　如发生火灾沉着处理，切勿慌张，立即关闭电源，如系酒精、二甲苯、乙醚等起火，切忌用水，应迅速用沾水的布类和沙土覆盖扑火。

11. 感染的实验动物逃跑　应立即抓回，并对污染区进行处理。

# 实验一　细菌形态结构观察及革兰氏染色法基本操作

## 一、实验目的

1. 学会显微镜油镜的使用和保护方法。
2. 能够辨认细菌的基本形态和特殊结构。

3. 学会制作细菌涂片，能进行革兰氏染色方法操作及结果判断。

## 二、实验内容和方法

### （一）显微镜油镜的使用与保护方法（操作）

1. 油镜的原理　细菌须用显微镜油镜放大1000倍才能看到。一般光镜镜头从聚光器出来的光线通过标本玻片进入物镜时，由于玻片与空气折光率不同会发生折射，导致物像不清。因为玻璃和香柏油折光率相似（约1.52），所以在玻片上滴加香柏油可以减少光线折射，增加视野亮度，提高分辨率，获得清晰的物像（实验图1-1）。

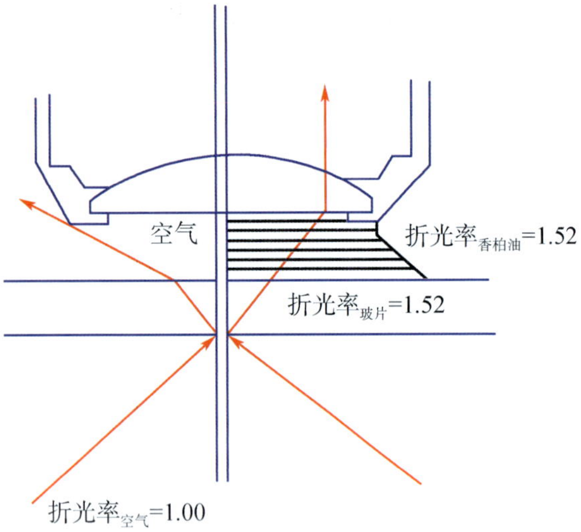


实验图1-1　油镜原理示意图

2. 油镜使用与保护方法

（1）放置显微镜　用双手取出显微镜平放于实验台面上，转动反光镜，使镜座距实验台边缘约5cm。使用油镜时，必须端坐，不要倾斜镜台，以免镜油流出。

（2）对光　用低倍接物镜对光。由于使用油镜时要求摄入的光线最强，故必须做到以下三点：①聚光器上升到与载物台持平；②以灯光为光源时，将凹面反光镜对准光源，以自然光线为光源时，将平面反光镜对准光源；③光圈完全打开。

（3）转换油镜头　在标本玻片上滴一滴香柏油，再将标本片置于载物台上，用弹簧夹或移动器固定。转动旋转盘，调换油镜镜头。油镜头的三标志：①油镜头上标有100×；②镜头前端有白色圆圈；③刻有“油”或者“Oil”字样。

（4）调节焦距　眼睛从镜筒侧面注视油镜头，再小心转动粗调节器，把镜头缓慢下降，或缓慢上升载物台，使镜头浸入油中至几乎与玻片接触为止，切勿相撞。然后一边从接目镜观察，一边慢慢转动粗调节器，使油镜头远离玻片。当见到视野出现模糊物像时，立即停止，再用细调节器调到物像清晰为止。若油镜已离开油面而仍未见到物像，必须重复操作。

（5）观察标本　应练习两眼同时睁开观察，最好左眼看接目镜，右眼配合绘图或记录。

（6）擦镜　镜检完毕，转动粗调节器使油镜镜头远离载物台，用3张擦镜纸擦镜。先用一张擦去镜头上的镜油，再用一张蘸少许二甲苯擦去残留的油迹，最后一张擦去残留的二甲苯。

（7）显微镜还原　取下标本片，下降聚光器，关闭光源，竖起反光镜，转动旋转盘，将接物镜摆成“八”字形。下降镜筒，罩上镜罩，双手托持显微镜，放入显微镜箱中。

3. 显微镜的保护

（1）显微镜是贵重精密仪器，使用时要精心爱护，不得随意拆卸和碰撞。

（2）取送显微镜时应轻拿轻放，一手握镜臂，一手托镜座，防止因震动使镜头受损。

（3）显微镜的调节器只能做有限的旋转，当旋转感到有阻力时应立即向反方向退回，以免碰撞损坏镜头。细调节器用于焦距的细微调节，使用时转动不宜超过 360°，需要较大幅度调节时，应使用粗调节器。

（4）显微镜应放置于干燥无尘的地方。

### （二）细菌基本形态与特殊结构观察

1. 细菌的基本形态观察　使用显微镜油镜，观察各种球菌、杆菌和螺形菌的革兰氏染色标本片，认识细菌的基本形态。观察时应注意细菌的形状、大小、排列和染色性，同时绘图或记录。

（1）球菌　①葡萄球菌，菌体正圆形，呈葡萄串状排列，染成紫色，为革兰氏阳性球菌；②链球菌，菌体正圆形，呈链状排列，染成紫色，为革兰氏阳性球菌；③脑膜炎奈瑟菌，菌体肾形，成双排列，染成红色，为革兰氏阴性球菌。

（2）杆菌　大肠埃希菌，菌体短杆状，呈分散排列，染成红色，为革兰氏阴性杆菌。

（3）螺形菌　霍乱弧菌，菌体弧形，呈分散排列，染成红色，为革兰氏阴性弧菌。

2. 细菌的特殊结构观察　观察示教镜下伤寒沙门菌的鞭毛、肺炎链球菌的荚膜、破伤风梭菌的芽孢。注意细菌菌体与特殊结构的形状、染色性、大小、位置等形态特点并绘图。

（1）鞭毛　伤寒沙门菌鞭毛染色标本片，菌体较为粗大呈杆状，染成红色，分散排列，周围可见到波浪状弯曲、较长、呈红色的鞭毛。

（2）荚膜　肺炎链球菌荚膜染色标本片，视野背景为蓝色，菌体呈纵向、双排列、双瓜子状或链状，菌体周围有未染上颜色的较厚的发亮区域，此即荚膜。

（3）芽孢　①破伤风梭菌芽孢的革兰氏染色标本片，革兰氏阳性菌，菌体为长杆状，顶端有不着色的圆形结构，大于菌体宽度，此即芽孢，使菌体呈“鼓槌状”，在视野内其他散乱分布的无色球体，为菌体脱落的成熟芽孢；②炭疽芽孢杆菌革兰氏染色标本片，菌体粗大杆状，呈链状排列，似竹节状，为革兰氏阳性杆菌。菌体中间有卵圆形的小于菌体的芽孢。

### （三）细菌涂片制作和革兰氏染色方法

1. 革兰氏染色法的原理　由于细胞壁结构的差异等原因，革兰氏阳性菌可牢固结合初染的紫色，不易被乙醇脱色，故不能染上复染的红色，而保持初染的紫色；革兰氏阴性菌结合初染的紫色不牢固，易被乙醇脱色，故染上复染的红色。

2. 材料

（1）菌种　大肠埃希菌、葡萄球菌培养物。

（2）其他　革兰氏染色液、载玻片、生理盐水、酒精灯、接种环等。

3. 方法

（1）制片　细菌涂片标本制作的基本步骤为：涂片→干燥→固定。①涂片，取生理盐水 1 滴置于洁净载玻片上，将接种环在酒精灯火焰中烧灼灭菌，用接种环从培养基上取少许细菌，在盐水中涂匀，涂布成约 $1cm^2$ 大小的圆形薄膜；②干燥，把涂片置于室温中自然干燥，或将菌膜面向上置于酒精灯火焰上方不烫手的高处微微烘干；③固定，将已干燥的涂片标本膜面向上，用玻片夹固定玻片一端，以钟摆速度迅速通过火焰温度最高处 3 次，载玻片以热而不烫为宜。注意切勿将菌体烤焦。

（2）染色

1）初染：滴加甲紫染液于涂膜上，染色1分钟后，用水轻轻冲洗。

2）媒染：滴加碘液，约1分钟后，水洗。

3）脱色：滴加95%乙醇溶液，轻轻摇动载玻片至无紫色液脱出为止，0.5～1分钟后，水洗。

4）复染：滴加稀释复红，染色0.5分钟后，水洗。

（3）镜检：将染色标本片用滤纸吸干，油镜观察。

（4）结果：革兰氏阳性菌染成紫色，革兰氏阴性菌染成红色。

## 三、实验报告

1. 列出油镜镜头的三个标志。
2. 写出油镜使用时采光的方法要点。
3. 绘出镜下所见的细菌基本形态和特殊结构简图。

# 实验二　细菌的培养与代谢产物观察

## 细菌的分布检查、消毒与灭菌、药物敏感试验

## 一、实验目的

1. 熟悉培养基的种类和制备程序。
2. 熟悉常用的细菌接种方法。
3. 能够鉴别细菌在培养基上的生长现象及代谢产物。
4. 熟悉不同部位细菌的检查方法，认识细菌的分布情况。
5. 能够正确使用常用的消毒灭菌器并掌握常用消毒灭菌方法。
6. 熟悉药物敏感试验操作流程。

## 二、实验内容和方法

### （一）常用培养基的种类和制备（示教）

1. 制备原则　①适当的营养成分；②合适的酸碱度；③配制好后经灭菌处理方可使用。

2. 制备程序　配料—溶化—测定及校正pH—过滤—分装—灭菌—备用。

3. 常用培养基的种类

（1）按物理性状分类

1）液体培养基（肉汤培养基）：取1000ml水，加入牛肉膏35g，蛋白胨10g，氯化钠5g，混合加热溶解后，调整pH至7.4～7.6，分装于烧瓶中，高压蒸汽灭菌后备用，可供一般细菌生长。

2）固体培养基（普通琼脂培养基）：取100ml肉汤培养基，加入2%～3%琼脂，加热溶化，过滤，分装于烧瓶或试管中。高压蒸汽灭菌后，冷却至50～60℃时，以无菌操作缓慢

倾入灭菌的空培养皿，冷凝后即为琼脂平板培养基；或趁热将试管斜置，冷凝后即为琼脂斜面培养基。前者用于分离细菌，后者用于增殖或保存菌种。

3）半固体培养基：取 100ml 肉汤培养基，加入 0.3% ～ 0.5% 琼脂，加热溶化，过滤，分装于烧瓶或试管中。高压蒸汽灭菌后备用。其主要用于保存菌种或观察细菌动力。

（2）按用途不同分类

1）基础培养基：含有细菌生长需要的基本营养成分，如肉汤培养基、普通琼脂培养基或斜面培养基。

2）营养培养基：在普通培养基中加入血液、血清等营养物质即成营养培养基，适于营养要求较高的细菌生长，如血琼脂培养基。

3）鉴别培养基：供细菌生化实验用，可根据实验结果鉴别细菌，如糖发酵培养基。

4）选择培养基：在培养基中加入抑制非目的菌生长的化学物质或药物，有利于目的菌的分离和检出，如 SS 琼脂平板培养基。

5）厌氧培养基：供培养厌氧菌用，如疱肉培养基。

### （二）细菌接种方法

1. 平板划线分离培养法（操作）　主要用于细菌的分离培养，以获得纯种，最常用的是平板分区划线接种法。

（1）材料

1）标本：葡萄球菌和大肠埃希菌混合培养物。

2）培养基：普通琼脂平板。

（2）方法

1）右手以持笔势握接种环，在火焰上烧灼灭菌。

2）待冷后，以无菌操作方法挑取葡萄球菌、大肠埃希菌混合培养物 1 环。

3）左手持平板培养基，用五手指固定，以拇指和示（食）指将平板盖启开一侧。右手将蘸有菌液的接种环在平板表面的边缘部分涂抹。烧灼接种环，冷却，自涂抹部分开始，连续在平板表面左右划线，第一区划线占平板表面的 1/5 ～ 1/4。

4）再次烧灼接种环，待冷，将培养基转动 60° 左右进行第二区划线，第二区划线与第一区划线开始相交 2 ～ 3 条，以后可不相交。烧灼接种环后用相同方法进行第三区、第四区、第五区划线（实验图 2-1）。

5）接种完毕后，接种环经火焰灭菌，平板底部做好标记（姓名、日期、标本名称等），将平皿倒置（皿底在上）置 37℃培养箱中培养 18 ～ 24 小时，观察结果。

（3）注意事项

1）划线接种时，力量要适中。

2）接种环与培养基的夹角以 45° 为宜，切勿划破培养基表面。

3）划线要密而不重复，充分利用平板表面。

4）严格无菌操作。

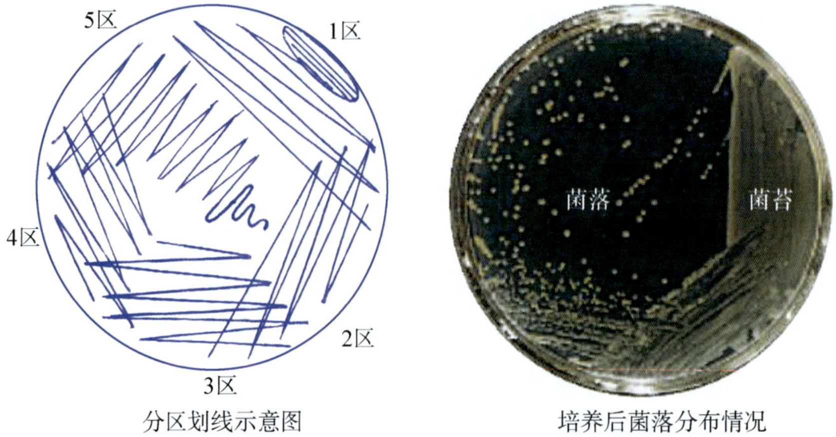


实验图 2-1 细菌平板分区划线接种法示意图

2. 斜面培养基接种法（示教） 主要用于细菌的纯培养和保存菌种，某些特殊的斜面培养基可用于观察生化反应。

（1）材料

1）标本：大肠埃希菌或葡萄球菌斜面培养物，即菌种试管。

2）培养基：普通琼脂斜面培养基。

（2）方法

1）左手拇指、示指、中指、环指（无名指）分别握持菌种试管与待接种的斜面培养基试管，拇指压住试管底部上方，菌种管位于左侧，培养基管位于右侧，斜面均向上（实验图 2-2）。

2）右手拇指和示指分别松动两管棉塞，右手持接种环火焰灭菌。

3）以右手小指与手掌、小指与环指分别拔取两管棉塞（先外后内），将两管口迅速通过火焰灭菌。

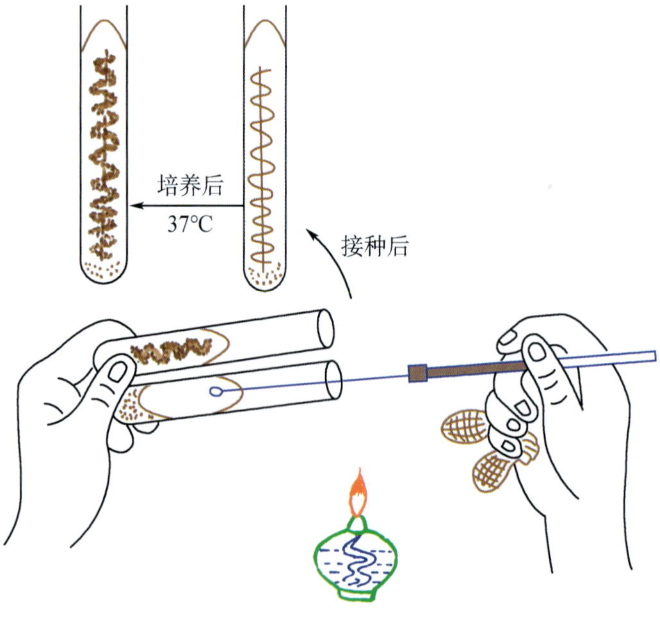


实验图 2-2 斜面双管移种法示意图

4）将灭菌接种环伸入菌种管内，从斜面上取菌苔少许，迅速伸入培养管内，在斜面上先由底部向上拉一条直线，再从斜面底部向上划蛇形线。

5）取出接种环，火焰灭菌管口，塞上棉塞（先塞菌种试管，后塞接种管），然后灭菌接种环，做好标记。将其置37℃培养箱中培养18～24小时，观察结果。

3. 液体培养基接种法（示教） 主要用于增菌培养及检测细菌的生化反应。

（1）材料

1）标本：大肠埃希菌或金黄色葡萄球菌斜面培养物。

2）培养基：肉汤培养基。

（2）方法

1）同斜面培养基接种法的1）、2）、3）。

2）接种环灭菌冷却后，从菌种管挑取少量菌苔移到肉汤管，在接近液面上方的管壁上轻轻研磨，并蘸取少许肉汤调和，使细菌混合于肉汤中（实验图2-3）。

3）将接种环和试管口在酒精灯火焰上烧灼灭菌。做好标记，并将其置37℃培养箱中培养18～24小时，观察结果。

4. 半固体培养基接种法（示教） 主要用于观察细菌的动力，在肠道杆菌鉴别中尤其重要。

（1）材料

1）标本：变形杆菌、葡萄球菌斜面培养基。

2）培养基：半固体琼脂培养基。

（2）方法

1）同斜面培养基接种法1）、2）、3）。接种环改用接种针。

2）右手持接种针，灭菌冷却后，以接种针挑取少许菌苔，垂直刺入半固体培养基的中心，伸入培养基高度约3/4处，然后循原路退出，置37℃培养箱中培养18～24小时，观察结果（实验图2-4）。

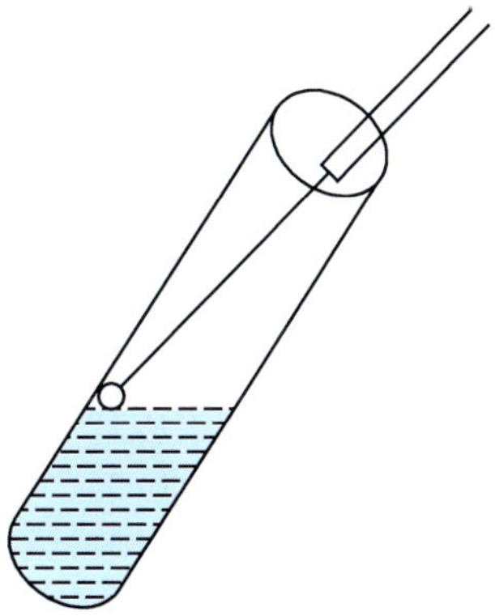

实验图2-3 液体培养基接种法示意图

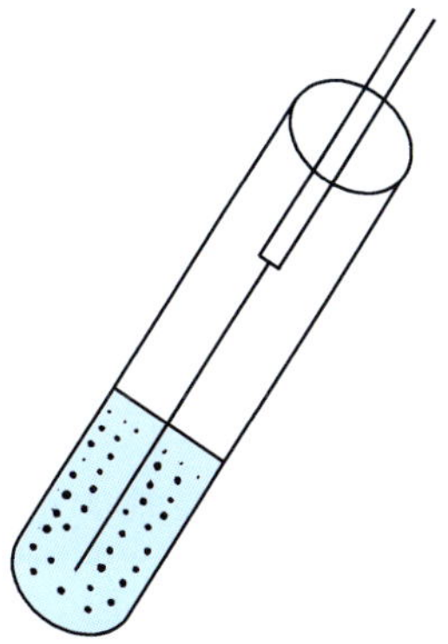

实验图2-4 半固体培养基接种法示意图

### （三）细菌生长现象与代谢产物观察（示教）

1. 细菌在培养基中的生长现象观察

（1）材料

1）菌种：乙型溶血性链球菌、枯草芽孢杆菌、金黄色葡萄球菌、大肠埃希菌、痢疾志贺菌。

2）培养基：普通琼脂平板、血琼脂平板、液体培养基、半固体培养基。

（2）方法

1）将金黄色葡萄球菌、枯草芽孢杆菌、乙型溶血性链球菌分别接种于液体培养基。

2）将金黄色葡萄球菌、乙型溶血性链球菌分别接种于普通琼脂平板和血琼脂平板。

3）将大肠埃希菌、痢疾志贺菌分别接种于半固体培养基。

4）将以上接种的培养基置37℃培养箱中培养18～24小时，观察结果。

（3）结果

1）液体培养基：呈均匀浑浊生长（金黄色葡萄球菌）、形成菌膜（枯草芽孢杆菌）和沉淀生长（乙型溶血性链球菌）。

2）固体培养基：菌落和菌苔。注意菌落的大小、形态、透明度、颜色、表面和边缘是否整齐及周围有无溶血环。

3）半固体培养基：无动力的细菌（痢疾志贺菌）沿穿刺线生长，穿刺线清晰，周围培养基透明；有动力的细菌（大肠埃希菌）沿穿刺线向周围扩散生长，穿刺线模糊，周围培养基变为浑浊。

2. 细菌代谢产物观察

（1）糖发酵试验　将大肠埃希菌分别接种到葡萄糖及乳糖发酵管中，再将痢疾志贺菌分别接种到同样的发酵管中，置37℃培养箱中培养18～24小时，观察结果。大肠埃希菌既能分解乳糖，又能分解葡萄糖产酸产气，使培养基变黄，倒置小导管中有气泡，用符号“+”表示；痢疾志贺菌分解葡萄糖产酸不产气，培养基变黄，导管中无气泡，用“+”表示；痢疾志贺菌不分解乳糖，发酵管不变色，导管中无气泡，用“–”表示（实验表2-1）。

**实验表2-1　大肠埃希菌与痢疾志贺菌的糖发酵试验结果**

| 细菌种类 | 葡萄糖 | 乳糖 |
|---|---|---|
| 大肠埃希菌 | + | + |
| 痢疾志贺菌 | + | – |

（2）靛基质试验　将大肠埃希菌、痢疾志贺菌分别接种到两支蛋白胨水中，置37℃培养箱中培养18～24小时后，沿培养基管壁缓缓滴加靛基质指示剂0.5ml，观察结果。接种大肠埃希菌的试管在培养基表面出现红色化合物，为靛基质试验阳性，用“+”表示；接种痢疾志贺菌的试管则出现黄色，为靛基质试验阴性，用“–”表示。

### （四）细菌在人体及自然界的分布与检查（操作）

1. 空气中细菌的检查　取普通琼脂平板2个，一个放实验室内揭开平皿盖，在空气中暴露10分钟后盖上；另一个放在消毒过的无菌室或超净工作台上，暴露10分钟后盖上平皿盖，分别做好标记，置37℃培养箱培养18～24小时，观察并记录实验结果。

2. 咽喉部细菌的检查　以下两种方法任选一种。

（1）咽拭子法　每两位同学为一组，取血平板一个，在平板底部正中画一直线分为两部分，分别做好标记，由两位同学用无菌操作分别将咽喉部棉拭子标本涂于血平板表面的相应位置，然后再用接种环划线，37℃培养 18 ～ 24 小时，观察并记录实验结果。

（2）咳碟法　取血琼脂平板一个，将盖打开，置于距口 10cm 处，用力咳嗽数次，盖好盖子，在平板底面做好标记，37℃培养 18 ～ 24 小时，观察并记录实验结果。

### （五）常用消毒灭菌及除菌方法介绍（示教）

1. 高压蒸汽灭菌法　是应用最广的灭菌法，凡能耐湿耐高温高压的普通培养基、生理盐水、敷料、手术器械、药品及注射用液体、玻璃器皿等，均可用此法灭菌。先向高压蒸汽灭菌器的外筒内加水，把所需灭菌的物品放入内筒，盖好盖并将螺旋拧紧使之密闭。打开排气阀开始加热，待水沸腾后，排气阀开始排出气体，筒内冷空气完全排出后，持续排水蒸气时，关上排气阀。此时筒内压力逐渐上升。至压力达到 103.4kPa 时，此时温度为 121.3℃，调节热源，维持 20 ～ 30 分钟可达到灭菌目的。灭菌完毕，关掉热源，待压力下降到 0 时，徐徐开放排气阀，排除余气后开盖取物。

2. 干热灭菌法　主要用于玻璃器皿、试管、吸管、三角烧瓶、粉剂等的灭菌。用时将需要灭菌的物品经清洗和晾干之后整齐摆放在干烤箱内，不宜过挤，关闭两层箱门，通电，待温度升高到 160 ～ 170℃，维持 2 小时即可达到灭菌目的。温度不可过高，以免棉塞或包装纸烤焦甚至燃烧。灭菌完毕，关闭电源，待温度自然下降到 40℃以下方可开门取物，以防玻璃器皿骤冷破裂。

3. 滤过除菌法　用物理阻留的方法将液体中的细菌除去，常用于不耐热的液体培养基、血清、溶液以及药品的除菌或分离细菌外毒素及病毒。常用的滤器有蔡氏滤器和玻璃滤器。

### （六）消毒与灭菌试验（操作）

1. 皮肤消毒试验　每两位同学为一组，取一个普通琼脂平板，在平板底部用笔划分为 5 格，标明序号，两人用未消毒手指分别在培养基上各涂一格（1 格、2 格），然后用聚维酮碘消毒手指后再各涂一格（3 格、4 格），余下第 5 格作为空白对照，盖好盖，置 37℃培养 18 ～ 24 小时，观察并记录实验结果。

2. 热力灭菌试验　取 4 支无菌肉汤管，分别标记为 1、2、3、4 号，其中 1、2 号管接种大肠埃希菌，3、4 号管接种枯草芽孢杆菌，将 1、3 号管在水浴锅中煮沸 5 ～ 10 分钟，然后均置于 37℃培养 18 ～ 24 小时，观察并记录实验结果。

3. 紫外线杀菌试验　取普通琼脂平板一个，密集划线接种大肠埃希菌。用无菌小镊子把经过灭菌的长方形纸片贴于平板表面中央部分。打开平皿盖约 2/3，置于紫外线灯下距离 20 ～ 30cm 处照射 30 分钟，盖上平皿盖，置于 37℃培养 18 ～ 24 小时，观察并记录实验结果。

### （七）药物敏感试验（纸片法）（操作）

1. 用接种环取大肠埃希菌或葡萄球菌培养物，在整个琼脂平板表面密集划线涂布均匀。

2. 稍干后，用镊子无菌操作取药敏纸片，贴在涂布细菌的培养基表面，一次贴成，不得移动，并使其贴平。纸片一贴上就不可再拿起，因纸片中的药液已扩散到琼脂中。每取一种药敏纸片前，均须先灭菌镊子并冷却。每张纸片中心间距不少于 24mm，纸片中心距平板边线距离不少于 15mm，直径为 90mm 的平板最多贴 6 片（实验图 2-5）。

3. 将平板放入 37℃温箱培养 18 ～ 24 小时后观察结果。

4. 结果　若细菌对某种抗菌药物敏感，则在药物纸片的周围有一圈无细菌生长的区域，即抑菌圈。通过测量抑菌圈直径的大小，可判断对药物的敏感度，一般以敏感、中介、耐药三个等级报告结果（实验表 2-2）。

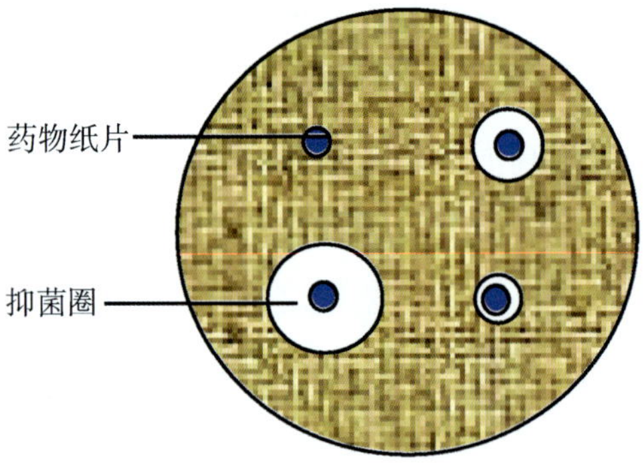


实验图 2-5　细菌对药物的敏感试验示意图

敏感（S）：指细菌被常用剂量的抗菌药物所抑制。

中介（I）：指细菌被高于常用剂量的抗菌药物所抑制，但治疗指数低（即治疗量与中毒量接近）；或者是敏感与耐药之间的缓冲带，为实验误差造成。

耐药（R）：指细菌不被常用剂量的抗菌药物所抑制，治疗效果差。

实验表 2-2　常用药敏试验纸片法判断标准

| 细菌 | 抗菌药物 | 抑菌圈直径（mm） | | |
|---|---|---|---|---|
| | | R | I | S |
| 葡萄球菌属 | 青霉素 | ≤ 28 | — | ≥ 29 |
| | 红霉素 | ≤ 13 | 14 ～ 22 | ≥ 23 |
| | 氨苄西林 | ≤ 28 | — | ≥ 29 |
| | 头孢唑林 | ≤ 14 | 15 ～ 17 | ≥ 18 |
| | 庆大霉素 | ≤ 12 | 13 ～ 14 | ≥ 15 |
| | 四环素 | ≤ 14 | 15 ～ 18 | ≥ 19 |
| | 环丙沙星 | ≤ 15 | 16 ～ 20 | ≥ 21 |
| | 磺胺药 | ≤ 12 | 13 ～ 16 | ≥ 17 |
| | 氨苄西林 | ≤ 13 | 14 ～ 16 | ≥ 17 |
| | 头孢唑林 | ≤ 14 | 15 ～ 17 | ≥ 18 |
| | 庆大霉素 | ≤ 12 | 13 ～ 14 | ≥ 15 |
| 肠杆菌科 | 四环素 | ≤ 14 | 15 ～ 18 | ≥ 19 |
| | 环丙沙星 | ≤ 15 | 16 ～ 20 | ≥ 21 |
| | 磺胺药 | ≤ 12 | 13 ～ 16 | ≥ 17 |

## 三、实验报告

1. 记录并分析平板划线接种法的结果。
2. 描述细菌在固体、液体、半固体培养基上的生长现象。
3. 记录糖发酵试验及靛基质试验的实验结果。
4. 记录空气、皮肤及咽喉部细菌检查的结果。
5. 记录热力灭菌及紫外线杀菌试验结果。

6. 记录皮肤消毒试验的结果。

7. 说明药物敏感试验（纸片法）的方法及结果。

（王嘉琛）

# 实验三　常见人体寄生虫实验

## 一、实验目的

1. 辨认常见蠕虫虫卵、幼虫、成虫的形态。

2. 初步识别常见吸虫中间宿主的形态特征。

3. 识别常见原虫滋养体和包囊的形态特征。

4. 初步学会线虫卵的检查方法：包括粪便直接涂片法和饱和盐水浮聚法以及透明胶纸法。

## 二、实验内容和方法

### （一）医学蠕虫虫卵形态观察（示教）

显微镜下观察医学蠕虫虫卵标本：线虫纲包括蛔虫卵、钩虫卵、蛲虫卵、鞭虫卵；吸虫纲包括肝吸虫卵、姜片虫卵、肺吸虫卵、日本血吸虫卵；绦虫纲的绦虫卵。观察虫卵的外形、颜色、大小、卵壳及卵内构造（实验表 3-1）。

实验表 3-1　蠕虫卵鉴别要点

| 虫卵 | 大小（μm） | 形状 | 颜色 | 卵壳 | 构造 |
|---|---|---|---|---|---|
| 受精蛔虫卵 | （45～75）×（35～50） | 宽椭圆 | 棕黄色 | 厚 | 壳外有凹凸不平的蛋白质膜，卵内有 1 个卵细胞 |
| 未受精蛔虫卵 | （88～94）×（38～44） | 长椭圆 | 黄色 | 薄 | 壳外蛋白质膜较薄，卵内充满卵黄颗粒 |
| 钩虫卵 | （56～76）×（36～40） | 椭圆 | 无色 | 薄 | 卵内有 4～8 个卵细胞，与壳之间有明显的空隙 |
| 蛲虫卵 | （50～60）×（20～30） | 柿核形 | 无色 | 厚 | 两侧不对称，内含幼虫 |
| 肝吸虫卵 | （27～35）×（12～20） | 芝麻粒形 | 黄褐色 | 较厚 | 卵盖明显，有肩峰和小疣，内含毛蚴 |
| 姜片虫卵 | 大约 135×83 | 椭圆 | 淡黄色 | 薄 | 卵盖不明显，卵内有 1 个卵细和许多卵黄颗粒 |
| 肺吸虫卵 | 大约 100×54 | 椭圆 | 金黄色 | 厚薄不均 | 卵盖倾斜明显，卵内有 1 个卵细和 10 余个卵黄细胞 |
| 日本血吸虫卵 | 86×65 | 椭圆 | 淡黄色 | 薄 | 无卵盖，有侧棘，卵内含一毛蚴 |
| 带绦虫卵 | 31～43 | 圆 | 棕黄色 | 薄易脱落 | 胚膜厚，有放射状条纹，内含六钩蚴 |

### （二）蠕虫成虫形态观察（示教）

1. 肉眼观察蛔虫、钩虫和蛲虫成虫标本，注意其形态、颜色、大小及雌雄虫区别。镜下观察两种钩虫头部玻片标本，注意其钩齿或板齿的数目、形状。

2. 肉眼观察肝吸虫、姜片虫、肺吸虫、日本血吸虫成虫标本，注意其形态、颜色、大小、吸盘及日本血吸虫雌、雄虫合抱状态。

3. 猪肉绦虫、牛肉绦虫成虫大体标本，观察其形态、颜色、大小、节片数目、头节、颈节特征。

成虫：肉眼观察，虫体乳白色，带状，分节。

头节：低倍镜观察标本，两种绦虫吸盘、顶突、小钩等。

孕节：低倍镜观察压片标本，子宫侧支数目。

### （三）蠕虫幼虫形态观察（示教）

1. 猪囊尾蚴　肉眼观察囊尾蚴的形态、颜色、大小、囊壁的厚薄头节凹入囊内呈白色小点的特点。肉眼观察被囊尾蚴寄生的猪肉病理标本（米猪肉），注意囊尾蚴呈黄豆状，其外被宿主组织反应形成的囊壁组织所包围以及囊内白色小结节状头节的特点。

2. 日本血吸虫　低倍镜下观察尾蚴染色玻片标本。尾蚴分为体部及尾部，尾部又分尾干和尾叉。体部为长椭圆形，尾叉的长度小于尾干长度的 1/2。

### （四）吸虫中间宿主形态观察（示教）

1. 肉眼观察肝吸虫的第一中间宿主豆螺、沼螺，第二中间宿主淡水鱼、虾的形态特征。

2. 肉眼观察肺吸虫的第一中间宿主川卷螺，第二中间宿主溪蟹、蝲蛄的形态特征。

3. 肉眼观察姜片虫第一中间宿主扁卷螺，第二中间宿主菱角、茭白、荸荠等水生植物的形态特征。

4. 肉眼观察日本血吸虫中间宿主钉螺的形态特征。

### （五）医学原虫形态观察（示教）

1. 痢疾阿米巴原虫标本观察

（1）痢疾阿米巴大滋养体标本（铁苏木素染色）　用油镜观察，注意大滋养体的大小及内、外质的区别，形态、伪足及内质中有无红细胞，核的形状，核膜、染色质粒及核仁大小与位置等。

（2）包囊标本（碘液染色）　用油镜观察，注意包囊的形态，核的数目及结构，未成熟包囊的拟染色体的形态、数目、糖原泡的形状。

2. 阴道滴虫标本观察

（1）滋养体染色标本（瑞氏、姬氏或铁苏木素）　用油镜观察，注意其形状、大小、核的特征、鞭毛的数目、轴柱及波动膜。

（2）滋养体活体标本　用低倍镜观察，注意虫体的运动、透明度、大小及形状。

3. 疟原虫标本观察

（1）间日疟原虫红细胞内各期薄血片标本（瑞氏或吉姆萨染色）　用油镜观察间日疟原虫的早期滋养体、晚期滋养体、未成熟裂殖体、成熟裂殖体、雌配子体及雄配子体，注意疟原虫细胞核、细胞质及疟色素的颜色、形态及分布，以及被寄生的红细胞大小、着色及有无薛氏小点。

（2）恶性疟原虫早期滋养体及配子体　染色玻片标本观察方法及内容同间日疟原虫，注意两种疟原虫的区别。

4. 刚地弓形虫标本观察

滋养体（吉姆萨染色）：用油镜观察，注意其形态、细胞质及细胞核颜色、大小、位置。

### （六）粪便中寄生虫卵检查

1. 粪便寄生虫卵检查方法介绍　粪便寄生虫卵检查是确诊寄生虫病的重要方法，结果实在、明确清楚。

（1）标本要求：①粪便要新鲜；②尽快检查；③注意防止污染；④不要混有尿液或掺水；⑤盛便容器要净洁。

（2）检查方法

1）直接涂片法：取洁净载玻片于中央滴加生理盐水，用竹签挑取粪便在生理盐水内涂抹混匀并将粪液扩展，以透过粪膜看清印刷字迹为宜，然后镜检。

2）沉淀法：利用虫卵比重比水大的特点检查虫卵。有自然沉淀法、倒置沉淀法、离心沉淀法等。阳性率高。

3）浮聚法：利用比重比虫卵大的液体使虫卵浮集于液体表面进行检查，利于提高检出率。主要方法有饱和盐水浮聚法、硫酸锌离心浮聚法、尼龙袋集卵法等。

（3）蛲虫卵的检查　蛲虫主要是在肛门周围产卵，主要方法如下。

1）透明胶纸法（示教）：取一块 6cm×2cm 透明胶纸贴在一干净的盖玻片上，另取一张干净的玻片置于其下，然后将胶纸的一端掀开包到下方的玻片，手拿无胶纸的一端玻片，把包有胶纸的玻片贴到肛门周围皮肤并轻压着，取下后将胶纸复位，镜检。

2）棉签拭子法：将一根棉签浸到生理盐水中让其湿透并挤掉过多的水分，然后把棉签在肛周皮肤上揩拭，再把棉签的擦拭物涂片镜检或将揩拭物放到生理盐水试管中振洗静置、离心沉淀，吸取沉淀镜检。

2. 粪便蠕虫卵检查（操作）

（1）材料

器材：载玻片、漂浮瓶（或青霉素小瓶）、滴管、烧杯、竹签、粪便盒、生理盐水、饱和盐水、来苏儿。

粪便标本：同学自带，粪便量约为红枣大小。

（2）直接涂片法　取洁净载玻片一张，于中央滴加生理盐水 1 ～ 2 滴，用竹签挑取绿豆大小粪便与生理盐水混匀至无粪块为止。将粪液扩展成 2cm×3cm 均匀薄膜，以透过粪膜看清字迹为宜。用低倍镜检查，必要时可换高倍镜，镜台要平放，不可倾斜。

（3）饱和盐水漂浮法　用竹签自粪便不同处挑起黄豆大小的粪块，置于盛有少量饱和盐水的漂浮瓶（或青霉素小瓶），充分搅匀，加饱和盐水至瓶口，改用滴管，加至略高于管口但不外溢为止。取载玻片一张盖在管口上，静置 15 分钟后垂直平提载玻片，并迅速翻转，覆以盖玻片，置镜下检查虫卵。

### （七）阴道毛滴虫检查

以取自阴道后穹隆的分泌物、尿液沉淀物或前列腺液中查见滋养体为确诊依据。阴道滴虫活体检查法常用生理盐水直接涂片法。

生理盐水直接涂片法：用消毒棉签在受检查者阴道后穹隆、子宫颈及阴道壁上取分泌物，然后在有1～2滴生理盐水的载玻片上做涂片镜检，可发现活动的虫体。天气寒冷时，应注意保温。

## 三、实验报告

1. 绘出下列虫卵的镜下形态：蛔虫卵、蛲虫卵、钩虫卵、肝吸虫卵、姜片虫卵、肺吸虫卵、日本血吸虫卵、绦虫卵。

2. 绘出痢疾阿米巴大滋养体及包囊，阴道滴虫滋养体，间日疟原虫早期滋养体、晚期滋养体、裂殖体及配子体，恶性疟原虫的早期滋养体及配子体，刚地弓形虫滋养体的镜下形态图。

3. 记录自带粪便虫卵检查结果。

（袁云霞）

# 实验四　免疫学试验

## 一、实验目的

1. 观察E花环、淋巴细胞转化、中性粒细胞吞噬淋病奈瑟球菌标本片。
2. 观察动物过敏性休克现象，并能解释其原因。
3. 学会玻片凝集试验的操作，观察抗原抗体反应的现象，学会分析结果。
4. 初步学会识别常用免疫防治的生物制品。

## 二、实验内容和方法

### （一）免疫细胞标本片观察（示教）

1. E花环试验标本片　油镜下观察E花环标本片，淋巴细胞较大，呈蓝色。绵羊红细胞（SRBC）较小，呈红色。凡表面黏附≥3个绵羊红细胞的淋巴细胞为花环形成细胞（即T细胞）（实验图4-1）。

2. 淋巴细胞转化试验标本片（实验图4-2）

（1）未转化的淋巴细胞特点　细胞体积小，核大，深紫色，核染色体致密，细胞质少，染成蓝色。

（2）已转化的淋巴细胞　包括淋巴母细胞和过渡型细胞。①淋巴母细胞的特点：体积明显增大，是成熟淋巴细胞的3～4倍，染色质疏松呈网状，核膜清晰，核内可见明显核仁1～4个；胞质丰富，嗜碱性，有伪足样突起。②过渡型细胞的特点：细胞体积略大，核质较疏松，胞质较多，嗜碱性，核内可见核仁。

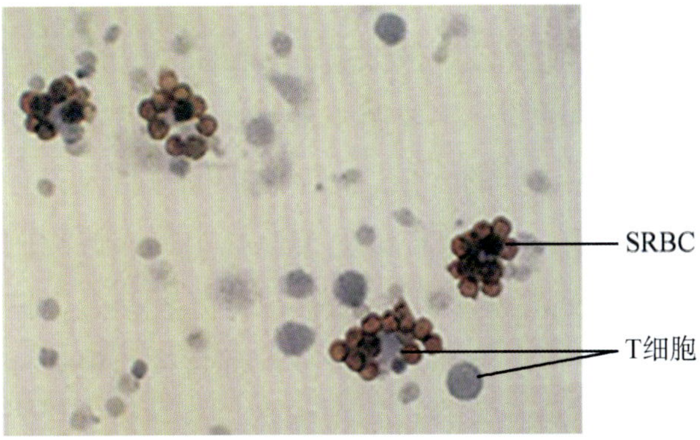

实验图 4-1 E 花环试验

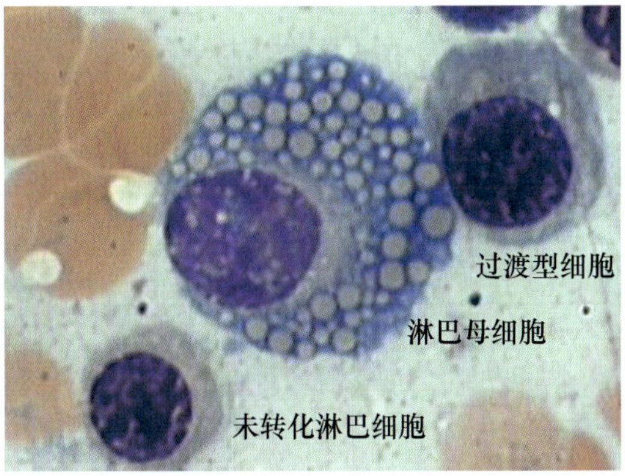

实验图 4-2 淋巴细胞转化试验

3. 中性粒细胞吞噬淋病奈瑟球菌标本片 油镜下观察标本片上中性粒细胞内有吞噬的革兰氏阴性双球菌（实验图 4-3）。

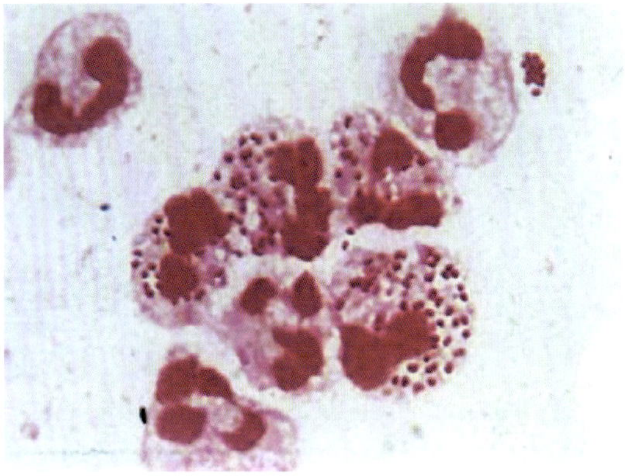
实验图 4-3 中性粒细胞吞噬淋病奈瑟球菌光镜图

### （二）豚鼠过敏反应（示教）

1. 致敏注射 取体重 250g 左右的健康豚鼠 2 只，分别标记为甲和乙。两只豚鼠均在皮下注射 1 ： 10 稀释的马血清 0.1ml，使之致敏。

2. 发敏注射 2 周后，甲豚鼠心内注射马血清原液 0.5 ～ 1.5ml，乙豚鼠心内注射鸡蛋清 0.5 ～ 1.5ml。密切观察两只豚鼠变化。

3. 观察结果 甲豚鼠在发敏注射后数分钟，表现为不安、竖毛、抓鼻、继而发生呼吸困难、抽搐、痉挛性跳跃、大小便失禁等症状，严重者会导致死亡。解剖可见肺气肿，肺胀满整个胸腔，这是支气管平滑肌痉挛的结果。乙豚鼠应不出现任何异常现象。

### （三）抗原抗体反应

1. 玻片凝集反应（操作）

（1）材料 伤寒沙门菌诊断血清、被检细菌培养物、生理盐水、接种环、酒精灯等。

（2）操作方法

1）取洁净的载玻片一张，用蜡笔在中间分成左右两格，在左侧加伤寒沙门菌诊断血清 1 滴，右侧加生理盐水 1 滴作为对照。

2）用灭菌接种环挑取被检细菌培养物少许，先放在生理盐水内混匀，再蘸取均匀的细菌悬液放入诊断血清中混匀。

3）轻轻摇动玻片 2 ～ 3 分钟后观察后果（实验图 4-4）。

（3）结果观察 若生理盐水中的细菌不凝，而诊断血清内的细菌迅速凝集，为阳性；若生理盐水和诊断血清中的细菌均不凝，为阴性；若生理盐水和诊断血清中的细菌都发生了凝集，则为假阳性，说明被检细菌有自凝现象。观察记录完毕，将玻片放入消毒缸，防止污染。

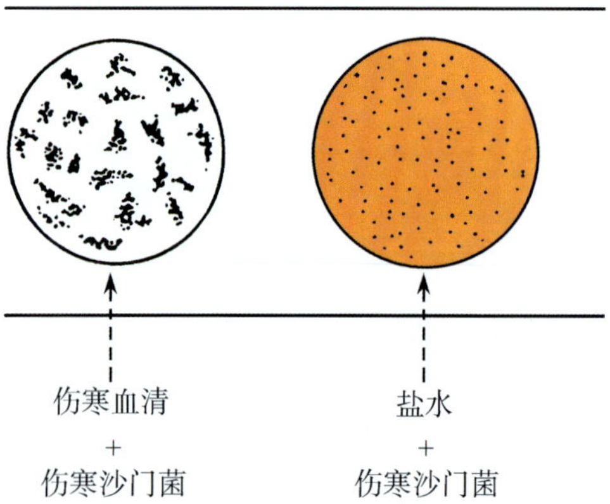

实验图 4-4 玻片凝集试验示意图

2. 试管凝集试验 同肥达反应。

3. 单向琼脂免疫扩散试验——IgG 的检测（示教） 本试验为定量试验，主要用于检测血清中各类免疫球蛋白及补体各成分的含量。IgG 单扩板琼脂内含有抗 IgG 的抗体，在 IgG 单扩板上抗原孔中加入待测血清（抗原，含 IgG）并在琼脂内扩散，二者结合，抗原孔四周出现白色沉淀环。测量沉淀环直径，根据标准曲线换算出待测血清中 IgG 的含量。

（1）材料 IgG 单扩板（有商品供应）、待测血清、微量加样器、湿盒等。

（2）操作方法

1）按说明书要求稀释待测血清（1 ∶ 3）。

2）用微量加样器在单扩板的抗原孔中加入已稀释的待测血清 10μl，每份待测血清样品加两孔，加满但不要溢出。

3）将单扩板放入湿盒中，置 37℃温箱扩散 24 小时。

4）测量两孔的沉淀环直径（mm），取平均值。

5）查标准曲线表，求出 IgG 的含量。

4. 金标记斑点免疫层析试验——妊娠诊断试验（操作） 本试验又称“一步金法”，是以硝酸纤维膜为载体，利用微孔膜的毛细管作用，使板条测试端的尿液慢慢向另一端渗移，在移运过程中发生抗原 - 抗体反应。所用试剂全部为干试剂，多种试剂结合在一个约 6mm×70mm 的板条上，试剂条两端附有吸水材料。本试验多应用于早孕的测定。

（1）材料 待检尿液、测试条。

（2）操作方法 取测试条，将测试端插入尿液至标记处 3 ～ 5 秒，取出平放，置室温下 3 分钟观察结果。

（3）结果判定

阳性：测试条的对照线、检测线均出现红色反应。

弱阳性：测试条的检测线颜色浅于对照线。

阴性：测试条仅对照线有红色反应。

无效：测试条检测线、对照线均无红色反应线出现，说明试验失败或测试条失效。

（4）注意事项 强阳性尿液中含 hCG 较多，对照线可能不出现或极浅淡，仅在反应区出现淡紫色区带。这条一端插入尿液过深或过浅，插入时间过长或过短也可影响结果。

## （四）常用生物制品观察（示教）

1. 人工自动免疫常用生物制品

（1）疫苗 卡介苗、乙型肝炎疫苗、脊髓灰质炎疫苗、麻疹疫苗、百白破三联疫苗、脑膜炎奈瑟菌多糖菌苗、乙型脑炎疫苗、狂犬病疫苗、腮腺炎疫苗、水痘疫苗、甲型肝炎疫苗、百日咳菌苗、流感疫苗等。

（2）类毒素　白喉类毒素、破伤风类毒素。

2. 人工被动免疫常用生物制品　破伤风抗毒素、白喉抗毒素、抗狂犬病病毒免疫血清、多价肉毒抗毒素血清、丙种球蛋白、胎盘球蛋白等。

3. 免疫治疗常用生物制品　干扰素、IL-2、转移因子、胸腺素等。

4. 免疫诊断常用生物制品　伤寒 O 菌液、甲型副伤寒 H 菌液、乙型副伤寒 H 菌液、丙型副伤寒 H 菌液，伤寒 O 诊断血清、伤寒 H 诊断血清，志贺菌诊断血清等。

## 三、实验报告

1. 绘出镜下所见 E 花环、转化的 T 淋巴细胞、吞噬现象图。

2. 分析豚鼠过敏反应的现象及原理。

3. 记录玻片凝集试验、单向琼脂免疫扩散试验、金标记斑点免疫层析试验结果，写出其意义。

4. 记录并分析试管凝集反应的现象和效价。

（侯桂荣）

# 自测题参考答案

## 第 1 章

1. E　2. E　3. E　4. A

## 第 2 章

1. A　2. C　3. B　4. C　5. E　6. E　7. A
8. C　9. D　10. A　11. D　12. D　13. A

## 第 3 章

1. D　2. A　3. D　4. E　5. A　6. D　7. C
8. A　9. D　10. B　11. B　12. C　13. E
14. C

## 第 4 章

1. C　2. D　3. A　4. C　5. B

## 第 5 章

1. B　2. D　3. E　4. B　5. A　6. C　7. D
8. A

## 第 6 章

1. C　2. D　3. C　4. A　5. E　6. D　7. B
8. D　9. B　10. A　11. E　12. E　13. D
14. D　15. B

## 第 7 章

1. B　2. D　3. C　4. B　5. C　6. C　7. B
8. A　9. C　10. B　11. A　12. B　13. C
14. D　15. D　16. E　17. E　18. A　19. D
20. B

## 第 8 章

1. A　2. E　3. B　4. B　5. D　6. B　7. D
8. B　9. A　10. D　11. A　12. B　13. B
14. C　15. E

## 第 9 章

1. E　2. C　3. C　4. E　5. C　6. B　7. B
8. D　9. A　10. D　11. A　12. D　13. D

## 第 10 章

1. C　2. C　3. D　4. D　5. C

## 第 11 章

1. C　2. A　3. C　4. B　5. C